アスリートのための献立例（第8章）

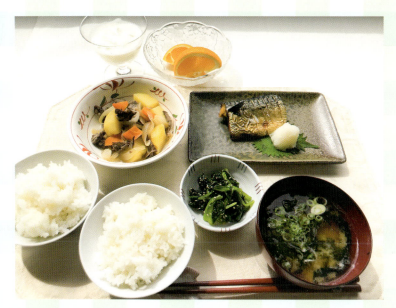

和風の献立例
ご飯，さばの塩焼，肉じゃが，ほうれんそうのごま和え，みそ汁，ヨーグルト，果物

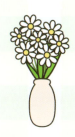

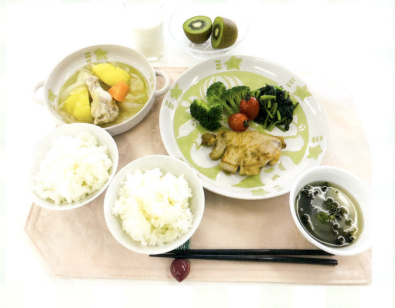

洋風の献立例
ご飯，ポークソテー，付け合わせ（ブロッコリー，トマト，ほうれんそうのソテー），ポトフ，コンソメスープ，牛乳，果物

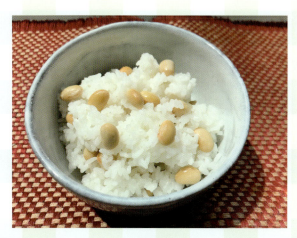

大豆ご飯

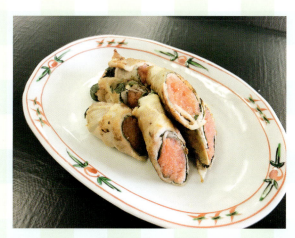

豚肉の大葉たらこ巻き

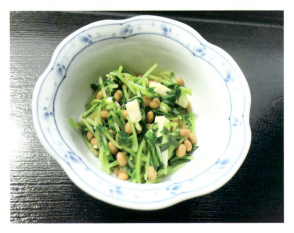

豆苗とチーズの納豆和え

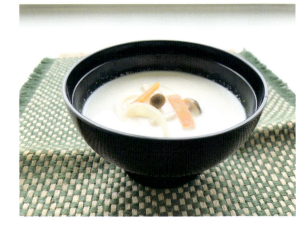

牛乳みそ汁

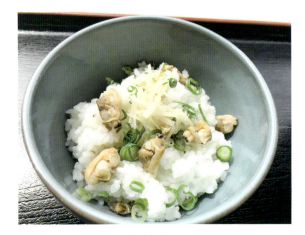

あさりご飯

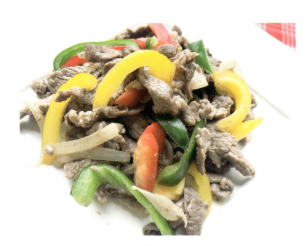

牛肉ソース炒め

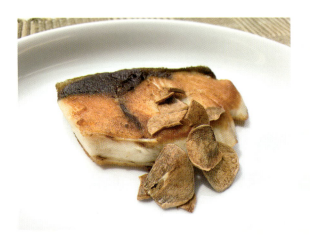

ぶりのガーリックソテー

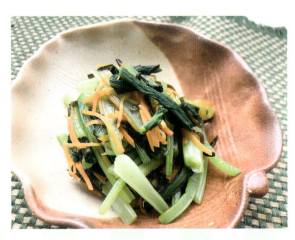

こまつなの塩こんぶ和え

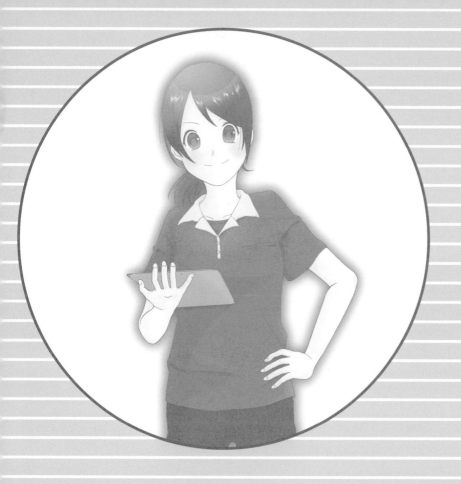

スポーツ栄養学

栄養サポートの理論と実践力を
バランスよく身につけるために

田中紀子・平野直美　編

化学同人

執筆者一覧

今村　友美	武庫川女子大学生活環境学部食物栄養学科講師	5章-4，8章-5
上村香久子	フリーランス，前日本スポーツ振興センター	8章-1〜4，メッセージ（p.162）
置村　康彦	神戸女子大学家政学部管理栄養士養成課程教授	5章-3
海崎　　彩	日本スポーツ振興センター，国立スポーツ科学センター	メッセージ（p.67）
栗原　伸公	神戸女子大学家政学部管理栄養士養成課程教授	1章
田中　紀子	神戸女子大学名誉教授	編集，2章-4，5章-1，8章コラム（p.175）
中谷　　昭	奈良教育大学名誉教授	4章
西(西岡)奈保	神戸女子短期大学食物栄養学科講師	1章コラム（p.11），3章
西川　貴子	神戸女子短期大学名誉教授	8章-1〜4
東田　一彦	滋賀県立大学人間文化学部生活栄養学科准教授	5章-2
平田　庸子	神戸女子短期大学食物栄養学科准教授	8章-1〜4
平野　直美	神戸女子短期大学食物栄養学科教授	編集，2章-1〜3
三木　健寿	奈良女子大学名誉教授	6章
保井智香子	立命館大学食マネジメント学部准教授	7章
吉野　昌恵	山梨学院大学健康栄養学部准教授	5章-5，メッセージ（p.131）

（五十音順）

ステップアップ栄養・健康科学シリーズ　編集委員

尼子　克己	仁愛大学人間生活学部健康栄養学科教授
北島　幸枝	東京医療保健大学医療保健学部医療栄養学科准教授
中島　　肇	和洋女子大学大学院総合生活研究科教授

（五十音順）

はじめに

スポーツを含めて適度な身体活動が身心の健康に重要であることは，多くの調査研究や運動介入実験を通して示されている．どういう身体活動が健康によいのか，WHO（2010年）は強度や時間に関する指針などについて国際勧告を行った．健康日本21（第二次）では「健康づくりのための身体活動基準2013」が策定され，身体活動量の増加により糖尿病，循環器疾患のリスクが低減できるとし，これらに，高齢社会の課題でもあるロコモティブシンドローム（運動器症候群），認知症のリスク低減も加わった．しかしながら，私たちの身体活動量は増加するどころかむしろ減少傾向にあり，身体活動不足は依然として肥満や生活習慣病発症の危険因子となっている．

いうまでもなく，身体活動による健康の維持・増進に栄養はなくてはならないものである．活動時には安静時より多くのエネルギーを消費し，栄養素代謝が促進され，ふだん以上に栄養の要求が高まるので，不足しないよう，しかし過剰にならないような栄養状態が要求される．その要求は，競技スポーツではより一層明確となる．スポーツ栄養学は「勝つための栄養学」として期待されるが，競技者の能力が最大限発揮できるような体づくり，体の状態を調整するための栄養のとり方を示すものである．栄養とスポーツは健康や競技力という車の両輪であり，どちらを欠いてもうまく回らないし，両輪が適度にバランスをとりつつ回れば，運動の効果や競技成績につながるものであろう．

本書は，管理栄養士・栄養士養成校およびスポーツ関連学科で学ぶ学生のための教科書として書かれたものであり，第3章はスポーツ関連学科での講義を想定して，栄養学の基礎をまとめた．内容は，栄養サポートの理論と実践編をカバーしているが，栄養サポートの理論（第1～6章）では，科学的根拠に基づくデータについて考え，理解する力をつけることを主眼とした．そのため，最新の情報が盛り込まれ，難解な内容があるかもしれないが，今の自分のレベルに合った読み方をしてほしい．実践編（第7～8章）は，スポーツの現場で実際に競技者の栄養指導・管理に携わってきた管理栄養士・スポーツ栄養士によって書かれており，現場の栄養指導・教育に生かせる内容となっている．

本書の発行には，化学同人の加藤貴広氏をはじめ，編集部スタッフの方々に多大なご尽力を賜った．心より感謝を申し上げる．

2019年4月

執筆者を代表して　田中紀子，平野直美

ステップアップ栄養・健康科学シリーズ
刊行にあたって

　栄養士・管理栄養士養成施設には，毎年約 20,000 人もの学生が入学しています．高校で化学や生物などを十分に学んでこなかったりすると，入学後に始まる講義や実験には戸惑う学生も多いことと思います．理系とあまり意識せず入学してきた学生も少なからずいるようです．

　ステップアップ栄養・健康科学シリーズは，やさしく学び始めて，管理栄養士国家試験受験に備えて基礎の力が身につくことを目指す教科書シリーズです．高校で学ぶ化学や生物，数学などの基礎を適宜織り込みながら，学生たちが拒否反応を起こさないように，基礎から理解でき，大学で学ぶさまざまな講義の内容に結びつけて修得できるように構成し，記述にも心がけました．

　さらに，別の科目で学んだ内容がまた別の科目にも関連することが思い浮かぶようにもしています．たとえば食品学で学ぶ食品成分の機能と基礎栄養学で学ぶ栄養素の機能，生化学で学ぶ代謝を関連づけられると，臨床栄養学や応用栄養学，栄養教育論で学ぶ栄養療法が理解しやすくなるでしょう．

　子どもたちへの食育，若い女性の極端なやせの増加，運動習慣を含む生活習慣に由来する非感染性疾患の増加，超高齢社会のなかでの介護予防や生活支援の必要性などという社会状況を眺めてみても，栄養士・管理栄養士がこのような社会で貢献できる役割はこれからも非常に大きいものといえます．

　卒業後にさまざまな施設を始めとした社会で活躍していく学生たちに，大学で基礎となる力をしっかりと身につけて学んでほしい．このような願いをもってシリーズ全体を編集しています．多くの栄養士・管理栄養士養成課程で本シリーズの教科書が役に立てば，これ以上の喜びはありません．

ステップアップ栄養・健康科学シリーズ　編集委員

スポーツ栄養学　目　次

第1章　運動の効用：身体活動，運動　　*1*

1　疾病との関わり ………………………………………………………………… *3*
1.1　非感染性疾患（NCDs）　*3*　│　1.3　認 知 症　*10*
1.2　ロコモティブシンドローム　*9*

2　運動による健康維持・促進 ………………………………………………… *13*
2.1　運動が生理機能に与える影響　*13*　│　2.3　メンタルヘルス　*15*
2.2　寝たきり予防　*14*

3　健康づくりの運動基準 ……………………………………………………… *16*
3.1　「健康のための身体活動に関する国際勧　│　3.2　「健康づくりのための身体活動基準
告」　*16*　　　　　　　　　　　　　　　2013」　*16*

コラム　子どものロコモティブシンドローム　*11*／海馬と運動　*15*

第2章　運動によって変化する生理機能，身体組成　　*18*

1　運動と骨，骨格筋 …………………………………………………………… *19*
1.1　運動と筋　*19*　│　1.2　運動と骨　*21*

2　循環器と呼吸器への影響 …………………………………………………… *23*
2.1　運動による循環器への影響　*23*　│　2.2　運動による呼吸器への影響　*24*

3　内分泌と運動 ………………………………………………………………… *24*
3.1　ホルモンの概要　*24*　│　3.2　運動とホルモン　*25*

4　身体組成と運動パフォーマンス …………………………………………… *29*
4.1　身体組成　*29*　│　4.4　おもな身体組成の測定法　*31*
4.2　除脂肪組織と体脂肪　*29*　│　4.5　競技者の体重減量　*31*
4.3　BMI　*29*

コラム　疲労骨折　*28*／夏季の食欲不振：高温環境と食物摂取　*32*

第3章　基礎力アップ栄養学　　*33*

1　栄養の概念 …………………………………………………………………… *34*
1.1　栄養とは　*34*　│　1.2　栄養素の機能　*35*

2　エネルギー源となる栄養素 ………………………………………………… *35*
2.1　糖 質　*36*　│　2.4　三大栄養素の消化・吸収　*43*
2.2　脂 質　*38*　│　2.5　三大栄養素の代謝　*47*
2.3　タンパク質　*42*

3　身体をつくる栄養素：タンパク質 ………………………………………… *53*

4	身体の機能調節をする栄養素			56

4　身体の機能調節をする栄養素··56

- 4.1　タンパク質，脂質　*56*　｜　4.3　ミネラル（無機質）　*57*
- 4.2　ビタミン　*56*

5　エネルギー代謝···59

- 5.1　基礎代謝　*59*　｜　5.4　測　定　法　*63*
- 5.2　安静時代謝　*62*　｜　5.5　推定エネルギー必要量　*65*
- 5.3　活動時代謝　*62*

コラム　注目される機能性成分　*35*／アトウォーターはいいとこどり？　*36*／食物繊維は食べ物のカス？　*39*／唾液から生まれた介護食　*44*／急激な運動が続くと…　*48*／戦争には勝ったが，ビタミン不足には勝てなかった　*58*／フンク，フンガイ　*59*

第4章　スポーツ・運動のエネルギー供給系 *68*

1　身体活動のためのエネルギー···69

- 1.1　身体活動と ATP　*69*
- 1.2　糖質による ATP の再合成　*69*
- 1.3　脂質による ATP の再合成　*70*
- 1.4　糖・脂質からのエネルギー産生量　*71*
- 1.5　持久的運動時における糖質と脂質の寄与率　*71*
- 1.6　糖質と脂質利用の比率に及ぼすその他の要因　*72*

2　エネルギー供給系から見たスポーツ種目···73

- 2.1　運動強度とエネルギー供給系　*73*　｜　2.3　エネルギー供給系とスポーツ種目　*75*
- 2.2　運動継続時間とエネルギー供給系　*74*

3　運動とエネルギー代謝···76

- 3.1　スポーツ選手の推定エネルギー必要量　*76*
- 3.2　スポーツ選手の PAL　*76*
- 3.3　メッツ　*77*
- 3.4　メッツを用いたエネルギー消費量の推測　*78*
- 3.5　エネルギーバランス　*79*

第5章　運動と栄養：運動時の栄養素の代謝と役割 *80*

1　運動と糖質の栄養・代謝···81

- 1.1　運動時のエネルギー源　*81*　｜　1.3　運動における糖質の重要性　*87*
- 1.2　運動と糖質代謝　*86*　｜　1.4　糖質と運動パフォーマンス　*91*

2　運動と脂質の栄養・代謝···95

- 2.1　運動強度および運動継続時間と糖・脂質代謝　*95*　｜　2.2　骨格筋における脂質代謝　*97*

3　運動とタンパク質の栄養・代謝‥‥‥‥‥‥‥‥‥‥‥‥‥‥‥‥‥‥‥‥‥‥‥‥‥‥‥‥‥‥ *102*

3.1　筋タンパク質代謝：合成と分解　*102*　　3.3　からだづくりと食事タンパク質　*112*

3.2　BCAA の筋タンパク質合成促進効果と
　　筋タンパク質分解抑制効果　*107*

4　運動とビタミン‥‥ *117*

4.1　ビタミン B 群　*117*　　4.3　抗酸化ビタミン　*121*

4.2　からだづくりとビタミン　*120*　　4.4　骨の代謝に関わるビタミン　*123*

5　運動とミネラル‥‥‥‥‥‥‥‥‥‥‥‥‥‥‥‥‥‥‥‥‥‥‥‥‥‥‥‥‥‥‥‥‥‥‥‥‥‥‥ *124*

5.1　体内でのミネラルの役割　*124*　　5.3　鉄の代謝　*126*

5.2　カルシウム　*124*　　5.4　鉄欠乏性貧血　*127*

> **コラム**　RQ からわかる燃焼基質の割合　*83*／運動における糖質の役割　*85*／運動とタンパク質
> の分解　*111*

第6章　運動と水分，熱中症の予防　　　　　　　　*132*

1　体内の水分分布と体液量調節‥‥‥‥‥‥‥‥‥‥‥‥‥‥‥‥‥‥‥‥‥‥‥‥‥‥‥‥‥‥‥ *133*

1.1　体液区分　*133*　　1.4　体液の量と組成の調節　*136*

1.2　体液区分間の体液の移動　*134*　　1.5　脱　水　*137*

1.3　体液の量と組成のバランス　*135*

2　運動時の体温と循環調節‥‥‥‥‥‥‥‥‥‥‥‥‥‥‥‥‥‥‥‥‥‥‥‥‥‥‥‥‥‥‥‥‥‥ *139*

2.1　体温のフィードバック調節　*139*　　2.4　運動時の体温調節と循環調節の競合

2.2　運動時の体温調節　*140*　　　　　　　　　　　　　　　　　　　*142*

2.3　運動時の循環調節　*141*

3　運動時の水分・電解質の摂取と運動パフォーマンス‥‥‥‥‥‥‥‥‥‥‥‥‥‥‥‥‥ *143*

3.1　脱水と運動パフォーマンス　*143*　　3.3　運動時の水分・電解質の摂取　*145*

3.2　運動パフォーマンス低下の理由と水分
　　摂取の意味　*143*

4　熱中症の予防‥‥ *148*

4.1　暑熱順化と運動トレーニング　*148*　　4.2　熱中症（暑熱障害）のメカニズム　*149*

> **コラム**　スポーツドリンクへの誤解　*146*

第7章　試合前後の食事　　　　　　　　　　　　*151*

1　試合環境・食事環境に関する情報収集‥‥‥‥‥‥‥‥‥‥‥‥‥‥‥‥‥‥‥‥‥‥‥‥‥ *152*

1.1　試合当日のスケジュールの把握　*153*　　1.3　試合当日の運動量と運動時間の把握

1.2　滞在先における食事環境の把握　*153*　　　　　　　　　　　　　　　　　　*153*

2　試合前の食事調整‥‥‥‥‥‥‥‥‥‥‥‥‥‥‥‥‥‥‥‥‥‥‥‥‥‥‥‥‥‥‥‥‥‥‥‥‥ *153*

2.1　試合前のコンディション調整　*153*　　2.2　試合前の食事内容の検討　*154*

3	試合当日，試合前の食事				156
	3.1 食事の内容	156	3.3 食事のタイミング		156
	3.2 食事の量	156			
4	試合当日の補食				157
	4.1 試合前の補食	157	4.3 試合後の補食		158
	4.2 試合中，試合間の補食	158			
5	試合後の食事調整				158
	5.1 コンディション調整	158	5.2 食事内容と栄養摂取の検討		159
6	試合時の食事で配慮したい，そのほかの項目				160
	6.1 食事による気分転換	160	6.3 スタッフとの連携		161
	6.2 選手間のコミュニケーション	161	6.4 選手への栄養教育		161

コラム　試合前の食事内容は？　155

第8章　運動と食物摂取　　163

1	運動のための最適な食事は何か				164
	1.1 栄養バランスのとれた食事とは	164	1.4 エネルギー別栄養素目標量		167
	1.2 運動と食事の基本	165	1.5 エネルギー摂取別食品構成		167
	1.3 競技種目別目標エネルギー摂取量	166	1.6 献立の基本的な考え方		168
2	運動と食事管理				168
	2.1 ウエイトコントロール	168	2.4 アスリートの増量ポイント		171
	2.2 アスリートの減量ポイント	169	2.5 増量中の献立の工夫		173
	2.3 減量中の献立の工夫	169			
3	コンディションを整える食事				173
	3.1 食欲増進のための献立の工夫	174	3.4 外食の活用法		178
	3.2 疲労回復のための献立の工夫	175	3.5 コンビニエンスストアの活用法		179
	3.3 貧血の予防と鉄の多い献立の工夫	175	3.6 常備しておくと便利なプラスα食品		179
4	食事調査				180
5	食事とサプリメント				182
	5.1 サプリメントの概念	183	5.3 さまざまな種類のサプリメント		184
	5.2 サプリメント使用の実態	183	5.4 サプリメントとドーピング		186

コラム　女性アスリートの三主徴　170／運動と食欲　175

活躍する管理栄養士からのメッセージ
　　さまざまな環境で多くの経験を積んでください　67／大学での学びを大切に　131／
　　おいしく伝えたい　162

参考文献，参考情報	189
索　引	192

第 1 章

運動の効用：身体活動, 運動

この章で学ぶポイント

★ 非感染性疾患（NCDs），ロコモティブシンドローム，認知症など，現代社会で問題となっている疾病と運動との関わりを学ぼう．
★ 運動による生理機能への基礎的な影響を学び，運動による健康維持・促進のあり方を考えよう．
★ 国内および国際的な健康づくりのための運動基準を知ろう．

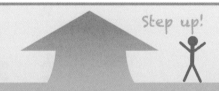

◆学ぶ前に復習しておこう◆

非感染性疾患（NCDs）
高血圧，糖尿病，がんなど，感染性以外の疾病．生活習慣病とほぼ同義と考えてよい．

ロコモティブシンドローム
運動器症候群．運動器の障害により，要介護になるリスクの高い状態になること．

認知症
正常に発達した精神機能が，慢性的に減退・消失し，日常生活や社会生活を営めない状態．記憶障害，失語などを生じる．

第1章 運動の効用：身体活動，運動

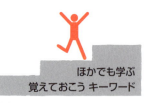

ほかでも学ぶ
覚えておこう キーワード

身体活動
➡応用栄養学

国家試験ワンポイントアドバイス

身体活動と生活活動を明確に区別しておこう．たとえば運動は生活活動に含まれるだろうか（含まれない）．

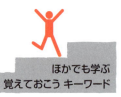

ほかでも学ぶ
覚えておこう キーワード

平均余命，平均寿命
➡社会・環境と健康

メッツ
メッツ(Mets)とは，座位安静時代謝量を1メッツとし，その倍数で表す運動強度．第4章3.3項を参照．

　運動とは身体活動の一種であり，その効用を考えるとき，広く身体活動の効用として捉えるべきである．**身体活動**とは，安静にしている状態より多くのエネルギーを消費するすべての動きのことをいい，運動は，身体活動のうち，体力の維持・向上を目的として計画的・意図的に実施するものと定義される．さらに，身体活動のうち運動以外のものを**生活活動**といい，日常生活での歩行や階段昇降，荷物運びなどが含まれる（図 1.1）．身体活動にはそれぞれ強度があり，図1.1に示したように，運動は生活活動よりも必ずしも強度が高いとは限らない．

　本章では，これら身体活動が疾病や健康づくりにどのような影響を与えるのかについて述べるが，いくつかの例外を除けば，身体活動はおおむね疾病予防・治療，健康維持・増進によい影響を与える．それに呼応して，**身体不活動**は近年，世界の全死亡者数に対する四つの行動リスク要因（煙草，不健康な食生活，身体不活動，過度の飲酒）の一つに挙げられている．

　表 1.1 は，WHO（世界保健機関）による世界の死亡統計と，身体活動・運動に関する研究論文をもとに，身体不活動によって各疾患（非感染性疾患）および全死因の発症リスクが何倍になるかをI.-M. Leeらが試算した結果である．また図 1.2 は，同じ研究で，身体不活動を是正した場合，すなわち日常生活で身体活動を行った場合に，期待できる平均寿命延長の長さ（年）を国別に世界地図上で表したものである．いずれも，死亡に対す

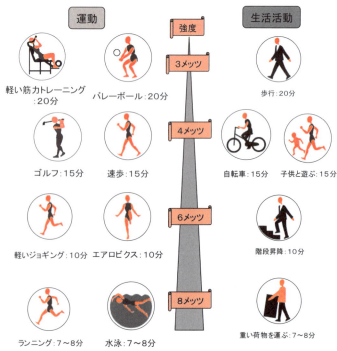

図 1.1 身体活動の種類と強度
「健康づくりのための運動指針2006」，厚生労働省より．

表 1.1　身体不活動による相対危険度（疾患別修正済発症率）

疾患	相対危険度（95% 信頼区間）
虚血性心疾患	1.16（1.04〜1.30）
2型糖尿病	1.20（1.10〜1.33）
乳がん	1.33（1.26〜1.42）
大腸がん	1.32（1.23〜1.39）
全死因	1.28（1.21〜1.36）

乳がんは，身体不活動と発症率との関連を調べた研究結果のメタアナリシスによる値を示す．そのほかは，身体活動または運動と発症率との関連を調べた研究結果のメタアナリシスによる相対危険度の逆数を示す．I-M. Lee et al., *Lancet*, **380** (9838), 219 (2012) より．

メタアナリシス

メタ解析ともいう．ある事柄に対して系統的に複数の同様の論文の結論をまとめる系統的レビューにおける統計解析手法の一つで，複数の論文データを数学的に統合するもの．

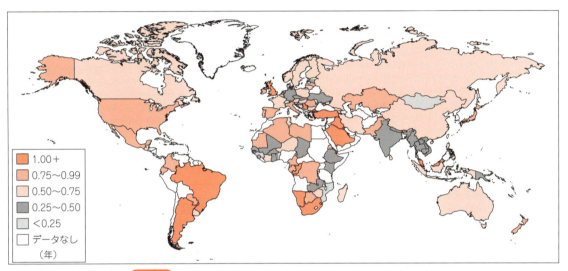

図 1.2　身体不活動の是正により期待できる平均余命の延長

運動をすれば世界全体で平均 0.68 年寿命が延びることが示された．この値が大きいほど，現在運動していないことでそれだけ寿命が短くなっていることになる．延長年数が最も短いのは東南アジアで 0.41 年，最も長いのは東地中海地域で 0.95 年であった．I-M. Lee et al., *Lancet*, **380** (9838), 219 (2012) より．

る身体不活動の影響が大きいことが示されている．

1　疾病との関わり

1.1　非感染性疾患（NCDs）

非感染性疾患（non-communicable diseases, **NCDs**）とは，先に述べた四つの行動リスク要因（煙草，不健康な食生活，身体不活動，過度の飲酒）などにより生じるが，生活習慣の改善により予防可能な疾患の総称である．「生活習慣病」とほぼ同義である．がん，心疾患，脳血管疾患，高血圧，糖尿病，呼吸器疾患などが含まれるが，さらに精神疾患や外傷を加える場合もある．表 1.2 におもな NCDs をまとめる．

身体活動により，これらの疾患は治療および予防可能になるものが多い．以下，各疾患について，これまで報告されている知見を簡潔に述べる．

第 1 章 運動の効用：身体活動，運動

表 1.2 おもな非感染性疾患（NCDs）

疾患名	症状と診断基準
高血圧	安静時の血圧が高い状態の疾患．診察室で測定した場合，収縮期血圧 140 mmHg 以上かつ/または拡張期血圧 90 mmHg 以上が診断基準である（表 1.4 参照）
脂質異常症	血液中のコレステロールや中性脂肪が多い状態の疾患．ただし，HDL コレステロール（いわゆる善玉コレステロール）値が低い場合も含まれる．診断基準は，LDL コレステロール（いわゆる悪玉コレステロール）140 mg/dL 以上，中性脂肪（トリグリセリド）150 mg/dL 以上，HDL コレステロール 40 mg/dL 未満の一つ以上を満たすことである
肥満	同じ身長の人々に比べて，通常以上に体重が多い状態の疾患．診断には BMI（body mass index，体重(kg)/身長(m)^2）が用いられる．BMI は 22 kg/m^2 が標準であり，わが国では 25 kg/m^2 以上，国際的には 30 kg/m^2 以上（25〜30 未満は過体重）を肥満と定義する
糖尿病	血液中のグルコース濃度が高い状態の疾患．その濃度を血糖値というが，グルコースが結合したヘモグロビンの割合で，過去 1〜2 ヵ月の血糖値を反映するとされる HbA$_{1C}$ とともに，診断に用いられる．一般に空腹時血糖値 126 mg/dL 以上，HbA$_{1C}$ 6.5% 以上の場合，糖尿病の可能性が高い（正式な診断基準は他書に譲る）
虚血性心疾患	心臓の筋肉（心筋）に，栄養や酸素を供給する血液を送る血管（冠動脈）が狭窄または閉塞し，心筋に届く血液が不足して（虚血）生じる疾患で，心筋梗塞や狭心症が含まれる．わが国の死因の第 2 位である
脳血管障害	脳の組織に血液を送る血管が閉塞または破れ，脳組織に障害が起こる疾患で，脳梗塞，脳出血，くも膜下出血などがある．わが国の死因の第 4 位である
がん	悪性新生物ともいい，細胞が変質して異常に増殖し続け，周囲の組織を壊してしまう疾患．上皮細胞から発生するがん，非上皮細胞から発生する肉腫，白血病などの造血器から発生するがんが含まれる．わが国の死因の第 1 位である
骨粗鬆症	骨の強度が低下して，骨折しやすくなる状態の疾患
歯周病，う歯	歯と歯肉の境目あるいは歯に細菌が感染して炎症を起こす疾患．歯周病が進行すると歯槽骨が吸収され，歯を支えられなくなる．う歯では歯の硬組織が破壊される

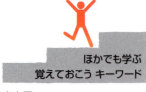

高血圧
➡ 人体の構造と機能及び疾病の成り立ち

（1）高血圧

身体活動，とくに**有酸素運動**は，直接的な血圧低下効果をもつだけでなく，体重減少，血清脂質改善，血液循環改善および心肺機能強化をもたらすことからも，高血圧予防につながるといえる（表 1.3）．また，主として運動の場合になるが，睡眠改善のほか，ストレス解消・気分転換，日常生活快適化といった精神的な効果からも，やはり高血圧の予防につながると考えられる．

身体活動は，同じ機序で，高血圧予防だけでなく，高血圧患者の血圧改善にも長期的には効果的である．しかし高血圧患者の場合，運動強度が強いと運動中の血圧上昇が大きいため，とくに激しい運動は慎重に行わなけ

1 疾病との関わり

表1.3 身体活動(とくに有酸素運動)の直接的効果

① 体重減少
② 基礎代謝向上
③ 血圧低下
④ 血糖値降下
⑤ 血清脂質改善
⑥ 血液循環改善
⑦ 心肺機能強化
⑧ 下肢筋力強化
⑨ 骨量減少防止
⑩ 睡眠改善
⑪ ストレス解消・気分転換
⑫ 日常生活快適化(健康関連QOLの改善)

ればならない.ただし予防,治療(運動療法)ともに,効果が認められるのは主として中強度の身体活動であり,高強度の身体活動が中強度の身体活動よりも効果的であるというエビデンスは必ずしも明確ではない.したがって正常血圧者,高血圧患者にかかわらず,予防,治療として高強度の身体活動は強く勧められるものではなく,とくに患者の場合,高強度の身体活動が少しでもリスクとなりうる可能性がある場合は行うべきではない.また,Ⅲ度高血圧,すなわち収縮期血圧 180 mmHg 以上かつ/または拡張期血圧 110 mmHg 以上の場合は(**表1.4**),運動療法は行わない.その場合,まず薬物療法を行い,Ⅱ度以下になってから運動療法を行うことになっている.

当然のことながら,狭心症や心筋梗塞などの虚血性心疾患,弁膜症,不整脈などをはじめ,呼吸機能障害,感染症などがある場合は,身体活動は慎重に行うか,場合によっては行ってはならない.**ロコモティブシンドローム**(後述)の場合も同様である.ただし,高齢者であることは行わない理由にはならない.問題となる疾病がないか慎重に調べ,医師がないと判断した場合は,むしろ中強度の運動を行うことが望ましい.

高血圧予防・治療のための運動として,具体的には,中強度の運動を週

身体活動の強さ

中強度身体活動:身体活動の絶対的基準で,安静時の3.0〜5.9倍の強さで行う身体活動をいう.個人の身体能力に対する相対的基準では,10段階で5〜6程度の強さに相当する.

高強度身体活動:身体活動の絶対的基準で,成人の場合,安静時の6.0倍以上,子ども・若年層の場合,安静時の7.0倍以上の強さで行う身体活動をいう.個人の身体能力に対する相対的基準では,10段階で7〜8程度の強さに相当する.

"Global Recommendations on Physical Activity for Health," WHO (2010)より.

表1.4 成人における血圧値の分類

分類		収縮期血圧(mmHg)		拡張期血圧(mmHg)
正常域血圧	至適血圧	<120	かつ	<80
	正常血圧	120〜129	かつ/または	80〜84
	正常高値血圧	130〜139	かつ/または	85〜89
高血圧	Ⅰ度高血圧	140〜159	かつ/または	90〜99
	Ⅱ度高血圧	160〜179	かつ/または	100〜109
	Ⅲ度高血圧	≧180	かつ/または	≧110
	(孤立性)収縮期高血圧	≧140	かつ	<90

「高血圧治療ガイドライン2014」,日本高血圧学会より.

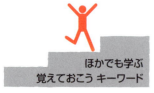

ほかでも学ぶ 覚えておこう キーワード

糖尿病，脂質異常症，肥満
➡人体の構造と機能及び疾病の成り立ち

インスリン抵抗性

インスリンに対する感受性が低下していること．インスリン抵抗性が上昇するとインスリンが分泌されていても十分に働かず，筋や脂肪組織などで糖が取り込まれにくくなり，肝臓では糖新生が抑制されなくなる．その結果，血糖値が十分には下がらなくなる．

あたり150分以上行うのがよいとされている．可能な限り定期的に1日あたり30分以上行うのが望ましい．その際，必ずしも30分連続で行う必要はなく，たとえば10分の運動を別々の時間帯に3回行うことでもよい．

（2） 糖尿病

身体活動は血糖値を直接下げる．すなわち，身体不活動の状態を改めたり運動を行ったりすることで，消費エネルギーを増やし，身体のエネルギー出納（＝摂取エネルギー－消費エネルギー）をマイナスにすることで，血糖値は低下し，長期的には体重減少につながる．糖尿病の治療や肥満の減量の際には，食事制限をして摂取エネルギーを減らすことによってもエネルギー出納をマイナスにすることは可能だが，食事をとれないことが強いストレスをもたらし，また，食事制限だけでは体脂肪だけでなく骨格筋などのタンパク質も消費して糖新生を起こす可能性がある．しかし身体活動を同時に十分に行っていると，骨格筋は保たれ，体脂肪だけが消費されることから，栄養療法として食事制限を行う際にも，運動療法として身体活動量を増やすことはきわめて重要である．

身体活動のなかでも，有酸素運動と骨格筋に負荷を与える**レジスタンス運動**とが有用とされている．このうち有酸素運動は，**インスリン抵抗性**を改善することが報告されている．またレジスタンス運動は，結果として骨格筋量を増やすことで，基礎代謝量の増加のほか，インスリン抵抗性の改善にもつながるとされている．したがって，ともに予防と治療に有用である．ただし高血圧の場合と同様，有酸素運動については，高強度の運動が中強度よりも効果が高いというエビデンスは必ずしも明確ではない．無理のない範囲で中強度の運動を続けることが重要であるといえる．一方，レジスタンス運動は高強度の場合にその効果が証明されている．しかし，低強度の場合を反復して行う効果についても示唆されており，合併症や高齢のために中等度以上の運動ができない場合，低強度身体活動の継続が推奨されている．

糖尿病治療および予防において運動療法を慎重に行わなければならない場合や行ってはならない場合は，（1）の高血圧で記載したものと同様である．それに加えて2型糖尿病の場合，運動で血液中のグルコースが消費された際に，肝臓における糖新生が起こりにくいため血糖値の低下が見られ，低血糖症状が出現する可能性がある点にとくに注意しなければならない．

糖尿病の具体的な運動療法については**表1.5**を参照してほしい．

（3） 脂質異常症

表1.3にも示したように，有酸素運動は血清脂質を改善する効果がある．具体的には，HDL-コレステロール値を上昇させ，中性脂肪値を低下させる．また，体重減少や（2）の糖尿病で述べたインスリン抵抗性の低下をもたらすことも，間接的に脂質異常症の改善につながる．日本動脈硬化学会

表1.5 糖尿病の具体的な運動療法

- 運動の到達目標としては，頻度はできれば毎日，少なくとも週に3～5回，強度が中等度の有酸素運動を20～60分間行い，計150分以上運動することが一般的には勧められる．週に2～3回のレジスタンス運動を同時に行うことが勧められる．
- 日常生活のなかなどで段階的に運動量と運動強度を増やしていく．運動の前後に準備運動と整理運動を行う．両足をよく観察し，足に合った足底全体へのクッションのある靴を用いる．
- インスリンや経口血糖降下薬（特にSU薬）で治療を行っている患者において，運動中および運動当日～翌日に低血糖を起こすおそれがある．インスリン治療をしている患者では，血糖自己測定を行い，運動の時間や種類，量の調整や，投薬量の調整（超速効型インスリンは運動前は原則減量），運動前や運動中の補食が必要になる．特にインスリン治療中の患者では，運動前の血糖値が100 mg/dL未満の場合には，吸収のよい炭水化物を1～2単位摂取することが勧められる．
- 体調がよければ，高血糖のみで運動を中止する必要がないが，1型糖尿病患者で尿ケトン体陽性時には運動は控える．

日本糖尿病学会編・著，『糖尿病診療ガイドライン2016』，南江堂(2016)，p. 73 より．

表1.6 脂質異常症の運動療法指針

運動強度	中等度強度（最大酸素摂取量の約50％）
量・頻度	1日30分以上（できれば毎日），週180分以上
種類	速歩，スロージョギング，社交ダンス，水泳，サイクリング，ベンチステップ運動など

「動脈硬化症疾患予防のための脂質異常症治療のエッセンス」，日本動脈硬化学会(2014)より引用．

が推奨する脂質異常症治療のための運動療法を**表1.6**に示す．

（4）肥満

すでに述べたが，身体活動，とりわけ有酸素運動は体重減少をもたらす（表1.3）．アメリカ合衆国保健福祉省によれば，週あたり150分以上の有酸素性身体活動を行うことにより，1年でおよそ1～3％の体重減少につながるとされている．

肥満を軽減するために，栄養療法に加えて運動療法を行うことの重要性は，（2）の糖尿病で述べた通りである．

ただし極端な肥満の場合，心疾患や内分泌疾患，ロコモティブシンドロームなどを合併している可能性があるので，運動療法を行う前に十分な精査が必要である．

（5）メタボリックシンドローム

表1.3に示したように，身体活動は体重減少，血圧低下，血糖値降下，血清脂質改善をもたらす．そこで身体活動は，**メタボリックシンドローム**の診断基準において，腹囲と喫煙以外の項目をすべて直接的に改善する．それに伴い，腹囲の改善にもつながる．

厚生労働省の「健康づくりのための運動指針2006」*では，メタボリックシンドロームの該当者・予備軍に向けて，内臓脂肪減少のための身体活動

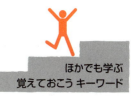

ほかでも学ぶ
覚えておこう キーワード

メタボリックシンドローム
➡人体の構造と機能及び疾病の成り立ち，臨床栄養学

*2019年現在，改訂版として「健康づくりのための身体活動基準2013」が出されている(p.16参照)．

第1章　運動の効用：身体活動，運動

量が提示されている．そこでは，内臓脂肪を確実に減少させるためには週に10メッツ・時以上の運動量が必要であり，食事摂取量を変えないまま週に10メッツ・時の運動量を増加させた場合，1ヵ月で1〜2%近くの内臓脂肪が減少することが期待されるとしている．また，1ヵ月で腹囲を1cm減少させるためには食事摂取量を1日あたり約230kcal減らす必要があること，運動のみで体重を減少させる場合に比べて食事改善と併せて行ったほうが体重を減量しやすく，内臓脂肪の減少量も大きくなることが述べられている．

（6）　循環器疾患

　運動不足は冠動脈性心疾患のリスク要因である．アメリカ心臓学会は，心筋梗塞などの冠動脈性心疾患のリスクやリスクファクターを軽減するために，1週間あたり150分以上の中強度の有酸素運動を推奨している．また心不全について，その発症リスクが身体活動量と逆相関するとの報告がある．

　慢性心不全については，近年エビデンスに基づき，運動療法を含めた**包括的心臓リハビリテーション**が推奨されている．日本循環器学会の「急性・慢性心不全診療ガイドライン（2017年改訂版）」では，心不全の運動療法の効果として**表1.7**に示す項目が挙げられている．

　症状によっては，運動療法を行ってはいけないケース（禁忌）や，十分な監視のもと慎重に行う必要のあるケースも多いが，全身的な運動療法の適応にはならなくても，局所的・個別的なレジスタンス運動の適応になる場合もある．なお高齢者については，慎重に行うべきではあるが，高齢であ

ほかでも学ぶ
覚えておこう キーワード

BNP
➡人体の構造と機能及び疾病の成り立ち，臨床栄養学

表1.7　心不全の運動療法の効果

1. 運動耐容能：改善
2. 心臓への効果
   a. 左室機能：安静時左室駆出率不変または軽度改善，運動時心拍出量増加反応改善，左室拡張早期機能改善
   b. 冠循環：冠動脈内皮機能改善，運動時心筋灌流改善，冠側副血行路増加
   c. 左室リモデリング：悪化させない（むしろ抑制），BNP低下
3. 末梢効果
   a. 骨格筋：筋量増加，筋力増加，好気的代謝改善，抗酸化酵素発現増加
   b. 呼吸筋：機能改善
   c. 血管内皮：内皮依存性血管拡張反応改善，一酸化窒素合成酵素（eNOS）発現増加
4. 神経体液性因子
   a. 自律神経機能：交感神経活性抑制，副交感神経活性増大，心拍変動改善
   b. 換気応答：改善，呼吸中枢 CO_2 感受性改善
   c. 炎症マーカー：炎症性サイトカイン（TNF-α など）低下，CRP低下
5. QOL：健康関連QOL改善
6. 予後：心不全入院減少

「急性・慢性心不全診療ガイドライン（2017年改訂版）」，日本循環器学会より引用．

ることを理由に禁忌となることはない．

運動処方の内容としては，歩行，サイクルエルゴメーター（自転車こぎ），軽いエアロビクス体操，低強度レジスタンス運動などがあり，ジョギング，水泳，激しいエアロビクスダンスは推奨されない．運動強度が低いものを短時間行うところから始めて，徐々に時間と強度を上げていく．すなわち時間については，当初は1回5〜10分を1日2回程度から，1日30〜60分まで徐々に上げていき，これを症状に応じて1週間で3〜5回行う．

急性心不全についても，近年は，可能であれば早期から運動療法を行っていくことが推奨されている．

脳梗塞については，すでに述べたように，原因となる高血圧，糖尿病などの疾患予防に運動の効果が認められていることや，中強度よりやや強度が高い運動を行うと脳血流量が増えること，さらに局所脳虚血モデルを用いた動物実験において，運動が梗塞巣の大きさを小さくし，神経行動学的な回復を促進することが観察されたりしている．そこで運動には脳梗塞の予防・治療効果があると考えられている．脳梗塞に対する予防効果は高強度のほうが高いとされているが，その適応は基礎疾患などを十分に精査したうえで慎重に行うことが必要である．一方，脳出血については，原因となる高血圧の予防に運動は有効とされているが，脳出血そのものの予防に運動が有効であるというエビデンスは十分には示されていない．

（7）慢性閉塞性肺疾患（COPD）

慢性閉塞性肺疾患（COPD）の治療は薬物療法を基本とするが，それに加えて**呼吸リハビリテーション**を行うことで，運動能力改善，呼吸困難軽減，健康関連 QOL 向上，入院回数・日数減少，および COPD による不安と抑うつの軽減が可能となる．呼吸リハビリテーションは，運動療法，禁煙指導，栄養相談，患者教育からなる．このうち運動療法にはさまざまなものが提案されているが，最も簡便なものの一つとして，症状が出ない限界までの歩行と，その後の休息を，20分程度繰り返すものがある．

（8）がん

表 1.8 に示すように，運動不足はがんのリスクファクターの一つである．運動は免疫能を高め，がんの予防につながるとされている．一方，がん患者に対する運動療法は，身体機能や QOL の向上のほか，倦怠感の軽減といった効果があるとされている．

1.2　ロコモティブシンドローム

ロコモティブシンドローム（locomotive syndrome．運動器症候群，ロコモともいう）とは，筋肉，骨，関節などの運動器の障害によって移動機能が低下するなどし，日常生活に制限をきたし，介護・介助が必要な状態あるいはそのリスクが高くなった状態をいう（図 1.3）．わが国のロコモ人

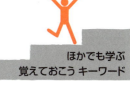

COPD
➡人体の構造と機能及び疾病の成り立ち，臨床栄養学

表1.8 日本におけるがん罹患率,死亡率に対する各リスクファクターの集団寄与割合(%)

リスクファクター		男性 発症	男性 死亡	女性 発症	女性 死亡
喫煙歴		29.7	34.4	5.0	6.2
受動喫煙		0.2	0.4	1.2	1.6
感染症	＊	22.8	23.2	17.5	19.4
飲酒		9.0	8.6	2.5	2.5
塩分摂取	＞6 g/日	1.9	1.5	1.2	1.2
肥満	BMI 25 以上	0.8	0.5	1.6	1.1
果物摂取不足		0.7	0.7	0.8	0.8
野菜摂取不足		0.7	0.7	0.4	0.4
運動不足	＜3 メッツ・時/日	0.3	0.2	0.6	0.4
ホルモン療法				0.4	0.2
合計	重複を除く	53.3	56.9	27.8	29.9

＊*Helicobacter pylori*, HCV, HBV, HPV, EBV, HTLV-Ⅰ.各リスクファクターについて,それがなかった場合,発症または死亡がどれくらいの割合(%)減るかを示す.M. Inoue et al., *Annals of Oncology*, **23**, 1362 (2012) より.

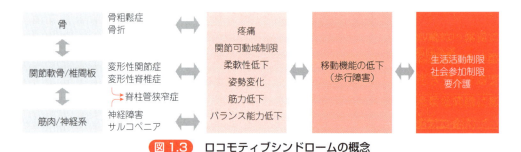

図1.3 ロコモティブシンドロームの概念

「ロコモパンフレット 2015 年度版」,日本整形外科学会より.

口は,2009 年の調査で,予備群をいれるとすでに 4700 万人とされていた.

関連する疾患としては,骨粗鬆症,それを原因とした骨折,変形性膝関節症,変形性腰椎症,サルコペニア(筋肉減少症),腱・靭帯付着部症,および神経障害などがある.これら疾病により筋力低下や痛みが生じると,ADL(日常生活動作)の制限と,ひいては QOL(生活の質)の低下につながる.

ロコモの予防・改善策として,立つ,歩くという二つの基本的な機能の維持・改善を目的に**ロコモーショントレーニング**(ロコトレ)が行われる.このトレーニングは,足腰の筋力強化,バランス力の強化,膝と腰に過剰の負担にならないという三つの条件を満たす必要がある.日本整形外科学会では具体的ロコトレとして「開眼片脚立ち」と「スクワット」を推奨している(図1.4).

1.3 認知症

認知症とは,さまざまな原因疾患により認知機能が低下し,生活に支障

ほかでも学ぶ 覚えておこう キーワード

認知症
➡臨床栄養学

バランス能力をつけるロコトレ「片脚立ち」

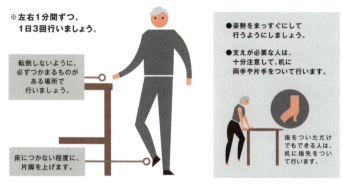

下肢筋力をつけるロコトレ「スクワット」

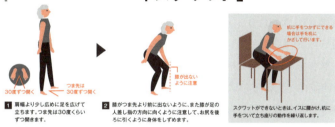

図1.4　推奨されているロコモーショントレーニング

「ロコモパンフレット 2015 年度版」，日本整形外科学会より．

Column

子どものロコモティブシンドローム

　わが国では要介護認定者の数が増加しており，国民生活基礎調査によると，介護が必要となる原因には骨折・転倒や関節疾患などの，まさに運動器の障害によるものが多く，ロコモティブシンドロームは高齢者の介護予防には重要な課題である．

　その一方で，成長期の子どものなかで，片脚でしっかり立つ，しゃがむなどの基本的な動作ができないといった子どものロコモティブシンドロームが問題視されている．現在，こうした運動器不全の状態に陥る子どもが増加しており，2014年（平成26）の運動器検診では，中学生の約50％が何らかの運動器不全であった．

子どもたちが運動器不全に陥る要因としては，住環境の変化や自動車の普及，ゲームなど屋内での娯楽の増加により，体を動かす機会が失われたことが大きいとされる．

　子どもの頃の運動器不全は，将来的に要介護状態や骨粗鬆症，メタボリックシンドロームを招く恐れがあり，高齢者だけでなく，子どもの頃からロコモ予防を意識することが必要である．文部科学省では，こうした状況に鑑み，2016年（平成28）から児童・生徒の健康診断の内容の一部を改訂し，運動器の機能状態に注意することを呼びかけている．

せん妄
一過性に生じる可逆的な注意力や思考力の低下や意識障害．認知症は持続性で，おおむね不可逆であり，意識障害がないことから，せん妄と区別される．

が出ている状態で，一過性のせん妄とは異なり，この状態が6ヵ月以上継続しているものをいう．原因疾患としてはアルツハイマー型認知症が最も多く，血管性認知症がこれに続き，ほかにレビー小体型認知症やピック病などがある．認知症の症状は**中核症状**と**行動・心理症状**に分けられる．中核症状には，認知機能障害として，記憶障害，判断力低下，失見当識〔時間（いつ），場所（どこ），人（誰）がわからなくなること〕，言語障害，失行（運動可能であるのに合目的な運動ができない状態）および失認（感覚を介して対象を認知することができない状態）などがある．行動・心理症状（BPSD）には，随伴症状として，不安，焦燥，抑うつ，幻覚，妄想，睡眠障害，徘徊，暴言・暴力，不潔行為，介護への抵抗などがある（図1.5）．

わが国の認知症患者数は，2012年（平成24）に65歳以上で462万人との推計結果が出されたが，その後も増加し，2020年には600万人を超えると予測されている．さらに2050年代には1000万人を超える可能性があるとの試算もある（「平成29年版高齢社会白書」，内閣府）．

2011年のF. Sofiらのメタ分析によると，身体活動は認知症発症リスクを38％下げ〔ハザード比0.62（0.54～0.70，95％信頼区間）〕，低強度から中強度までの運動でも35％下げる〔0.65（0.57～0.75）〕と報告されており，若いときからの運動に加えて，高齢者ができる範囲で少しずつ運動することも効果があると考えられる．予防・改善のための運動療法には多種多様なプログラムが存在するが，「認知症疾患治療ガイドライン2017」（日本神経学会）によると，週2回～毎日，20～75分程度で，有酸素運動，筋力強化訓練，平衡感覚訓練などを組み合わせて行うものが多い．これらは認知症の予防・改善に役立つだけでなく，患者への心理的な影響やQOL，生きがいにもよい影響を与えると考えられる．

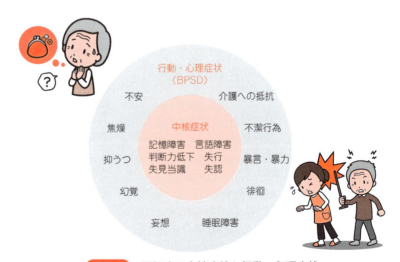

図1.5 認知症の中核症状と行動・心理症状

2 運動による健康維持・促進

2.1 運動が生理機能に与える影響

（1）血　圧

　身体活動が血圧を低下させるメカニズムとして，交感神経抑制や動脈径拡大を伴う神経ホルモンの反応や構造的反応によって，末梢血管抵抗が低下することが指摘されている．また，酸化ストレスや炎症が緩和され，体重やレニン-アンギオテンシン系活性が下がり，内皮機能，動脈伸展性，副交感神経活性，腎機能，インスリン感受性が改善することによって血圧を下げるという報告がなされている．これら運動による血圧低下のメカニズムについては，現在も研究が続けられている．

（2）血糖値

　身体活動が血糖値を下げるのは，1節で述べたようにエネルギー出納がマイナスになることに加え，**インスリン感受性**（インスリンによる血糖値の低下の度合い）が高まる（「インスリン抵抗性が下がる」ともいう）ことによる．この効果は運動をしているときには生じるが，数日間運動をしないと消えてしまう．しかし継続的に運動を行っていると，インスリン感受性は徐々に高まっていく．さらに，継続した身体活動により筋肉量が増えると，基礎代謝量が増えるだけでなく，インスリン感受性も高めることができる．このほか，運動により，上部消化管のK細胞からのグルコース依存性インスリン分泌刺激ポリペプチド（GIP）分泌が促進され，その結果，インスリン分泌が促進されて血糖値が下がるという報告もある．

（3）脂質異常

　運動は血中高密度リポタンパク質（HDL）コレステロール値を上昇させる．これは，筋肉中のリポタンパク質リパーゼの活性が上昇し，キロミクロンや超低密度リポタンパク質（VLDL），低密度リポタンパク質（LDL）コレステロールの分解が促進されることによる．S. Kodamaらによるメタアナリシスによって，1回あたり30分以上の運動を継続し，合計120分/週の運動を行うか，合計900 kcal/週のエネルギーを消費する身体活動が，HDLを増加させるための最低条件として提示されている．

（4）認知機能

　身体活動が短期的にも長期的にも認知機能を向上させることは，多くの報告から明らかになっている．運動時には脳血流量が全体的に増加し，とくに動かしている身体部位に関連する運動野において増加することが観察されており，短期的にはこの脳血流量増加が認知機能の向上の原因となっていると，これまで考えられてきた．しかし近年，運動時の短期的な脳血流量と認知機能の継時的変化を詳細に検討すると，両者は必ずしも同期していないことが明らかになり，血流量だけが原因であるとはいえない可能

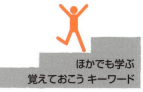

インスリン感受性
➡人体の構造と機能及び疾病の成り立ち，臨床栄養学

K細胞
上部消化管に存在する腸内分泌細胞の一つで，GIP（下記参照）を分泌する．

GIP
glucose-dependent insulinotropic polypeptideの略．K細胞（上記参照）から分泌され，膵臓のランゲルハンス島β細胞を刺激して，血糖依存的にインスリン分泌を促進する．この作用をもつものをインクレチンといい，GIPのほかに，下部消化管腸内分泌細胞のL細胞から分泌されるGLP-1がある．

性が示されている．長期間の場合は，すでに述べたように，運動が脂質異常改善とくに HDL コレステロール値上昇を介して脳の動脈硬化を予防すること，脳由来神経栄養因子（BDNF）を上昇させてニューロンの維持や成長・分化の促進をすること，血管内皮細胞増殖因子（VEGF）値を上昇させて脳血管の新生を起こすことなどにより，認知症の予防につながる可能性があると指摘されている．おそらくこれらを理由として，運動がヒトの脳の灰白質，白質の体積を増加させたという報告もある．さらに身体活動や運動の心理的な効果も，認知症予防の原因として無視できないと考えられる．

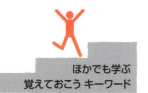

ほかでも学ぶ 覚えておこう キーワード

灰白質，白質
➡人体の構造と機能及び疾病の成り立ち（解剖生理学）

（5） 免疫機能

身体活動は免疫力を高める．持久的な運動はインターロイキン-6（IL-6）値の上昇をきたす．また，低強度から中強度までの運動や身体活動によって，IgG，IgA，IgM，IgD といった免疫グロブリン（Ig）の血中濃度や唾液中 IgA が増加するという報告がある．一方，高強度の運動後に唾液中 IgA 値が一過性に低下し，スポーツ選手が風邪をひく一因になっている可能性があると報告されている．

2.2 寝たきり予防

厚生労働省は「障害高齢者の日常生活自立度（寝たきり度）」として**表 1.9**の判定基準を示している．

1.2 項で記したロコモティブシンドロームが進行すると，ランクがJ → A → B → C と進んでいく．寝たきり予防のためには，各段階に合った予防を行う必要がある．生活自立～準寝たきり（ランク J, A）の段階では，1.2 項で示したロコモーショントレーニングが有効である．寝たきり（ラン

表 1.9 障害高齢者の日常生活自立度（寝たきり度）

生活自立	ランク J	何らかの障害等を有するが，日常生活はほぼ自立しており独力で外出する 1．交通機関等を利用して外出する 2．隣近所へなら外出する
準寝たきり	ランク A	屋内での生活は概ね自立しているが，介助なしには外出しない 1．介助により外出し，日中はほとんどベッドから離れて生活する 2．外出の頻度が少なく，日中も寝たり起きたりの生活をしている
寝たきり	ランク B	屋内での生活は何らかの介助を要し，日中もベッド上での生活が主体であるが，座位を保つ 1．車いすに移乗し，食事，排泄はベッドから離れて行う 2．介助により車いすに移乗する
	ランク C	1 日中ベッド上で過ごし，排泄，食事，着替において介助を要する 1．自力で寝返りをうつ 2．自力では寝返りもうてない

※判定に当たっては，補装具や自助具等の器具を使用した状態であっても差し支えない．「障害高齢者の日常生活自立度（寝たきり度）」，厚生労働省より．

クB, C)になると，それぞれに見合った局所または全身の運動を含めたリハビリテーションの対象となる．ただし，転倒や骨折などによってランクが一気に進んでしまうことがあり，運動を行う際には事故のないように十分に気をつけなければならない．

　そのほか，認知症やパーキンソン症候群などの神経疾患によって寝たきりになることも多い．認知症については1.3項，そのメカニズムについては2.1項で示した通りである．神経疾患の場合でも，運動あるいは運動の刺激が寝たきりになるのを遅らせる効果が認められている．

2.3　メンタルヘルス

　表1.3に示したように，適度な身体活動や運動は，ストレス解消・気分転換，日常生活快適化，すなわち健康関連QOLの改善につながる．有酸素運動の際にセロトニンが活性化され，エンドルフィン値が上昇することが，これに関与しているとされている．また，身体活動には睡眠改善の効

Column

海馬と運動

　運動が認知機能の向上や精神状態の改善につながることは，古くから経験則として知られていたものの，これまでその生理的メカニズムはほとんど解明されていなかった．しかし近年，海馬においてそのメカニズムの一端が明らかにされつつある．

　大脳辺縁系の一部である海馬は，記憶や空間認知機能に関わっている．海馬の特徴の一つに，虚血やストレスなどにより容易に神経細胞が破壊されて萎縮しやすい一方，神経組織としては珍しく，大人になっても新たに細胞がつくり続けられることがある．この神経新生を**成体海馬神経新生（AHN）**という．AHNの増減は認知機能や気分症状に深く関連している．そして近年，動物実験ではあるが，運動がAHNを促進し，海馬による記憶や脳の可塑性によい影響を与えることが明らかになってきた．このメカニズムとして，筑波大学の征矢英昭らは，運動により海馬におけるアンドロゲン産生が高まり，おそらく脳由来神経栄養因子（BDNF）や血管内皮増

殖因子（VEGF）の産生上昇を介して，AHNを促進するとしている．征矢らはまた，これが低強度の運動で起こることを明らかにした．運動の強度が高まるとストレスが大きくなり，神経細胞の減少やAHNの抑制につながることから，むしろ低強度の運動こそが望ましいと考えられている．

　近年とくに問題となっているアルツハイマー型認知症やうつ病ではAHNの低下が見られることから，AHNを改善・促進する低強度の運動が，これら疾病の予防や治療につながる可能性がある．体力の乏しい高齢者や，運動意欲を惹起しづらい認知症やうつ病患者にとっても，低強度の運動であれば実行可能であるかもしれない．疾病や個人に応じた運動の至適強度の同定などを含め，ヒトへの応用へ向けた研究が今後大いに期待される．

M. Llorens-Martin, *Brain Plast.*, **4**（1），111（2018）. M. Okamoto, et al., *Proc. Natl. Acad. Sci. USA*, **109**（32），13100（2012）.

果がある．さらに，これまで述べてきたように健康状態の改善にもつながることから，メンタルヘルスに対して非常によい影響を及ぼすといえる．運動については，目標の達成により満足感や達成感を得ることもできる．

中強度の運動は，うつ病の予防や改善につながる．毎週1時間の運動がうつ病の発症を12%抑えたという報告がある．

3 健康づくりの運動基準

3.1 「健康のための身体活動に関する国際勧告」

WHOの「健康のための身体活動に関する国際勧告」(Global Recommendations on Physical Activity for Health)によれば，18〜64歳では，心肺機能や筋骨の良好性を高め，非感染性疾患やうつ病の発症リスクを軽減するために，身体活動に関して次のことが推奨されている．

① 中強度有酸素身体活動を週150分，または高強度有酸素身体活動を週75分，あるいは同等の中〜高強度身体活動を組み合わせた身体活動を行う．
② 有酸素活動は1回につき10分間以上続ける．
③ 中強度有酸素身体活動を週300分に増やしたり，週150分の身体活動を高強度の有酸素性活動としたり，あるいは同等の中〜高強度身体活動を組み合わせて行うと，健康効果はさらに高まる．
④ 週2日以上，大筋群を含めた筋肉のトレーニングを行う．

65歳以上の高齢者については，18〜64歳で示された目的のほか，機能的健康の良好性の向上や認知症発症リスクの軽減のために，身体活動に関して上の①〜④が推奨されるとともに，運動制限が必要な場合は，バランス機能を向上させて転倒を防ぐための身体活動を週3日以上行う．また，健康状態によって上の推奨量の身体活動を実施できない場合は，身体能力や健康状態の許す範囲で，できる限り活動的でいることが推奨されている．

さらに，これらの推奨活動を実施することや，活動的でいることによる利益は，身体活動に伴う害や危険性を上回るとされている．

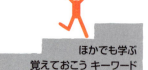

ほかでも学ぶ
覚えておこう キーワード

「健康づくりのための身体活動基準2013」
➡応用栄養学

3.2 「健康づくりのための身体活動基準2013」

厚生労働省は「健康日本21（第二次）」を推進するべく，2013年（平成25），旧来の「健康づくりのための運動基準2006」を改訂し，「健康づくりのための身体活動基準2013」を策定した（表1.10）．従来の運動にとどまらず，広く身体活動に着目し，子どもから高齢者まで，科学的根拠のある基準を設定したものである．さらに，保健指導で運動指導を安全に推進するために，具体的な判断・対応の手順を示している．

この基準をもとにした「健康づくりのための身体活動指針（アクティブガ

3 健康づくりの運動基準

表 1.10 「健康づくりのための身体活動基準 2013」

血糖・血圧・脂質に関する状況		身体活動（生活活動・運動）※1		運動		体力（うち全身持久力）
健診結果が基準範囲内	65歳以上	強度を問わず，身体活動を毎日40分（=10メッツ・時/週）	今より少しでも増やす（例えば10分多く歩く）※4	—	運動習慣をもつようにする（30分以上・週2日以上）※4	—
	18〜64歳	3メッツ以上の強度の身体活動※2を毎日60分（=23メッツ・時/週）		3メッツ以上の強度の運動※3を毎週60分（=4メッツ・時/週）		性・年代別に示した強度での運動を約3分間継続可能
	18歳未満	—		—		—
血糖・血圧・脂質のいずれかが保健指導レベルの者		医療機関にかかっておらず，「身体活動のリスクに関するスクリーニングシート」でリスクがないことを確認できれば，対象者が運動開始前・実施中に自ら体調確認ができるよう支援した上で，保健指導の一環としての運動指導を積極的に行う				
リスク重複者又はすぐ受診を要する者		生活習慣病患者が積極的に運動をする際には，安全面での配慮がより特に重要になるので，まずかかりつけの医師に相談する				

※1 「身体活動」は，「生活活動」と「運動」に分けられる．このうち，生活活動とは，日常生活における労働，家事，通勤・通学などの身体活動を指す．また，運動とは，スポーツ等の，特に体力の維持・向上を目的として計画的・意図的に実施し，継続性のある身体活動を指す．
※2 「3メッツ以上の強度の身体活動」とは，歩行又はそれと同等以上の身体活動．
※3 「3メッツ以上の強度の運動」とは，息が弾み汗をかく程度の運動．
※4 年齢別の基準とは別に，世代共通の方向性として示したもの．
「健康づくりのための身体活動基準 2013」，厚生労働省より．

イド）」が併せて発表された．

復習問題を解いてみよう
https://www.kagakudojin.co.jp

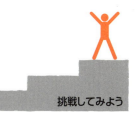

挑戦してみよう

第2章

運動によって変化する生理機能，身体組成

この章で学ぶポイント

★運動によって運動器（骨，骨格筋），循環器，呼吸器，内分泌器がどのように変化するかを学ぼう．

★ヒトの身体組成，および人体を構成する二つの基本的な要素である脂肪量と除脂肪量を理解し，スポーツ競技者のウエイトコントロール（体重減量）について学ぼう．

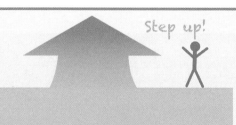

◆学ぶ前にちょっと復習しておこう◆

骨格筋の構造と種類
骨格筋線維は生化学的特徴などによってタイプⅠ筋線維，タイプⅡa筋線維，タイプⅡb筋線維に分けられる．

骨の構造と代謝
骨には骨細胞，骨芽細胞，破骨細胞が存在する．骨代謝には脂溶性ビタミンやホルモンが関与している．

LBM
lean body mass の略．体脂肪を除いた除脂肪組織のこと．実質的に筋肉と骨からなり，運動能力と強く関係している．

BMI
body mass index の略．体重(kg)/身長(m)^2．身長と体重から計算される簡便な体格指数で，肥満の判定に世界中で用いられている．

1 運動と骨，骨格筋

1.1 運動と筋

（1） 骨格筋の構造，種類，収縮のしくみ

（表情筋を除く）**骨格筋**は，一つ以上の関節をまたいで両端が骨格に付着している．筋の両端は腱もしくは腱膜となって，骨に付着・結合する．骨格筋は水分75％，タンパク質20％からなり，残り5％は無機塩類，ミネラル，アミノ酸，脂質，炭水化物で構成されている．骨格筋の構造を図2.1

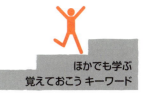

ほかでも学ぶ 覚えておこう キーワード

骨格筋
➡人体の構造と機能及び疾病の成り立ち（解剖生理学）

腱

筋の両端部は，コラーゲン線維束からなる腱（tendon）によって骨格に付着する．腱は密性結合組織である．

国家試験ワンポイントアドバイス

骨格筋の構造と機能についてまとめておこう．

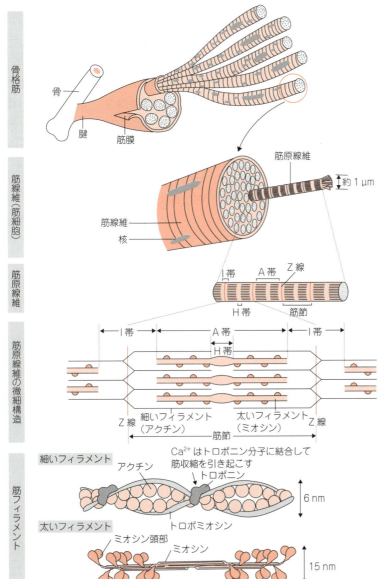

図2.1 骨格筋の構造

志村二三夫他編，著者：川中健太郎，『解剖生理学 人体の構造と機能 改訂第2版』，羊土社（2014），p. 157，図2〔林正健二編，『ナーシンググラフィカ① 人体の構造と機能 解剖生理学』，メディカ出版（2008），p. 306 を参照して作成〕より．

19

第2章 運動によって変化する生理機能，身体組成

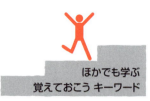

ほかでも学ぶ
覚えておこう キーワード

アクチン，ミオシン
➡人体の構造と機能及び疾病の成り立ち（解剖生理学）

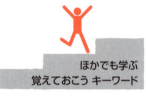

ほかでも学ぶ
覚えておこう キーワード

速筋，遅筋
➡人体の構造と機能及び疾病の成り立ち（解剖生理学）

国家試験ワンポイントアドバイス

白筋と赤筋の違いを理解しておこう．

に示す．骨格筋は**筋線維**（筋細胞）の束であり，筋線維は**筋原線維**が集まってできている．筋原線維は**アクチン**という細いフィラメントと，**ミオシン**という太いフィラメントから構成されており，両者が交互に配列することで横縞（横紋）が見られる．筋原線維の周囲には袋状の**筋小胞体**があり，内部にはカルシウムイオン（Ca^{2+}）を蓄えている．運動神経が興奮すると，神経伝達物質である**アセチルコリン**が末端から放出される．電気的興奮は筋線維の細胞膜に達し，横行小管を通って筋小胞体に伝えられ，カルシウムイオンを筋線維内部に放出する．放出されたカルシウムイオンが**トロポニン**と結合し，アクチンがミオシンの間に滑り込むことによって筋線維が収縮し，カルシウムイオン濃度が低下すると弛緩する．

骨格筋線維は生化学的特徴などによって，**タイプⅠ筋線維**，**タイプⅡa筋線維**，**タイプⅡb筋線維**に分けられる．タイプⅠを多く含む筋は**赤筋（遅筋）**，タイプⅡbを多く含む筋は**白筋（速筋）**，タイプⅡaを多く含む筋は**中間筋**という（**表2.1**）．遅筋線維はおもに好気的にエネルギーを得ており，収縮速度は遅いが疲労しにくい．速筋線維はおもに嫌気的にエネルギーを得ており，収縮速度は速いが疲労しやすい．筋線維タイプの組成には個人差があり，スポーツ種目によっても差異が見られ，特殊な運動トレーニングによりそれぞれの筋線維タイプの代謝能力が向上するといわれている（図2.2）．

表2.1 骨格筋線維の分類

	タイプⅠ筋線維	タイプⅡb筋線維
組織（ATPase染色）	タイプⅠ筋線維 濃染される／タイプⅡa筋線維／タイプⅡb筋線維 中間色に染色される／写真提供 和気秀文	
肉眼的色調	赤	白
収縮速度	遅い（持続的）	速い（瞬間的）
発生する力	小さい	大きい
疲労しやすさ	疲労しにくい	疲労しやすい
ATP供給方法	酸化的リン酸化（好気的）　ミトコンドリア量：多　ミオグロビン量：多　毛細血管数：多	解糖系（嫌気的）　グリコーゲン含有量：多
分布	体幹，背部の筋などに多い	手指の筋などに多い

骨格筋線維は，生化学的特徴などによってタイプⅠ筋線維，タイプⅡa筋線維，タイプⅡb筋線維に分けられる．タイプⅠを多く含む筋は赤筋（遅筋），タイプⅡbを多く含む筋は白筋（速筋），タイプⅡaを多く含む筋は中間筋という．医療情報科学研究所編，『病気がみえる Vol.11 運動器・整形外科 第1版』，メディックメディア（2017）より．

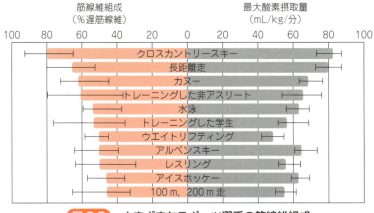

図 2.2 さまざまなスポーツ選手の筋線維組成

左側は筋線維組成（遅筋線維の%）を示し、右側は最大酸素摂取量を示す. U. Bergh et al., *Med. Sci. Sports*, **10**, 151 (1978) より.

（2）筋に及ぼす運動の影響

運動，とくに**レジスタンストレーニング**によって筋の張力が増すと，骨格筋の成長や肥大が起こり，筋力は増大する．これは，筋線維の収縮に関わるタンパク質合成の増加と，筋肥大に応じた腱や靭帯を強くする細胞適応の結果である．筋量の増加は，収縮タンパク質（アクチン，ミオシン）量の増加，筋線維あたりの筋原線維数の増加，結合組織や腱・靭帯組織量の増加，酵素タンパク質やグリコーゲンの貯蔵量の増加から起こる．また，筋と腱は非常に可塑性に富む組織であり，レジスタンストレーニングの効果は，年齢，性差に関係なく見られることが報告されている．日常生活に筋力トレーニングをとりいれることにより，**サルコペニア**の予防が期待される．

1.2 運動と骨

（1）骨の構造と代謝

骨は外側の**緻密骨**と内側の**海綿骨**から構成されている．骨は細胞成分と細胞外基質（骨基質）からなる．細胞成分にはおもに，骨形成を担う**骨芽細胞**，骨の維持・調節を担う**骨細胞**，骨吸収を担う**破骨細胞**がある．細胞外基質は，Ⅰ型コラーゲンからなる有機成分と，カルシウム（Ca）やリン（P）などからなる無機成分，および細胞外水分から構成されている（図2.3，図2.4）．骨はカルシウムとリンの貯蔵庫であり，これらの成分を血液中に供給している．

骨は成長を終えた後も骨吸収と骨形成を繰り返しており，この新陳代謝機構を**骨のリモデリング**という．リモデリングにおける骨吸収と骨形成のバランスが崩れ，骨吸収が骨形成を上回ることで骨量の減少（骨密度の低下）が起こり，**骨粗鬆症**が生じる．骨吸収と骨形成に関する調節や，ミネ

レジスタンストレーニング
局所もしくは全身の筋肉に一定の負荷（抵抗）をかけて，筋力を鍛えるトレーニング方法．筋力トレーニングともいわれる．

サルコペニア
加齢に伴って筋肉量や筋力が低下すること．転倒，骨折，寝たきりのリスクが高まる．

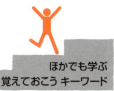

サルコペニア
➡人体の構造と機能及び疾病の成り立ち，臨床栄養学

骨形成と骨吸収
骨形成とは，骨芽細胞が行う骨組織の形成のこと．骨吸収とは，破骨細胞が行う骨のミネラルの溶解，骨基質の分解のこと．骨は発生期や成長期にも，また成長を終えた後も絶えず，破骨細胞による骨吸収と骨芽細胞による骨形成を繰り返している（骨改変，リモデリング）．

骨粗鬆症
骨密度の低下と骨質の劣化により骨強度が低下し，骨がもろくなり骨折しやすくなる骨疾患．閉経後の女性，高齢者に好発する．

第 2 章 運動によって変化する生理機能，身体組成

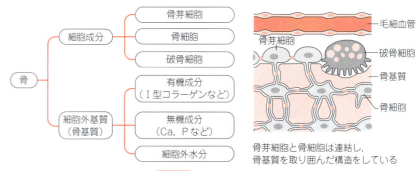

図 2.3　骨の構成要素

骨組織は細胞成分(骨芽細胞，骨細胞，破骨細胞)と細胞外基質(骨基質)(有機成分，無機成分，細胞外水分)からなる．医療情報科学研究所編，『病気がみえる Vol. 11 運動器・整形外科 第 1 版』，メディックメディア(2017)より．

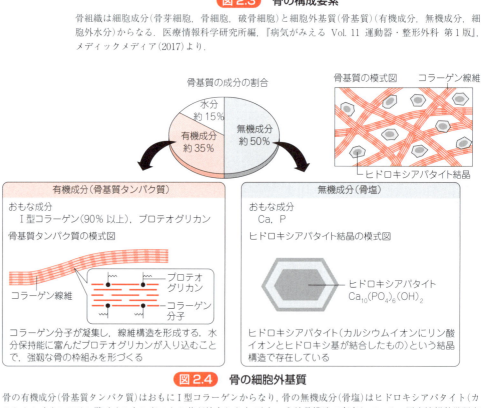

図 2.4　骨の細胞外基質

骨の有機成分(骨基質タンパク質)はおもにⅠ型コラーゲンからなり，骨の無機成分(骨塩)はヒドロキシアパタイト(カルシウムイオンにリン酸イオンとヒドロキシ基が結合したもの)という結晶構造で存在している．医療情報科学研究所編，『病気がみえる Vol. 11 運動器・整形外科 第 1 版』，メディックメディア(2017)より．

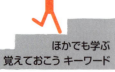

ほかでも学ぶ 覚えておこう キーワード

骨の代謝
➡ 人体の構造と機能及び疾病の成り立ち，基礎栄養学

国家試験ワンポイントアドバイス

骨の構造と機能について確認しておこう．

ラルの代謝には，ビタミン D，ビタミン K，ビタミン A，ビタミン C のほかに，さまざまなホルモン(成長ホルモン，甲状腺ホルモン，カルシトニン，副甲状腺ホルモン PTH，コルチゾール，性ホルモン)が関与している．

(2)　骨に及ぼす運動の影響

骨形成が起こるためには，重力や運動による荷重刺激が重要となる．骨にかかる力学的負荷は，骨細胞によって感知される．骨細胞は骨小腔内の水圧や液流を感知し，骨芽細胞とともに骨形成を行う．座りがちな生活，運動不足，寝たきり，もしくは宇宙飛行士の場合，骨に負荷がかからず，

骨形成が低下する．さらに筋肉トレーニングは，筋肉の強化のみならず，その筋肉が付着する骨も肥厚させる．年齢，性別にかかわらず，身体的に活動的な生活を送っている人は，不活発な人に比べて骨量が多いことが知られている．高強度の運動は加齢による骨量減少を抑制し，骨量を維持させる．習慣的な運動には骨の老化を抑制する効果がある．

2 循環器と呼吸器への影響

2.1 運動による循環器への影響
（1） 心拍出量，筋血流量，血圧の変化

運動時には骨格筋の代謝が活発になるため，骨格筋への血流量は増加する．さらに骨格筋の収縮は，心臓への静脈還流を増加させる．運動が循環器へ影響を及ぼす機序は，おもに交感神経と代謝性因子の働きによる．運動時に交感神経が刺激されると，心拍数，心拍出量も増加する．心拍出量は最大で安静時の5〜7倍に増える．心拍出量の増加は，静脈還流量の増加による内因性調節機構（**フランク-スターリングの法則**という）と，交感神経刺激による外因性調節機構が働くために起こる．安静時の心拍出量は約5 L/分であるが，有酸素運動を最大まで行った場合，安静時の約4倍の平均22 L/分まで増加し，世界トップクラスの持久系アスリートの最大心拍出量は35 L/分まで増加する．さらに，筋に血液を供給する動脈が拡張するため，骨格筋の血流量は，激しい運動時には安静時の約20倍に増加する．増加した心拍出量の大部分は，活動中の骨格筋に流れる．消化器系や腎臓の血管は交感神経刺激により収縮し，血流配分は減少する（図2.5）．

運動時には，骨格筋に供給される動脈は拡張し，腹部内臓への動脈は収

心拍出量
心拍出量 = 心拍数 × 1回拍出量

フランク-スターリングの法則
心室内に流入する血液量（前負荷）が増加し，心室が伸ばされて心筋の長さが増すと，心筋の収縮力が強くなり，心室の1回拍出量が増大する．

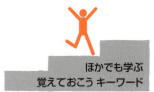

循環器系
➡人体の構造と機能及び疾病の成り立ち（解剖生理学）

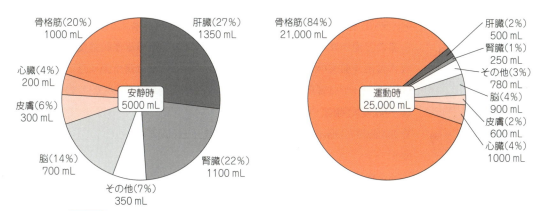

図2.5 安静時（左）と高強度持久性運動時（右）における心拍出量の相対的血流分布

安静時の心拍出量の1/4以上が肝臓に流れており，約1/5が骨格筋や腎臓にそれぞれ流れている．しかし高強度運動時には，総心拍出量の約85％が骨格筋に流れている．V. カッチ他，『カラー運動生理学大辞典』，西村書店 (2017) を参考に作成．

血 圧

血圧 = 心拍出 × 全末梢血管抵抗

縮する．このため，全体としての総末梢血管抵抗は安静時とあまり変わらず，血管抵抗の値で決まる拡張期血圧（最低血圧）はほとんど変化しない．しかし運動により1回心拍出量は著しく増加するので，1回心拍出量に比例して脈圧が増大し，収縮期血圧は上昇する．

また運動時に，骨格筋では代謝産物が蓄積して細動脈が拡張し，安静時には閉じていた毛細血管が開き，毛細血管を流れる血流が著しく上昇する．筋組織 mm^2 あたりの毛細血管数は，持久的トレーニングを行っているアスリートで約40％多いことが知られている．最大酸素摂取量と筋毛細血管数との間には正の相関があることから，骨格筋での毛細血管レベルの血管増加は有酸素的な代謝にとくに有利である．

2.2 運動による呼吸器への影響

運動により呼吸運動は促進し，運動強度に応じて酸素摂取量は増大する．呼吸促進の要因は，大脳皮質の影響，関節や腱などの末梢受容器からの求心性刺激，体温の上昇などと考えられている．呼吸の促進は運動の開始よりも遅れるため，運動開始後は酸化的リン酸化が間に合わず，身体内に酸素不足を生じる．これを**酸素負債**といい，運動終了後のゆっくりとした呼吸回復により返済される．運動を行っても，動脈血の酸素分圧や二酸化炭素分圧はほとんど変化しない．

呼吸器系
➡ 人体の構造と機能及び疾病の成り立ち

肺換気量は，軽度もしくは中等度運動（定常運動時）では，酸素摂取量とともに直線的に増加する．酸素換気当量は酸素摂取量に対する分時換気量の比であり，この数値は酸素消費あたりの呼吸量を表し，呼吸の無駄のなさを示す．定常運動時の健康な若年成人では，酸素換気当量は平均して酸素摂取量1Lあたり20～25Lである．つまり1Lの酸素を消費するのに約25Lの空気を呼吸している．高強度の激しい運動の場合，肺換気量は酸素摂取量と釣り合わずに急激に上昇する．このポイントを**換気閾値**といい，換気当量は35～40Lに達することがある．

また，血中乳酸が 4.0 mM/L を超えて増加し始める運動強度や酸素摂取量のことを**血中乳酸蓄積開始点**（onset of blood lactate accumulation, **OBLA**）という．OBLA は，トレーニングを行っている人では VO_2max の55～65％で起こり，高度にトレーニングを行っているアスリートでは VO_2max の80％以上で起こることもある（図2.6）．

血中乳酸蓄積開始点（onset of blood lactate accumulation, OBLA）

血中乳酸が 4.0 mM/L を超えて増加し始める運動強度や酸素摂取量のこと．

3 内分泌と運動

3.1 ホルモンの概要

ホルモンとは，内分泌腺から分泌され，血行を介して運ばれ，全身あるいは特定の標的器官に作用して生理機能を調節する物質である．消化管（ガ

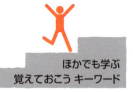

内分泌系
➡ 人体の構造と機能及び疾病の成り立ち

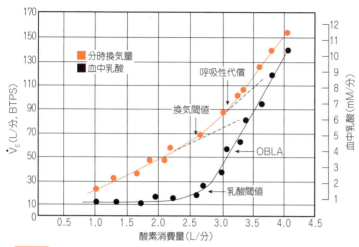

図2.6 最大までの漸増運動における肺換気量，血中乳酸濃度，酸素飽和度

分時換気量は，運動時の酸素摂取量の増加に伴い，最終的には酸素摂取量の増加とは釣り合わずに，急激に増加していることに注意．このポイントを換気閾値といい，換気当量は35〜40Lに達することがある．V. L. Katch et al., "Essentials of Exercise Physiology, 4th," LWW(2010)より．

ストリンやセクレチン），心臓（心房性Na利尿ペプチド），腎臓（レニンやエリスロポエチン）などは，腺構造をもたないがホルモン（括弧内）を分泌する．**血中ホルモン**は，特異的受容体に結合することにより**細胞内シグナル**に変換される．細胞内シグナルはいくつかの経路をたどって**標的タンパク質**に到達し，細胞機能を調節する．

ホルモンの分泌調節は，① 視床下部-下垂体系による調節，② 自律神経系や固有の分泌刺激によって調節される．①の調節系では，副腎皮質からの糖質コルチコイドや甲状腺からのチロキシン，性腺からのエストロゲンやテストステロンの分泌が下垂体ホルモンによって促進される．さらに下垂体ホルモンは視床下部ホルモンによって調節される．②の調節系の例としては，交感神経の興奮が副腎髄質からのカテコールアミン分泌を促進し，血中グルコース濃度の上昇はランゲルハンス島からのインスリン分泌を促進する．また血中Ca濃度の低下は副甲状腺ホルモン分泌を促進する．

3.2 運動とホルモン
（1） 成長ホルモン

成長ホルモン（GH）は生後の身体成長を促し，その作用は**インスリン様成長因子（IGF）**を介して発現する．IGF-1はGH刺激によりおもに肝臓で合成され，骨，筋肉，内臓，造血系などの細胞の増殖・分化を促進する．さらにGHはタンパク質，糖質，脂質の代謝を調節することで成長を促している．

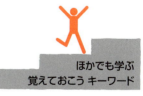

ほかでも学ぶ
覚えておこう キーワード

ホルモン
➡人体の構造と機能及び疾病の成り立ち（解剖生理学，生化学）

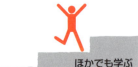

タンパク質，糖質，脂質の代謝
➡人体の構造と機能及び疾病の成り立ち（生化学）

① **タンパク質同化作用**　アミノ酸からのタンパク質合成を促進し，分解を抑制する．また，骨格筋へのアミノ酸輸送を増加させる．

② **糖代謝における抗インスリン作用**　GH はインスリン作用と拮抗して働く．つまり筋細胞や脂肪細胞へのグルコースの取り込みと，グルコース利用を抑制し，肝細胞でのグリコーゲン合成を抑制し，グルコース放出を促進する．その結果，血中グルコース濃度は上昇し，インスリン分泌が高まる．

③ **脂肪分解促進作用**　脂肪組織での中性脂肪（TG）の分解を促進する．

運動は視床下部への神経入力を介して，GH 放出ホルモンの分泌を促進する．運動開始の数分後から GH 分泌は増加し，運動強度が高いほど合成と分泌が促進される．GH 分泌は，運動時間や量よりも最大運動強度と関連しているといわれる．

(2) 副腎髄質ホルモン

副腎髄質からは交感神経の刺激により**カテコールアミン**が分泌される．副腎髄質が分泌するカテコールアミンのうち約 80％ は**アドレナリン**，約 20％ は**ノルアドレナリン**である．アドレナリンは副腎髄質以外の組織では合成されない．一方，ノルアドレナリンは交感神経節後線維の伝達物質であり，ほとんどの器官に分布する交感神経終末からも放出される．副腎髄質からのカテコールアミンの作用は，心臓や血管系，さらには代謝に影響を及ぼす．

アドレナリンとノルアドレナリンはともに心拍数と心収縮力を高める．ただし，ノルアドレナリンは同時にほとんどの血管を収縮させるため，血圧を上昇させ，その結果，大動脈弓や頸動脈洞の圧受容器を介した反射性徐脈が起こり，心拍出量の増加は相殺される．一方，アドレナリンは骨格筋や腹部内臓の血管を拡張させるため，血圧上昇はわずかで，心拍数，心拍出量ともに増加する．

アドレナリンは肝臓に作用してグリコーゲン分解を促進する．さらにランゲルハンス島からのインスリン分泌を抑制することから，血糖値は上昇する．また，アドレナリンとノルアドレナリンは脂肪組織での脂肪分解を促進する．このように，血中に増加したグルコースや遊離脂肪酸は組織で好気的に消費され，全身の代謝率が上昇し，熱産生が増加する．

すなわち，強い交感神経の緊張を受ける環境下に身体が置かれた場合，ストレスに対抗するために，副腎髄質ホルモンの分泌が不可欠となる．副腎髄質から分泌されるカテコールアミンの比率は，ストレスや運動強度によって変化するといわれ，低血糖ではアドレナリンの比率が上昇し，激しい運動ではノルアドレナリンの比率が増加する．

(3) 副腎皮質ホルモン

副腎皮質ホルモンは**鉱質コルチコイド**，**糖質コルチコイド**，**副腎アンド**

ロゲンに分類される．すべて，コレステロールから合成されるステロイドホルモンである．

鉱質コルチコイドの 90％ は**アルドステロン**であり，細胞外液のナトリウムとカリウムの濃度調節を行っている．アルドステロンは腎臓での Na^+ 再吸収を促進することで水の再吸収も促進し，細胞外液量および循環血流量を増加させる．運動中，交感神経刺激により腎臓の血管は収縮する．腎血流量の低下により，RAA系(レニン-アンギオテンシン-アルドステロン系)が作動してアルドステロン分泌を促進する．運動中のアルドステロン濃度は連続的に上昇し，安静時の約6倍に達する．

糖質コルチコイドとして最も作用が強いのは**コルチゾール**である．おもな作用として，①代謝に及ぼす作用(糖新生の促進，骨格筋タンパク質の分解促進，脂肪組織での脂肪分解促進)，②抗ストレス作用，③抗炎症作用が挙げられる．運動に伴うコルチゾール分泌は，運動強度，持続時間，栄養状態，概日リズムの影響を受ける．長時間のマラソン，自転車，ハイキングは高コルチゾール血症を引き起こすといわれる．比較的強度の低い持続運動でも血漿コルチゾール値は増加し，運動終了後も2時間程度は上昇したままである．

男女ともに副腎皮質からアンドロゲンを分泌する．卵巣(女性)でも精巣(男性)でもアンドロゲンは合成される．副腎アンドロゲンはテストステロンに比べて活性が弱い．女性の血漿テストステロン濃度は男性の約1/10であるが，運動により増加する．

（4） 膵臓ホルモン

膵臓の**ランゲルハンス島**からは4種類のホルモンが分泌される．血糖値を感知し，α(A)細胞からは**グルカゴン**，β(B)細胞からは**インスリン**，δ(D)細胞からは**ソマトスタチン**，F細胞からは**膵臓ポリペプチド**が分泌される．

インスリンは血糖値を下げる唯一のホルモンであり，グルカゴンは肝細胞に働きかけ，インスリンと拮抗的に血糖値を上昇させる．

持久的トレーニングによって，軽度からややきつい強度の運動に対するインスリン必要量が低下する．これは次のメカニズムで起こると考えられている．

① 筋や脂肪組織におけるインスリン感受性の増大：トレーニングによる筋や脂肪組織のインスリン受容体結合能の改善．

② 運動中のエネルギー基質としての脂肪分解作用の寄与率の増大：糖代謝利用の減少に伴うインスリン必要量の低下．

表2.2 に運動トレーニングにおけるホルモン分泌応答を示す．

第 2 章　運動によって変化する生理機能，身体組成

表2.2　運動トレーニングにおけるホルモン分泌応答

ホルモン	トレーニングによる分泌応答の変化
視床下部-下垂体ホルモン	
GH	安静時濃度の増加，運動時の分泌応答は微増
TSH	不明
ACTH	運動時の分泌応答亢進
PRL	安静時濃度の低下
FSH，LB，テストステロン	女性：トレーニングによるホルモン分泌の抑制
	男性：長期間の筋力トレーニングでテストステロン濃度が増加
下垂体後葉ホルモン	
バソプレッシン（ADH）	運動負荷時に ADH の微減
オキシトシン	臨床研究では限界がある
甲状腺ホルモン	
チロキシン（T_4）	安静時の総 T_3 濃度は減少し，遊離チロキシンが増加
トリヨードチロニン（T_3）	運動中の T_3，T_4 の代謝回転亢進
副腎ホルモン	
アルドステロン	有意な運動適応なし
コルチゾール	運動中の分泌応答は微増
アドレナリン	⎫ トレーニング後の安静時や同じ絶対運動強度の運動中の分泌応答は減少
ノルアドレナリン	⎭
膵臓ホルモン	
インスリン	インスリン感受性の向上，運動中インスリン分泌応答は減弱するが，トレーニングによりさらに低下する
グルカゴン	絶対・相対運動強度にかかわらず，運動中，血糖値に応じて微増
腎臓ホルモン	
レニン（酵素）	⎫ 顕著なトレーニング効果はなし
アンギオテンシン	⎭

定期的な運動に対する内分泌ホルモンの一般的な応答をまとめている．V. L. Katch et al., "Essentials of Exercise Physiology, 4th," LWW（2010）より．

Column

疲労骨折

　スポーツによる骨および関節の疾患は二つに大別される．大きな外力の影響を受けて急性に発症する**スポーツ外傷**と，軽微な損傷が積み重なって発症する**スポーツ障害**である．スポーツ障害は，オーバーユース症候群または使い過ぎ症候群とも呼ばれる．そして，骨や骨膜の一部に負荷が集中して（偏って）起こるスポーツ障害に**疲労骨折**がある．とくに軸方向の圧迫力により骨にたわみやねじれが生じるような場合に起こりやすい．若年者に多く見られ，練習量や練習方法が変化した後に生じやすい．発生部位は競技種目や動作との関連が強い．ゴルフ，野球，剣道では肋骨疲労骨折，跳躍型のスポーツでは脛骨疲労骨折，バスケットボールやバレーボールでは中足骨疲労骨折，長距離の歩行やランニングでは着地の衝撃やアキレス腱の牽引により踵骨（かかとの骨）疲労骨折の頻度が高い．

4 身体組成と運動パフォーマンス

4.1 身体組成

人体は，おもに水分，タンパク質，脂肪およびミネラルで構成されている．人体の 2/3 を占めるのは**水**であり，ついで**タンパク質**，**脂肪**である．糖質は人体構成成分としては少なく，0.5% である．女性は男性よりもタンパク質の割合が低いが，脂肪は高くなる（表 2.3）．

表 2.3　人体の組成（%）

成分	男性	女性
水分	61	51
タンパク質	17	14
脂肪	16	29
糖質	0.5	0.5
その他，無機質	5.5	5.5

4.2 除脂肪組織と体脂肪

人体を，脂肪組織と脂肪以外の組織である**除脂肪組織**（lean tissue）とに大別すると，競技者の運動パフォーマンスとの関連が見られる．

体脂肪を除いた除脂肪組織は，実質的に筋肉と骨からなり，運動能力と強く関係している．運動能力の向上には**除脂肪量**（lean body mass, LBM）の増加が重要である．一方，**体脂肪**は体構成成分であり，エネルギーの貯蔵庫でもある．体脂肪が過剰に蓄積すると肥満を起こし，健康上の問題が生じる．

一般人の**体脂肪率**は男性 15%，女性 25% である．競技者の体脂肪率は一般人より低いが，最低でも**男性 3%**，**女性 12%** の体脂肪量は必要とされる．女性では，ホルモン機能や出産と関連する必須量である．競技種目により異なるが，選手の望ましい体脂肪率は男性 5〜13%，女性 12〜22% である．表 2.4 にスポーツ競技者の体脂肪率と LBM（除脂肪量）を示す．

一般人と競技者の望ましい体脂肪率(%)

	一般人	競技者
男性	15	5〜13
女性	25	12〜22

4.3 BMI

体格指数〔BMI，体重（kg）/身長（m）^{2}〕は，身長と体重から計算される簡便な体格指数であり，肥満の判定に世界中で用いられている（表 2.5）．

BMI は総死亡率との関連が知られており，欧米諸国で実施された観察研究では，男女ともに 22.5〜25.0 kg/m^2 で最も低い総死亡率が認められている．

「日本人の食事摂取基準」では，目標とすべき BMI の範囲が示されている（表 2.6）．観察疫学研究において報告された総死亡率が最も低かった

表 2.5　BMI による肥満の判定

判定	BMI
やせ	<18.5
正常	18.5 ≦ 〜 < 25
肥満	≧ 25

BMI = 体重（kg）/身長（m）^{2}．日本肥満学会の肥満基準より．WHO の判定では，肥満は BMI ≧ 30，過体重は 25 ≦ BMI < 30 であるが，日本人は過体重から健康障害が増加することから，BMI ≧ 25 を肥満としている．

表 2.6　目標とする BMI の範囲（18 歳以上）

年齢（歳）	目標とする BMI（kg/m^2）
18〜49	18.5〜24.9
50〜64	20.0〜24.9
65〜74	21.5〜24.9
75 以上	21.5〜24.9

「日本人の食事摂取基準（2025 年版）」，厚生労働省より．

第 2 章　運動によって変化する生理機能，身体組成

表2.4　スポーツ競技者の体脂肪率と LBM（除脂肪量）

	競技・競技者	体重（kg）	体脂肪率（%）	除脂肪量（kg）
男性	マラソン選手	59.4	3.3	57.4
	体操選手	69.2	4.6	66.0
	水泳選手	79.0	6.8	73.6
	バスケットボール，センター	109.2	7.1	101.4
	ボディービルダー	85.6	8.4	78.4
	レスラー	74.2	9.1	67.5
	サッカー	75.5	9.6	68.2
	バスケットボール，フォワード/ガード	90.3	9.8	81.4
	クロスカントリースキー	68.0	10.2	61.1
	アメリカンフットボール，ディフェンスバック	81.1	10.6	72.5
	スピードスケート	76.5	11.4	67.8
	サイクリング，プロ	71.3	11.6	63.0
	長距離選手	67.2	11.8	59.3
	アルペンスキー	72.8	12.2	63.9
	ウエイトリフティング	88.2	12.2	77.4
	野球	85.7	13.4	74.2
	アメリカンフットボール，ラインバッカー	94.7	13.7	81.7
	アイスホッケー	82.0	14.1	70.4
	アメリカンフットボール，クォーターバック/キッカー	90.1	14.4	77.1
	バレエダンサー	65.4	14.5	55.9
	パワーリフティング	92.0	15.6	77.6
	テニス	77.1	16.3	64.5
	円盤投げ選手	107.6	16.4	89.9
	短距離選手	74.1	16.5	61.9
	アメリカンフットボール，オフェンスライン	105.9	17.4	87.5
	砲丸投げ選手	119.4	18.1	97.8
	アメリカンフットボール，ディフェンスライン	107.5	18.4	87.7
女性	ボディービルダー	52.5	8.4	48.1
	五種競技	65.4	11.0	58.2
	長距離選手	55.1	17.2	45.6
	水泳選手	61.6	18.6	50.1
	オリエンテーリング	58.1	18.7	47.2
	クロスカントリースキー	57.5	18.8	46.7
	短距離選手	56.7	19.3	45.8
	体操選手	54.7	19.7	43.9
	バレエダンサー	44.8	20.1	35.8
	テニス	55.7	20.3	44.4
	アルペンスキー	58.5	20.6	46.4
	トラック&フィールド競技，ジャンパー/ハードル	59.0	20.7	46.8
	バレーボール	62.0	23.3	47.5
	バスケットボール	63.3	23.9	48.2
	円盤投げ選手	71.0	25.0	53.2
	砲丸投げ選手	78.1	28.0	56.2

数値は平均値で，各競技の研究論文から引用．LBM/体脂肪率が高い順に表示．アメリカンフットボールのポジション：ディフェンスバック（フィールドの後方，両サイドを守る），ラインバッカー（ディフェンスの司令塔），クォーターバック（オフェンスの司令塔），キッカー（ボールを蹴る），オフェンスライン（攻撃時に相手ディフェンスをブロックする），ディフェンスライン（ディフェンスの前を守る）．W. D. McArdle et al., "Exercise Physiology, 7th," LWW（2010）を参考に作成．

BMIをもとに，疾患別の発症率，死因との関連，日本人のBMIの実態などから総合的に判断し，目標とする範囲である．

BMIは，一般人の肥満の検出や理想体重を求めるには有用なツールであるが，競技者の体格に適用することはできない．なぜなら競技者の体組成は一般人とは異なり，体脂肪が少なく除脂肪が多いからである．競技者が高いBMIを示す場合，体重を増やしているのは必ずしも脂肪ではなく，除脂肪である場合が多い．そのため競技者のBMIは肥満の指標とはならない．競技者の体格評価には，BMIではなく**体組成**を測定する必要がある．

4.4 おもな身体組成の測定法

① **水中体重法** 体組成を知るために昔から使われてきた方法である．体重と，水中に潜ったときの水中体重を測定して体積を求め，体重，体積，肺残存気量から体組成を計算する．

② **二重X線吸収法** DXA法(dual energy X-ray absorptiometry)ともいう．2種類のX線を組織に通過させ，密度の違いによる減衰率を測定して，体脂肪量を測定する．DXA法による体脂肪率の精度は高いが，被ばく線量は低いながらあるので，医療以外で繰り返して使うことは避ける．

③ **インピーダンス法** BIA法(bioelectrical impedance analysis)ともいう．電極をつけて微弱な電流を流し，**インピーダンス**(抵抗値)から体の水分を推定する方法である．BIA法は体水分の分布状態に影響されるので，脱水状態や過度な飲料摂取時には適用に注意する．

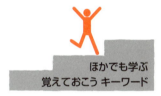

二重X線吸収法
➡基礎栄養学

4.5 競技者の体重減量

体重階級制競技では，体重減量を戦略的に行うことがある．しかしながら，食事制限による体重減少は**LBM**の減少をもたらして，**パフォーマンス**の低下を引き起こす．減量には，除脂肪を維持して体脂肪を落とす方法をとる必要がある．LBMとパフォーマンスを維持するためには，エネルギー制限だけでなくトレーニングを合わせた方法がとられる．

競技者が体重減少を週あたり1％未満に抑えると，除脂肪体重とパフォーマンスは維持されると考えられ，0.7％に相当する0.5 kg/週の減量はよい結果が得られている(I. Garthe, 2011[*])．実際に体重を減らす場合には，パフォーマンスの低下を避けるために，わずかなエネルギー不足の状態で，2ヵ月程度かけてゆっくりとした減量を目指す．

また短期減量の場合は，2週間のエネルギー制限下で高タンパク質食を2.3 g/kgBW/日とすることにより，LBMの減少を防ぐことができる．

[*] I. Garthe et al., *Int. J. Sport Nutr. Exerc. Metab.*, **2**, 97 (2011).

Column

夏季の食欲不振：高温環境と食物摂取

　高温環境下では食欲がなくなり，食物摂取量が減少することは，しばしば経験されることである．

　食物摂取を調節する中枢は，**視床下部**にある**摂食中枢**(lateral hypothalamus, **LH**)と**満腹中枢**(ventro medial hypothalamus, **VMH**)である．LHが刺激されると空腹感を感じて摂食行動を開始し，VMHが刺激されると満腹感を感じて摂食行動が停止する．LHとVMHは相互にバランスをとりながら，食物摂取が不足しないよう，また食べ過ぎないように摂食行動を調節している．摂食量の調節は基本的には過食を防ぐことに関係するが，直接的なシグナル以外にも，体液性の伝達や脳内にはアミンや神経ペプチドが存在し，LHやVMHに作用して食欲を調節している．

　VMHにある**ヒスタミン神経**の活性化は食物摂取量を抑制する．高温環境にさらされるとヒスタミン神経が活性化して，夏季の食物摂取量の減少が起こる．

　夏の食欲不振により摂取エネルギーが低減すると，選手の体重が減少する．競技者の体重減少は，一般人よりも体脂肪量が少ないため，除脂肪の減少を招きやすい．除脂肪の維持・増加には，トレーニングに加えて食事量を確保する工夫が必要である．競技者の食事は高糖質食であり，多量のエネルギーをとるので，量が多く胃には負担となる．夏季にはエネルギー不足とならないよう，除脂肪の低下が起こらないよう，脂肪を若干とりいれて食事形態を考えるなどの工夫が必要である．脂の乗ったウナギの蒲焼きなどは夏やせ予防にぴったりの食事である．

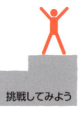
挑戦してみよう

復習問題を解いてみよう
https://www.kagakudojin.co.jp

第 3 章

基礎力アップ栄養学

この章で学ぶポイント

★栄養素は私たちの体にとって基本であり，運動・スポーツでは，エネルギー補給や体づくりの場面でとくに重要となる．栄養素の基礎知識を身につけ，その栄養素が私たちにどのような効果をもたらすのかについて学ぼう．

★栄養素は体内で消化，吸収，代謝が行われて活用される．実践につなげられるように，このような体の働きについて，その基礎を学ぼう．

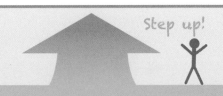

◆ちょっと学ぶ前に復習しておこう◆

五大栄養素
栄養学の基本となる栄養素で，糖質(炭水化物)，脂質，タンパク質，ビタミン，ミネラル(無機質)がある．

栄養素の機能
栄養素のおもな機能は，エネルギー源，身体構成成分，身体機能調節成分の三つに分類される．

代 謝
栄養素などの物質を分解してエネルギーを生み出したり，エネルギーを使って生命活動に必要な物質をつくり出したりする，生体内の働き．

1 栄養の概念

1.1 栄養とは

栄養とは，外からとりいれた物質を利用して生命活動を行うことをいい，この生命活動のためにとりいれた物質を**栄養素**という．私たち人間は，食事を通じてさまざまな活動を行って生きている．つまり，食事というかたちで外から栄養素をとりいれて，消化・吸収を経て，体内で栄養素を代謝（同化・異化）することによって，生命維持や発育・成長といった生命活動，つまり「栄養」を行っている（図3.1）．地球には多くの生物が存在しているが，ヒトを含め動物は，ほかの生物を食べて生きている．こういった，ほかの生物の栄養素に依存して生命活動を営むことを**従属栄養**という．一方で植物は，ほかの生物に依存せず，水や空気，日光を利用した生命活動を営む**独立栄養**を行っている．

栄養素は糖質（炭水化物），脂質，タンパク質，ビタミン，ミネラル（無機質）に分類されている．このうち糖質，脂質，タンパク質は体内でエネルギーとなり，毎日の食事からしっかり摂取すべき栄養素として**三大栄養素**と呼ばれている．また，ミネラルとビタミンは微量で効果を発揮することから**微量栄養素**といわれ，三大栄養素と合わせて**五大栄養素**と呼ばれている．

水分も重要な成分であるが，普通の食生活では不足することはないため，栄養素には含まれていない．しかし，運動においては水分も重要な成分であるため，五大栄養素に続く，六番目の栄養素として考えられている．

ほかでも学ぶ 覚えておこう キーワード

栄養素
➡基礎栄養学

Point!

同　化
外からとりいれた栄養素を，人体を構成する成分に変換させること．合成とほぼ同義と考えてよい．

異　化
人体の構成成分や栄養素を単純な物質に分解すること．この過程によりエネルギーが産生される．分解とほぼ同義と考えてよい．

エネルギー産生栄養素
食事摂取基準では，三大栄養素のことをエネルギー産生栄養素と呼んでいる．これは，体内でエネルギーとなるものには三大栄養素だけではなく，お酒に含まれるアルコールもエネルギーに変換されるためである．

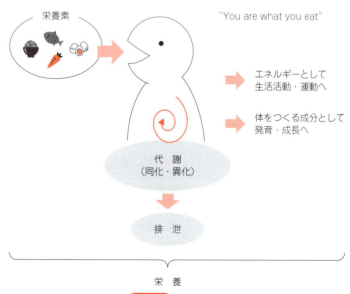

図3.1 栄養とは

1.2 栄養素の機能

栄養素のおもな機能と該当する栄養素を表3.1に示す．こうした栄養素以外にも，近年は**機能性成分（フィトケミカル）**として，ポリフェノール類や硫黄化合物など，栄養素と同じように体の機能を調節・活性化する効果をもつ成分が注目を集めている．

表3.1 栄養素のおもな機能と種類

機能	種類
エネルギー源（熱量素）	糖質（炭水化物），脂質，タンパク質
身体構成成分（構成素）	脂質，タンパク質，ミネラル（無機質）
身体機能調整成分（調整素）	ビタミン，ミネラル（無機質），タンパク質，脂質

2 エネルギー源となる栄養素

前述の通り，生体内でエネルギー源として利用される栄養素には，糖質，脂質，タンパク質の三大栄養素がある．生体で利用されるエネルギー値を**生理的燃焼値**というが，三大栄養素がそれぞれ1gにつき発生する生理的燃焼値を整数化したものを**アトウォーターのエネルギー換算係数（アト**

Column

注目される機能性成分

健康志向が高まるなか，機能性成分（フィトケミカル）が話題となり，こういった成分が含まれる食品がメディアを通じて大きく取り上げられている．フィトは植物，ケミカルは化学物質という意味で，もともと植物が紫外線の害から自身を守るためにつくり出した成分である．これらは強い抗酸化作用を示すものが多く，動脈硬化抑制作用やがん予防，老化予防などの効果が期待されている．

さまざまな研究が進められるなか，たくさんの機能性成分が発見されている．たとえば，アントシアニンなどのポリフェノール類や硫化アリルなどの硫黄化合物などがある．

- ポリフェノール類: アントシアニン，イソフラボン，タンニン，カテキン，ケルセチンなど

- 硫黄化合物: 硫化アリル，イソチオシアネートなど

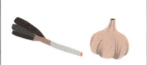

- カロテノイド: β-カロテン，カプサンチン，リコペン，キサントフィル類（β-クリプトキサンチン）

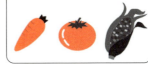

第 3 章　基礎力アップ栄養学

「日本食品標準成分表 2020 年版（八訂）」
食品に含まれる栄養素が可食部 100 g に対してどれくらい含まれているのかを示した，文部科学省が公表するデータ．食品が 18 食品群に分類され，2478 食品が掲載されている．

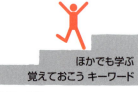

糖質の分類
→ 食べ物と健康（食品学），基礎栄養学

ウォーター係数）と呼ぶ．

> アトウォーターのエネルギー換算係数（アトウォーター係数）
> 糖質：4　　脂質：9　　タンパク質：4

2.1　糖　質

（1）糖質の定義

糖質は**炭水化物**の一部である．炭水化物は糖質と**食物繊維**の総称であり，糖質はヒトの消化酵素の作用によって消化・吸収され，エネルギーとして活用されるのに対し，食物繊維はヒトの消化酵素では分解されず，エネルギーとしての活用はあまり見込めない．そのため，ここではエネルギー源としての働きをもつ糖質について述べる．なお「日本食品標準成分表 2020 年版（八訂）」では，糖質と食物繊維を合わせて炭水化物として記載されている．

糖質は，ご飯やパン，めん類など主食に該当するものに多く含まれるほか，いも類や果実類にも含まれている．しかし，含まれる糖質の種類は食品によって異なる．

（2）糖質の分類

糖質は炭素，水素，酸素の3元素から構成される有機化合物であり，そ

Column　アトウォーターはいいとこどり？

アトウォーター係数を示したことで広く知られるアメリカの化学者 W. O. Atwater であるが，整数化前の数値を測定した研究者は数多く，そのなかの代表が M. Rubner というドイツの生理学者であった．つまり，Rubner が測定して導き出した生理的燃焼値（ルブナー係数）を，Atwater は整数にまとめ直して発表したのである．

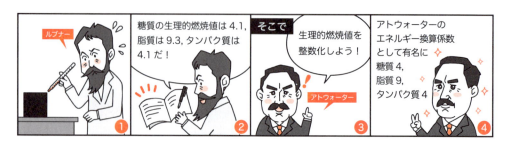

2　エネルギー源となる栄養素

表3.2　糖質の分類

分類	種類	おもに含まれている食品
単糖類	グルコース（ブドウ糖） フルクトース（果糖） ガラクトース	果実，野菜 果実，はちみつ 乳汁（牛乳，母乳など） ラクトースの構成成分として
二糖類 （少糖類）	スクロース（ショ糖） ラクトース（乳糖） マルトース（麦芽糖）	砂糖 牛乳，母乳 水あめ
多糖類	デンプン グリコーゲン	穀類，いも類，豆類 動物の肝臓（レバー），肉類

の分子構造の違いにより**単糖類**，**少糖類（オリゴ糖類）**，**多糖類**に分類される（**表**3.2）.

（a）**単　糖　類**

　単糖類とは，これ以上分解できない最小単位の糖であり，おもに次の三つがある.

①　**グルコース（ブドウ糖）**　単糖類のなかでも重要な存在で，二糖類のショ糖，乳糖，麦芽糖や，多糖類のデンプン，グリコーゲンなどの構成成分となる.また，血液中のグルコース濃度を**血糖値**といい，グルコースは各組織のエネルギー源として機能する.

②　**フルクトース（果糖）**　糖質のなかでは最も強く甘味を示す単糖である.おもに果物やはちみつに含まれている.

③　**ガラクトース**　乳糖を構成する単糖である.

（b）**二糖類（少糖類）**

　少糖類は構成する糖の数に従って，二糖類，三糖類のように表記される.食品には二糖類が多く存在しているため，ここではおもな二糖類について述べる（**図**3.2）.

①　**スクロース（ショ糖）**　グルコースとフルクトースからなり，砂糖の主成分である.

②　**ラクトース（乳糖）**　グルコースとガラクトースからなる.牛乳や母乳などの乳汁中に存在し，牛乳には4.5％，母乳には7％程度含まれている.

③　**マルトース（麦芽糖）**　グルコースが2分子結合した二糖で，麦芽や水あめに含まれる.食物中のデンプンが分解する際にも生じる.

（c）**多　糖　類**

　一般的には，10個以上の単糖が結合したものを多糖類という.

①　**デンプン**　多数のグルコースが結合した多糖類である.デンプンは植物におけるエネルギー貯蔵状態であり，私たちが普段食用としている米などの穀類やいも類に含まれている.デンプンは結合する構造によっ

37

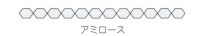
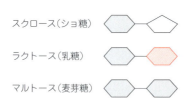
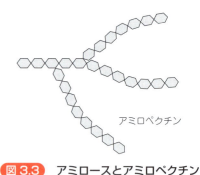

図3.2 おもな二糖類　　**図3.3** アミロースとアミロペクチン

てアミロースとアミロペクチンに分類され，アミロースは直鎖状，アミロペクチンは枝分かれ状に結合している（図3.3）．

② **グリコーゲン**　デンプンと同様，多数のグルコースが結合した多糖類である．グリコーゲンは動物におけるエネルギー貯蔵形態で，おもに肝臓と筋肉に貯蔵されている（表5.1参照）．貯蔵されたグリコーゲンは，必要に応じてグルコースへ再変換され，血糖の維持やエネルギーとして利用される．

（3）糖質の機能

糖質はエネルギー源として重要な役割を果たしており，三大栄養素のうち，糖質の占める摂取エネルギー量の割合は約60％と最も高い．「日本人の食事摂取基準（2025年版）」によると，炭水化物としての目標量は，1日の総エネルギー必要量に対して50～65％とされている．

> **例**　1日の総エネルギー必要量が2000 kcalである場合，糖質は何gの範囲で摂取すべきであるか．
> （解答）50％：2000 × 0.5 ÷ 4 ＝ 250 g
> 　　　　65％：2000 × 0.65 ÷ 4 ＝ 325 g　　　250～325 g

また，糖質を体内でエネルギーとして活用するためには，各種ビタミンが必要であり，なかでもビタミンB_1が重要となる．つまり糖質は，ビタミンB_1を含む食品とともに摂取することが望ましい．

2.2　脂　質

（1）脂質の定義

脂質とは，水に溶けず，有機溶媒には溶ける生体成分の総称である．**単純脂質**，**複合脂質**，**誘導脂質**の三つに分類される（表3.3）．

脂質を多く含む食品には，各種の油や，肉や魚の脂肪分などが挙げられ

アミロースとアミロペクチン
普段食べているうるち米には，アミロース20％，アミロペクチン80％が含まれており，もち米にはアミロペクチンがほぼ100％含まれている．この配合の違いにより，粘りの状態が異なる．

グリコーゲン
第5章1節「運動と糖質の栄養と代謝」を参照．

「日本人の食事摂取基準」
健康な個人や健康な者を中心として構成されている集団を対象に，性別・年齢別にエネルギーや栄養素を過不足なく摂取するのに望ましい量を設定した基準．厚生労働省が公表しており，5年ごとに改定されている．

国家試験ワンポイントアドバイス
食事摂取基準で設定されている指標は，エネルギーで一つ，栄養素で五つある．それぞれがどういった視点から設定されているか理解しよう．

ほかでも学ぶ
覚えておこう キーワード

脂質の分類と構造
➡食べ物と健康（食品学），基礎栄養学

Column

食物繊維は食べ物のカス？

食物繊維も糖が結合した炭水化物であるが，糖質と異なり，消化酵素の作用をほとんど受けないため，**難消化性多糖類**と呼んで糖質と区別している．これまでは，消化されないために体内で活用できないと考えられていたが，近年の研究でさまざまな生活習慣病の改善・予防効果があることが明らかにされている．食物繊維は，ペクチンやグルコマンナンなどの水溶性と，セルロースやキチンなどの不溶性に分かれる．

表3.3 脂質の分類と構造

分類	種類	構造	おもに含まれる食品
単純脂質	トリグリセリド（中性脂肪）	グリセロール＋脂肪酸	食用油
複合脂質	リン脂質 糖脂質	グリセロール＋脂肪酸＋リン酸 グリセロール＋脂肪酸＋単糖類	卵黄
誘導脂質	ステロール類	エルゴステロール コレステロール	しいたけ 卵黄, 魚卵, えび
	脂肪酸		食用油

る．

(a) 単純脂質

単純脂質とは，アルコールに脂肪酸が結合したものをいう．この大部分は中性脂肪（トリグリセリド）である．

中性脂肪（トリグリセリド，トリアシルグリセロール） は，グリセロール（グリセリン）に三つの脂肪酸が結合した構造をしている（図3.4），体脂肪の大半を占めるほか，脂質代謝やエネルギー産生にとっても重要である．食品中の脂肪のほとんどがこの中性脂肪であり，一般に脂肪と呼ばれている．

(b) 複合脂質

脂質は脂肪酸があることで疎水性を示すことが多いが，その脂質の構造の一部に，リン酸や糖などの親水性の成分が結合したものを複合脂質という．さらに，リン酸が結合した複合脂質を**リン脂質**，糖質が結合した複合脂質を**糖脂質**という．これらはエネルギー源とはならず，細胞膜や脳・神経組織を構成する身体組成成分としての役割をもつ．

(c) 誘導脂質

単純脂質や複合脂質の代謝から産生するものや，加水分解誘導物などが誘導脂質であり，ステロール類が分類される．動物の体内に存在するステロール類の多くはコレステロールである．

コレステロールは細胞膜の構成や性ホルモンや胆汁酸の原料に関わり，またタンパク質と結合して**リポタンパク質**として血液中にも存在する．リ

疎水性
水に溶けない性質．

親水性
水に溶ける性質．

リポタンパク質
タンパク質と脂質成分が結合した複合タンパク質．

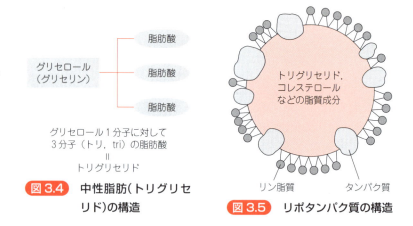

図3.4 中性脂肪(トリグリセリド)の構造

図3.5 リポタンパク質の構造

ポタンパク質の構造を図3.5に示す．リポタンパク質になる理由は，コレステロールが中性脂肪と同じく水に溶けない性質であるため，そのままの形で血液中を循環できないからである．リポタンパク質はおもに四つに分類される(表3.4)．コレステロールの供給源は，肝臓での生成が約8割で，それ以外は食事による摂取である．食事からの摂取が増えると，肝臓での合成量は調整される．

(2) 脂肪酸の特徴と分類

各脂質に結合する脂肪酸は，その構造によって脂質の質を左右する．脂肪酸には，分子内に二重結合をもたない**飽和脂肪酸**と二重結合をもつ**不飽和脂肪酸**がある(表3.5)．二重結合のない飽和脂肪酸は，すべての炭素鎖が水素で満たされている(飽和している)ため，安定的で酸化しにくい．また，飽和脂肪酸を含む脂肪は常温で固体となり，バターやラードなどの動

国家試験ワンポイントアドバイス

飽和脂肪酸と不飽和脂肪酸の種類や特徴，健康に関する影響をしっかり整理しよう．

表3.4 リポタンパク質の分類と特徴

分類	特徴
キロミクロン	小腸で吸収した食事由来のトリグリセリドを全身に輸送する
超低比重リポタンパク質(VLDL)	肝臓で合成されたトリグリセリドを全身に輸送する
低比重リポタンパク質(LDL)	VLDLが血液中で変化したもので，コレステロールを全身に輸送する
高比重リポタンパク質(HDL)	肝臓で合成され，過剰なコレステロールを全身から回収して肝臓にもどす

表3.5 脂肪酸の種類と特徴

分類			名称	おもに含まれる油脂
飽和脂肪酸			パルミチン酸 ステアリン酸	動物・植物性油脂全般
不飽和脂肪酸	一価	n-9	オレイン酸	オリーブ油
	多価	n-6	リノール酸 アラキドン酸	ごま油，大豆油 米ぬか油，肝油
		n-3	α-リノレン酸 エイコサペンタエン酸(EPA) ドコサヘキサエン酸(DHA)	菜種油，えごま油 魚油

物性脂肪に多く含まれている．しかし，過剰摂取は血中コレステロール値の上昇を招き，動脈硬化のリスクとなるため，摂取量には注意しなければならない．一方，不飽和脂肪酸を含む脂肪は常温で液体となり，植物性油脂や魚油に多く含まれている．また不飽和脂肪酸は，二重結合の数に応じて一価不飽和脂肪酸（二重結合が一つ）と多価不飽和脂肪酸（二重結合が二つ以上）に分類される．さらに多価不飽和脂肪酸は，二重結合が出現する分子内での位置により n-3 系列，n-6 系列，n-9 系列に分けられる．脂肪酸でカルボキシ基の反対側にあるメチル基の炭素から数えて，3番目の炭素に初めて二重結合が出現するものを n-3 系列，6番目の炭素に初めて二重結合が出現するものを n-6 系列，9番目の炭素に初めて出現するものを n-9 系列という（図 3.6）．不飽和脂肪酸には，血中コレステロール値の低下作用があるなど健康増進に効果的な一面もあるが，二重結合をもつ構造のために酸化されやすい一面もある．

また脂肪酸のなかには，体内で合成できないもの，あるいは合成量が少ないものがあり，それらは必ず食物から摂取しなければならない．これを**必須脂肪酸**といい，不飽和脂肪酸のリノール酸，α-リノレン酸，アラキドン酸が該当する．

（3） 脂質の機能

脂質も糖質と同様にエネルギー源としての役割をもつが，生体内で 1 g あたり 9 kcal のエネルギーを発生し，これは糖質の約 2 倍であるため，糖

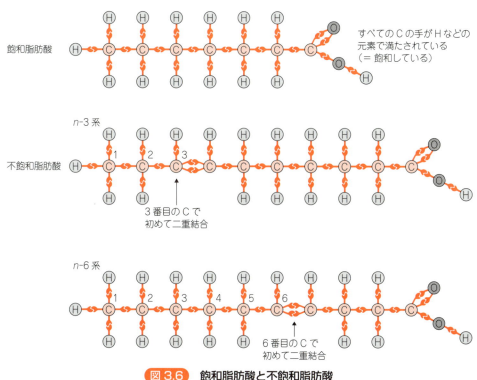

図 3.6　飽和脂肪酸と不飽和脂肪酸

質よりも効率のよいエネルギー源といえる．脂質は糖質と異なる経路でエネルギーを産生するが，とくにビタミンB_2の存在が重要となる．そのため，ビタミンB_1の消耗量が糖質のエネルギー合成に比べて少なくなり，ビタミンB_1の節約に役立つ．また，エネルギー産生だけでなく，皮下脂肪や細胞膜などの身体構成成分としての機能や，生理活性物質として身体機能を調整する作用もあり，必要不可欠な栄養素である．

しかし，脂質の過剰摂取はエネルギー過多となりやすく，肥満や生活習慣病への影響も懸念されている．そのため「日本人の食事摂取基準（2025年版）」では，生活習慣病予防の目標量として，1日の総エネルギー必要量のうち20～30％の範囲で摂取するよう呼びかけている．

生理活性物質
微量でさまざまな生理作用をもつ物質で，エイコサノイドと呼ばれる．必須脂肪酸のアラキドン酸やエイコサペンタエン酸（EPA）から産生される．

> **例** 1日の総エネルギー必要量が2000 kcalである場合，脂質は何gの範囲で摂取すべきであるか．
> （解答）2000 × 0.2 ÷ 9 ＝ 44.44… ≒ 44.4 g
> 　　　　2000 × 0.3 ÷ 9 ＝ 66.66… ≒ 66.7 g　　44.4～66.7 g

2.3 タンパク質

タンパク質はアミノ酸から構成される化合物で，糖質や脂質と同様にエネルギーを蓄え，1 gにつき4 kcalを産生する．ただし，通常はエネルギー源として用いられることは少なく，体タンパク質や酵素の合成に用いられることが多い．タンパク質が体内で活用される際には，とくにビタミンB_6が関わっている．生体内のタンパク質の機能は多岐にわたり，酵素，輸送，収縮，調節，防御，構造，貯蔵の各タンパク質がある（表3.6）．

タンパク質は，肉類や魚介類，卵類，大豆・大豆製品，乳類に多く含まれている．

「日本人の食事摂取基準（2025年版）」では，タンパク質の摂取範囲につ

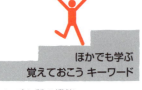

ほかでも学ぶ 覚えておこう キーワード

タンパク質の機能
➡食べ物と健康（食品学），基礎栄養学

国家試験ワンポイントアドバイス

エネルギーを産生する糖質，脂質，タンパク質は，どのビタミンとの組合せがとくに必要なのか理解しよう．

表3.6　タンパク質の機能

種類	機能	例
酵素タンパク質	生体内の化学反応を触媒する	アミラーゼ，ペプシン
輸送タンパク質	栄養素や酸素を輸送する	ヘモグロビン（酸素の輸送） リポタンパク質（脂質の輸送） トランスフェリン（鉄の輸送）
収縮タンパク質	筋収縮を行う	アクチン，ミオシン
調節タンパク質	生理機能を調節する	インスリン，成長ホルモン
防御タンパク質	生体防御を行う	免疫グロブリン
構造タンパク質	筋肉や骨，爪，結合組織などを構成する	コラーゲン（骨，結合組織など） ケラチン（毛，爪，皮膚など）
貯蔵タンパク質	タンパク質や鉄を貯蔵する	アルブミン，フェリチン

いて，50歳未満では13〜20％，50〜64歳では14〜20％，65歳以上では15〜20％と定められている．

2.4 三大栄養素の消化・吸収
（1）消化器系の機能
　食物に含まれる栄養素は，そのままのかたちで体内に取り込むことはできない．そこで，体内に取り込めるように栄養素を最小単位まで分解する過程が必要であり，これを**消化**という．また，消化された栄養素を体内にとり込むことを**吸収**という．この消化・吸収に関わる内臓は**消化器系**と呼ばれ，口腔から肛門までの1本の管と，肝臓や胆嚢，膵臓の付属器官からなる（図3.7）．

　消化は，歯の咀嚼や腸の蠕動運動などの物理的な力が働いて行われる**機械的消化**，消化酵素などの化学物質による**化学的消化**，腸内細菌による発酵・腐敗という**細菌学的消化（生物的消化）**の三つに分類される．

（a）口腔（唾液）
　口腔内の消化液は唾液であり，**耳下腺**，**舌下腺**，**顎下腺**という三つの唾液腺から分泌される（図3.8）．唾液にはデンプン（糖質）を分解するアミラーゼのほか，ムチンやリゾチームなどが含まれている．ムチンやリゾチームには，食塊をつくって飲み込みやすくする作用や，粘膜保護作用，抗菌作用がある．

（b）胃（胃液）
　胃にある胃腺から胃液は分泌される（図3.9）．胃腺はさまざまな細胞で構成されており，消化作用を円滑に進めている（表3.7）．胃ではおもにタンパク質の消化を行っている．

　また，栄養素の消化だけでなく，栄養素を一時的に留めて小腸での消化

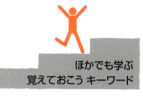

ほかでも学ぶ 覚えておこう キーワード

消化・吸収
➡人体の構造と機能及び疾病の成り立ち（解剖生理学）

蠕動運動
消化管が内容物を移行させる動きの一つ．

ムチン
唾液に粘性を与え，嚥下を円滑に行うために必要な物質．さといもの粘り気も，この物質による．

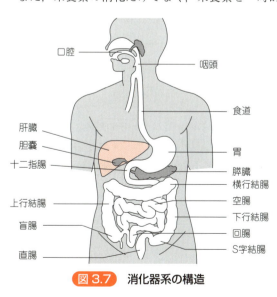

図3.7 消化器系の構造

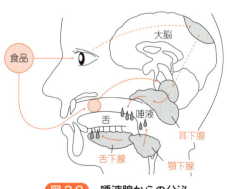

図3.8 唾液腺からの分泌

（公社）全国調理師養成施設協会：新調理師養成教育全書〈必修編〉第2巻「食品と栄養の特性」より（一部改変）．

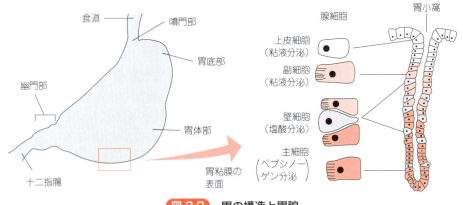

図3.9 胃の構造と胃腺

表3.7 胃液を構成する成分

細胞	分泌成分	機能
粘液細胞	粘液	粘膜を保護し，塩酸や酵素による胃の損傷を阻止する
主細胞	ペプシノーゲン	塩酸によって活性型のペプシンへただちに変換される．活性型のペプシンはタンパク質の消化に関わる
壁細胞	塩酸	ペプシノーゲンをペプシンに変換する pH 1～2の強酸性に保ち，微生物の増殖抑制に役立つ
	内因子	ビタミンB_{12}の吸収を回腸で促進する
G細胞	ガストリン	壁細胞の塩酸や主細胞のペプシノーゲンの分泌を促進する

の負担も軽減している．この胃に留まる時間を**滞胃時間**という．滞胃時間は栄養素や食品の状態によって異なり，栄養素別では糖質，タンパク質，脂質の順に長くなる．おもな食品別にみた滞胃時間を表3.8に示す．

(c) 膵臓（膵液）

膵臓で合成される消化液は膵液と呼ばれ，糖質分解酵素であるアミラーゼ，脂質分解酵素であるリパーゼ，タンパク質分解酵素であるトリプシン，

Column

唾液から生まれた介護食

超高齢社会となった日本では要介護認定者も多くなり，嚥下（えんげ）機能の低下などに対応して，病院や老人福祉施設で介護食が提供されることも少なくない．介護食は神奈川県のある老人ホームで改良された．

飲み込みができない利用者にも経口摂取を可能にするための食事を考えていたとき，唾液のとろみをヒントに，ミルクをゼラチンで固めたプリンを提供した．数日，経口摂取させたところ，利用者の嚥下反射に回復の傾向が見られた．このほかにもさまざまな工夫を凝らして介護食を生み出した．これが新聞のコラムに取り上げられ，外部からの問合せも相次ぎ，介護食の発展に寄与したのである．

2 エネルギー源となる栄養素

表3.8 おもな食品の滞胃時間

食品群	食品名	数量	時間
液体	水	200 mL	1時間30分
	牛乳	200 mL	2時間
	ワイン	200 mL	2時間15分
	練乳	200 mL	2時間45分
タンパク質，脂質の供給源となる食品	半熟卵	100 g	1時間30分
	生卵	100 g	2時間30分
	卵焼き	100 g	2時間45分
	ひらめ（刺身）	100 g	2時間30分
	牛肉（煮）	100 g	2時間45分
	ひらめ（焼）	100 g	3時間
	えび（天ぷら）	100 g	4時間
	ビフテキ	100 g	4時間15分
糖質の供給源となる食品	白米がゆ	100 g	1時間45分
	米飯	100 g	2時間15分
	餅	100 g	2時間30分
	パン（焼）	100 g	2時間45分
	うどん（煮）	100 g	2時間45分
	さつまいも（焼）	100 g	3時間
果実，野菜，豆類	りんご	100 g	1時間45分
	きゅうり	100 g	2時間30分
	えんどう（煮）	100 g	3時間
	たけのこ	100 g	3時間15分

速水映，『六訂栄養生理概論』，光生館（1980）より．

キモトリプシンといった各消化酵素が含まれている．また，膵液には炭酸水素イオンが含まれており，胃液の消化で酸性に傾いた内容物を中和させ，消化酵素の活性を高めている．

膵臓で合成された膵液は，膵管を通って十二指腸で分泌される．

（d）胆嚢（胆汁）

胆汁の合成は，胆嚢ではなく肝臓で行われている．コレステロールを材料に胆汁酸が合成され，胆汁色素や電解質などと合わさり，胆汁となる．肝臓で合成された胆汁を，胆嚢は貯蔵している．消化管ホルモンの刺激によって，胆嚢から総胆管を通り，十二指腸で分泌される．膵液のリパーゼによる脂質の消化を助ける存在として重要である．

（e）小腸（腸液）

小腸までの消化作用からできた各消化物は，まだ吸収するかたちには至っていない．このため，小腸の微絨毛膜にある**膜消化酵素**という特別な酵素で最終的な消化を行ってから，細胞内へ吸収する．

（2）栄養素の消化・吸収

三大栄養素の消化の過程を図3.10に示す．これから各栄養素の消化について述べる．

消化管ホルモン

消化管の働きを調節するホルモン．胃液分泌にはガストリン，膵液や胆汁の分泌にはセクレチンとコレシストキニンが関わっている．

国家試験ワンポイントアドバイス

それぞれの消化管ホルモンの分泌促進や抑制には，何が要因となるか理解しよう．

微絨毛

小腸にある絨毛表面の吸収上皮細胞には，びっしりと微絨毛が生えており，吸収面積を増大して吸収率を高めている．微絨毛（刷子縁）の膜には，消化の最終過程を担う膜消化酵素がある．

国家試験ワンポイントアドバイス

各栄養素の消化酵素について，しっかりまとめておこう．

第3章 基礎力アップ栄養学

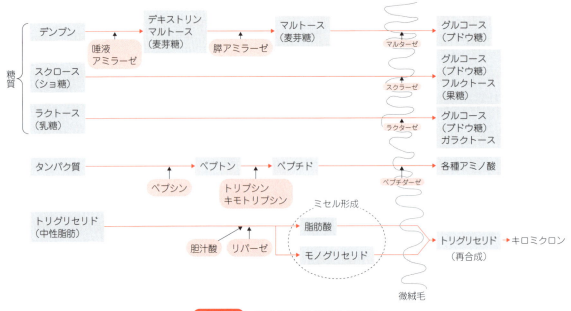

図3.10 三大栄養素の消化の過程

(a) 糖質の消化・吸収

　食物中に含まれる糖質は**デンプン**が主体である．口腔内に入ると，咀嚼による機械的消化を受ける．さらに咀嚼で唾液腺が刺激され，唾液が分泌される．デンプンは，唾液に含まれる唾液アミラーゼの作用を受けて，**デキストリン**や**マルトース**に分解される．分解されたデキストリンやマルトースは胃を通過し，十二指腸へ到達する．十二指腸では，膵臓で合成される膵液が分泌され，膵液中のアミラーゼによりデキストリンはマルトースに分解される．唾液や膵液のアミラーゼによって生じたマルトースは，小腸粘膜の微絨毛から分泌される腸液のマルターゼによって膜消化作用を受ける．この作用によりマルトースは**グルコース**に分解され，小腸粘膜上皮細胞に吸収される．吸収されたグルコースは毛細血管に入り，門脈を経て肝臓に到達する．このグルコースは必要に応じて，肝臓に**グリコーゲン**というかたちで貯蔵されたり，血液とともに全身をめぐって細胞のエネルギー源として働いたりする．

　デンプン以外の，砂糖の主成分である**スクロース**や乳汁に含まれる**ラクトース**は，十二指腸までは消化酵素の作用を受けないものの，腸液中のスクラーゼやラクターゼの膜消化作用をそれぞれ受けて分解され，吸収される．

(b) 脂質の消化・吸収

　食品中の脂質の大部分は**中性脂肪**（**トリグリセリド**）である．中性脂肪の消化はおもに十二指腸で行われ，膵液の消化酵素である膵リパーゼの作用によって，大部分が**脂肪酸**と**モノグリセリド**に分解される．しかし，脂肪

デキストリン
糖質（デンプン）が消化酵素の作用を受けた途中分解産物．

門　脈
消化管から肝臓へ流入する血管．栄養素など，消化管で吸収された成分が含まれている．

膜 消 化
小腸の微絨毛膜で行われる最終的な消化．

46

球は強い表面張力をもっているために膵リパーゼの消化作用を受けにくい．そこで消化を円滑に進めるために，胆嚢から分泌される**胆汁**が必要となる．胆汁は消化酵素を含んでいないが，**胆汁酸**という成分が含まれ，乳化作用をもち，脂肪球の表面張力を下げるため，膵リパーゼの消化作用を効果的に促す．

　胆汁は肝臓で合成されるが，胆汁酸はコレステロールを，胆汁色素はビリルビンをそれぞれ原料にしてつくられている．合成された胆汁は，総胆管を通って胆嚢に入り，貯蔵されている．

　膵リパーゼによって分解された脂肪酸とモノグリセリドは，胆汁酸塩などと合わさり，複合ミセルとなって小腸粘膜上皮細胞に吸収される．その後，再び中性脂肪へ再合成され，タンパク質などを表面にまとって**キロミクロン**となり，リンパ管へ取り込まれる．これは，中性脂肪が水に溶けない性質であるため，水溶性であるタンパク質などと合わさることで体内輸送を行えるようにするためである．

乳化
脂肪分と水分のように，本来混ざり合わない成分同士を混ざり合った状態（エマルション）にすること．

(c) タンパク質の消化・吸収

　食物に含まれるタンパク質は，口腔での機械的消化の後，胃に到達し，胃液による消化を受ける．胃液にはさまざまな物質が含まれているが，タンパク質の消化に関わるのは**ペプシン**という消化酵素である．まずペプシンの前駆体である**ペプシノーゲン**が胃の細胞から分泌され，同時にほかの細胞から塩酸も分泌され，この塩酸の作用でペプシノーゲンは活性型のペプシンに変換される．このペプシンの作用を受けてタンパク質は消化され，ペプトンやポリペプチドにまで分解され，十二指腸に入る．十二指腸では，膵液のタンパク質分解酵素であるトリプシンやキモトリプシンによって，最終的にジペプチドにまで分解される．糖質と同様，腸液中の膜消化酵素であるペプチダーゼの作用を受け，ジペプチドはアミノ酸へと分解される．アミノ酸は小腸粘膜上皮細胞に吸収されて毛細血管に入り，門脈を経て，肝臓に運ばれる．

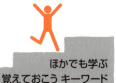

栄養素の代謝
➡人体の構造と機能及び疾病の成り立ち（生化学），基礎栄養学

2.5 三大栄養素の代謝

　消化を経て体内に吸収された各栄養素は，最終的に各組織の細胞に取り込まれる．細胞に取り込まれた後は，エネルギーの変換に利用される．身体を動かすのに必要なエネルギーは**ATP（アデノシン三リン酸）**から得られるため，栄養素の代謝を通じてATPを再合成することが，運動するにあたって重要な過程となる．

(1) 糖質の代謝

　細胞に取り込まれた単糖類のうち，直接利用されるのは**グルコース（ブドウ糖）**である．グルコースは解糖系，TCA回路，電子伝達系という代謝過程を経て，ATPを産生する．これから各代謝の過程について述べる．

ATP（アデノシン三リン酸）
高エネルギーリン酸化合物．生体内でエネルギーが蓄えられている形態．これが分解されることでエネルギーが放出される．

国家試験ワンポイントアドバイス

とくに糖質の代謝は，エネルギーを産生する際に基本軸となるものである．ほかの栄養素との関わり，ビタミンとの関係も含めて総合的に理解しよう．

（a）解糖系

　グリコーゲンあるいはグルコースがグルコース6-リン酸を経てピルビン酸あるいは乳酸になるまでの過程を**解糖系**という（図3.11）．解糖系は細胞質基質で行われ，酸素を必要とせずにATPを産生できるので，急激な運動の際のエネルギー供給には重要な代謝過程である．また，二糖類の分解で生じたフルクトースやガラクトースも，解糖系の途中から合流してピルビン酸へと代謝される．

（b）TCA回路

　TCA回路（クエン酸回路）とは，ピルビン酸がアセチルCoAを経てオキサロ酢酸と結合し，酸化されながらATPと二酸化炭素を産生する代謝過程である（図3.12）．

　まず，解糖系で代謝されたピルビン酸は，細胞質基質からミトコンドリアに入り，ピルビン酸デヒドロゲナーゼによる脱炭酸反応を受けて，アセチルCoAに変換される．アセチルCoAはオキサロ酢酸と結合してクエン酸を生じ，その後さまざまな中間代謝物を経る過程でATPと二酸化炭素を生成し，再びオキサロ酢酸になる．このオキサロ酢酸は，次のアセチルCoAと結合してTCA回路に入る．この一連の代謝の反応には，酸素が必要になる．また，アセチルCoAはピルビン酸からのみ生成されるわけで

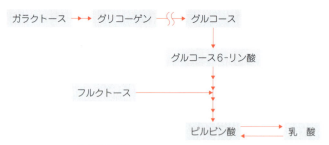

図3.11　**細胞質基質での解糖系**
（嫌気的環境下において）グリコーゲンあるいはグルコースがピルビン酸あるいは乳酸になるまでの過程を解糖系という．

Column

急激な運動が続くと…

　解糖系によって生成されたピルビン酸は，有酸素環境下でアセチルCoAとなってTCA回路に入っていき，さらにATPをつくり出す．しかし，急激な運動が続いて酸素が十分に取り込まれていない場合，この経路をたどることができず，ピルビン酸は乳酸に変換され，筋肉などに蓄積されていく．変換された乳酸は血液に合流し，肝臓へ運ばれて再びグルコースへと変わり，エネルギー供給に利用される．

2 エネルギー源となる栄養素

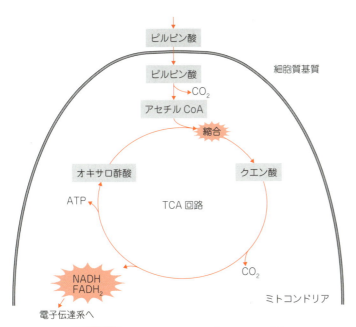

図3.12 ミトコンドリア内のTCA回路
解糖系によって生成されたピルビン酸がミトコンドリアに入り，脱炭酸反応を受けてアセチルCoAとなり，オキサロ酢酸と縮合してクエン酸を生成し，さまざまな代謝産物となりながら二酸化炭素と水素へ分解し，ATPを生成する．

はなく，脂質の代謝でも生成され，このTCA回路で合流する．しかし，脂質の代謝から合成されたアセチルCoAを利用するにはオキサロ酢酸が必要となり，糖質の摂取不足などがあるとオキサロ酢酸を供給できず，TCA回路を回すことはできない．したがって，脂質の燃焼には糖質の存在が重要である．

TCA回路ではさらに水素が発生し，次の代謝経路につながっていく．

(c) 電子伝達系

電子伝達系とは，TCA回路で得られた水素が酸素と反応し，ATPと水が生成する過程をいう(図3.13)．三つの代謝過程のなかで，最も多くのATPを得ることができる．

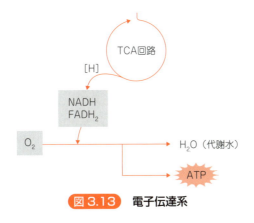

図3.13 電子伝達系

(2) 脂質の代謝

脂質の消化・吸収の過程でできた**キロミクロン**は，取り込んだ**トリグリセリド**をリンパ管を通じて全身に輸送し，左鎖骨下静脈で血管に入って血液と合流する．そして，毛細血管の内皮に存在するリポタンパク質リパーゼ(LPL)によって，キロミクロン中のトリグリセリドは分解され，ここで**グリセロール**と**脂肪酸**に分解される．分解されたこれらの成分は，周辺の筋肉や脂肪組織に取り込まれていき，筋肉ではエネルギー産生に関与し，脂肪組織ではトリグリセリドに再合成されて貯蔵される(図3.14)．

(a) グリセロール

グリセロールは最終的にジヒドロキシアセトンリン酸になって，解糖系の途中から合流する．グルコースに変換されるか，もしくはATP産生のために酸化分解されていく．

(b) 脂 肪 酸

筋肉などの細胞に取り込まれた脂肪酸は，細胞質基質で**アシルCoA**に変わる．アシルCoAは，細胞に存在する**カルニチン**と結合して**アシルカルニチン**となり，ミトコンドリアに入る．ミトコンドリアに入るとカルニチンは外れて再びアシルCoAにもどるが，ここで**β酸化**を受けてアセチルCoAを多量に産生する．アセチルCoAは，糖質の代謝経路の一部であるTCA回路に合流して，最終的にATPを産生する(図3.15)．

脂肪酸から産生するATPの数は，脂肪酸の炭素数にもよるが，グルコー

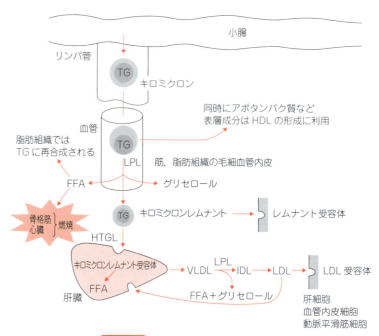

図3.14 脂質の輸送と代謝の流れ

LPL：リポタンパク質リパーゼ，HTGL：肝性リパーゼ，レムナント：残余を意味する，IDL：中間密度リポタンパク質，FFA：遊離脂肪酸．

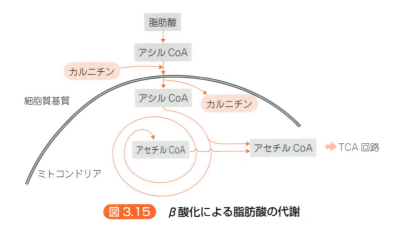

図3.15　β酸化による脂肪酸の代謝

ス1分子から産生するATPに比べて多い．そこで脂肪酸は，糖質やタンパク質よりも高いエネルギーを生み出すことができる．また，β酸化を受けて脂肪酸から産生されるアセチルCoAの数も，グルコース1分子から2分子合成されるのに比べて，はるかに多い．こうした理由から，糖質やタンパク質に比べて脂質は効率のよいエネルギー源であるといえる．

(3) アミノ酸(タンパク質)の代謝

体タンパク質は合成と分解を繰り返し，常にアミノ酸代謝は行われている．分解で得られたアミノ酸の多くは，**アミノ酸プール**を通じて再利用される．再利用されないアミノ酸は，**アミノ基転移反応**を受けて，アミノ基部分とそのほかの炭素骨格部分に分かれ，それぞれ別に代謝される(図3.16)．

アミノ基転移反応とは，アミノ酸から窒素を含んだアミノ基を切りとって，別の**ケト酸**(おもにα-ケトグルタル酸)に移す反応である．切りとられたアミノ酸は，アミノ基を失ったα-ケト酸(炭素骨格部分)になる．α-ケト酸はピルビン酸あるいはTCA回路の中間代謝物であり，合流して

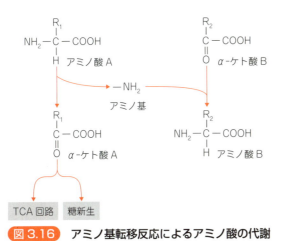

図3.16　アミノ基転移反応によるアミノ酸の代謝

ATP産生に関わっている．

　一方で，アミノ基が移ったことで，ケト酸は**グルタミン酸**に変わる．グルタミン酸は酸化的脱アミノ反応によって**アンモニア**を放出する．アンモニアは生体内で毒性があり，血流に乗って肝臓へ運ばれ，尿素回路で**尿素**を生成し，無毒化される．

（4）血糖値の恒常性

　グルコースは各組織のエネルギー源となる重要な存在であり，血糖値として全身を循環し，各組織の細胞へ供給される．血糖値は食事の摂取によって変動するが，ホルモンなどの働きにより，ある程度の数値を維持するように調整されている．このように血糖値には**恒常性**が働いている．

（a）食間期の血糖値の恒常性

　食間期のように食事によるグルコース供給がなくなると，血糖値は低下する．しかし，空腹時であっても健常者の血糖値は70～110 mg/dLの範囲を維持するように恒常性が働いており，これには肝臓に存在するグリコーゲンが関わっている．グリコーゲンホスホリラーゼによってグリコーゲンはグルコース6-リン酸となり，さらにグルコース-6-ホスファターゼによってグルコースに変換される．変換されたグルコースは血中に放出され，血糖値維持に寄与する（図3.17）．

　しかし肝臓のグリコーゲンは，半日程度絶食をすれば枯渇してしまうほどの量しかない．そこで，グリコーゲン以外の物質からもグルコースを再合成するしくみがある．このように糖質以外からグルコースを補給することを**糖新生**という．糖新生には，乳酸やアミノ酸，脂質の一部であるグリセロールなどが利用される．

（b）食後の血糖値の恒常性

　食事によってグルコースが血液に吸収されると，血糖値は上昇する．血糖値の上昇によって膵臓の**ランゲルハンス島**から**インスリン**が分泌され，肝臓や筋肉，脂肪組織にあるインスリン受容体と結合する．この結合によって，これらの組織の細胞にグルコースが取り込まれ，血糖値が低下する．

尿素回路
アミノ酸代謝で放出された有害物質のアンモニアを尿素に変え，無害化する代謝．肝臓で行われている．

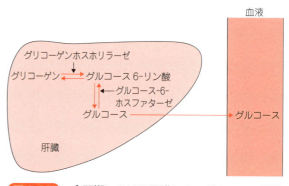

図3.17 食間期における肝臓からのグルコース供給

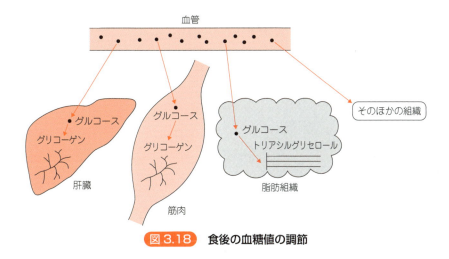

図3.18 食後の血糖値の調節

グルコースが過剰に存在する場合は，細胞に取り込まれた後，肝臓や筋肉でグリコーゲンのかたちに変換されて貯蔵されるが，この量には限りがある．そこで，肝臓や筋肉以外にも，脂肪組織でトリグリセリドとして蓄積される（図3.18）．

（5） 三大栄養素の代謝とそのほかの栄養素との関係

三大栄養素は，それぞれ別の代謝経路を経た後，糖質の代謝経路の一部に合流し，エネルギー産生に寄与する（図3.19）．各代謝を進める際には，さまざまなビタミンが**補酵素**となっているため，これらもエネルギー産生にとって重要である．つまり，ビタミン類の不足は代謝を滞らせ，エネルギーを十分に産生できず，疲労や体力不足になってしまう．そのため，運動の強度や時間あたりのエネルギー必要量を調整する際には，ビタミンの必要量も考慮しなければならない．

3 身体をつくる栄養素：タンパク質

人体の構成成分の内訳を見ると，水分が50～60％であり，水分以外ではタンパク質と脂質の占める割合が大きい（図3.20）．ここでは，とくに身体を構成する栄養素として重要なタンパク質について述べる．

（1）アミノ酸

タンパク質とはアミノ酸が多数結合したものである．アミノ酸とは，アミノ基とカルボキシ基が同じ分子に存在する物質であり，窒素を含むアミノ基をもつことが，ほかの栄養素と異なる特徴である．アミノ酸は，その構造や化学的性質によって分類され，体タンパク質や酵素の合成のほか，筋肉中でATP産生に関わるアミノ酸もある（図3.21）．

人体は20種類のアミノ酸から構成され，このなかには生体内で合成できない，あるいは合成量が少ないために食物から摂取しなければならない

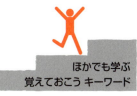

ほかでも学ぶ
覚えておこう キーワード

アミノ酸の代謝と機能
➡人体の構造と機能及び疾病の成り立ち（生化学），基礎栄養学

第 3 章　基礎力アップ栄養学

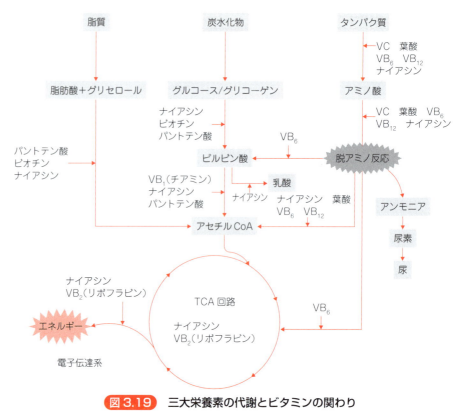

図 3.19　三大栄養素の代謝とビタミンの関わり

W. D. McArdle et al., "Exercise Physiology, 7th," LWW (2009) を参考に作成.

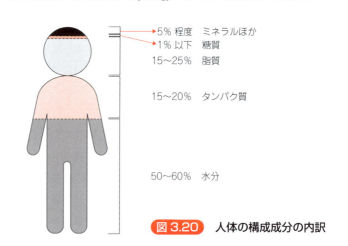

図 3.20　人体の構成成分の内訳

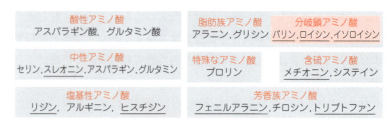

図 3.21　アミノ酸の種類

下線は必須アミノ酸.

アミノ酸がある．これを**必須アミノ酸**といい，以下の9種類である．また，残りの11種類は体内で合成可能なアミノ酸で，**非必須アミノ酸**という．

> フェニルアラニン，ロイシン，バリン，イソロイシン，スレオニン，ヒスチジン，トリプトファン，リジン，メチオニン

国家試験ワンポイントアドバイス

必須アミノ酸の覚え方：フロバイス，ヒトリジメ．

（2） アミノ酸の体内利用

食事から摂取されたタンパク質は，消化・吸収されてアミノ酸として血液に入り，門脈を通じて肝臓へ到達する．その後アミノ酸は，肝臓から各組織に運ばれ，アミノ酸プールを介して体タンパク質の合成に利用される．また，体タンパク質自体も各組織のアミノ酸プールを介して合成や分解が進むなど，アミノ酸の代謝が常にアミノ酸プールで行われている（図3.22）．この代謝の過程で，アミノ酸プールから送り出されたアミノ酸は，窒素を含むアミノ基部分と炭素骨格部分に分解される．そしてアミノ基部分はアンモニアに変換された後に尿素の合成に使われ，炭素骨格部分は糖質の代謝経路である解糖系やTCA回路へ合流し，エネルギー産生に役立つ．

（3） アミノ酸価とタンパク質の補足効果

食事から摂取するタンパク質が，どれだけ生体のタンパク質として利用できるか評価する基準を**タンパク質の栄養価**といい，この栄養価が高いと，より良質なタンパク質として評価される．さまざまな評価法があるが，代表的な方法として**アミノ酸価（アミノ酸スコア）**が挙げられる．この評価法は，ヒトにとって理想的な必須アミノ酸の必要量を100としたとき，食品中に含まれる必須アミノ酸がどれほどの割合で含まれているかを数値化したものである．この値が100を下回るアミノ酸は**制限アミノ酸**と呼ばれ，

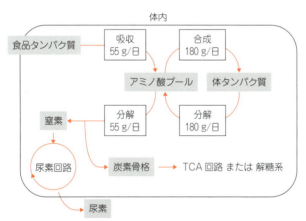

図3.22　アミノ酸プールを介したアミノ酸の体内利用

数値は体重60 kgの成人男性の場合．田地陽一編，『基礎栄養学 第3版』，羊土社（2016）を参考に作成．

第3章 基礎力アップ栄養学

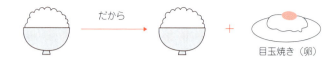

ご飯だけでは，必須アミノ酸の<u>リジン</u>が少ない　　アミノ酸価の高い卵を組み合わせることで，リジンが少ないという弱点を補填できる！

図 3.23 アミノ酸の補足効果

そのなかで最も低い数値のアミノ酸を**第一制限アミノ酸**といい，これらの数値がその食品のタンパク質の栄養価として評価される．

肉類や魚介類，卵類などの動物性食品のアミノ酸価は 100 を超えるが，米や小麦などの植物性食品には第一制限アミノ酸がある．こうした食品には，アミノ酸価の高いほかの食品を組み合わせて，植物性食品に充足していないアミノ酸を補強し，食事全体のアミノ酸バランスをよくしていく．このように食品を組み合わせて食事全体のバランスを補うことを**アミノ酸の補足効果**という（図 3.23）．

4 身体の機能調節をする栄養素

4.1 タンパク質，脂質

前述のように，脂質やタンパク質はエネルギー源になったり身体の構成成分になったりするが，それ以外にも身体機能を調節するホルモンや生理活性物質の材料となる（表 3.9）．

4.2 ビタミン

（1）ビタミンの分類

ビタミンとは，微量でありながらも，生体内の機能を正常に維持するために必要な栄養素で，現在 13 種類が知られている．ビタミンのほとんどは体内で合成されないか必要量に満たないため，必ず食物から摂取しなければならず，欠乏すればそのビタミン特有の欠乏症を引き起こすので，注意が必要である．ビタミンは，エネルギー源となる栄養素（糖質，脂質，タンパク質）の代謝を円滑に進める補酵素としての役割を果たしている（図 3.24）．また血管や粘膜などを健康に保つなど，さまざまな身体機能の調整に関与している．

ビタミンは**脂溶性**と**水溶性**に大別される．脂溶性ビタミンにはビタミン A，D，E，K があり，水に溶けにくく油脂などには溶ける．そのため，体内の脂肪組織や肝臓に蓄積しやすく，とりすぎると過剰症として頭痛や吐き気などを引き起こすことがあり，注意しなければならない．一方で，水溶性ビタミンにはビタミン B 群（B_1，B_2，ナイアシン，B_6，

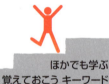

ビタミンの分類と機能
➡ 基礎栄養学

補酵素
酵素を活性化させるための補助的な因子．栄養素の代謝に関わる酵素は，補酵素と結合することで作用するため，重要な存在である．

国家試験ワンポイントアドバイス
脂溶性ビタミンの覚え方：四つ DAKE（だけ）．

4 身体の機能調節をする栄養素

表3.9 おもなホルモンの種類と機能

分泌器官		種類	機能
脳下垂体	前葉	成長ホルモン	タンパク質の合成を促して，成長を促進する
	後葉	バソプレッシン	水分の再吸収を促進し，尿量を減少させる
甲状腺		チロキシン	基礎代謝を促進させる．成長を促進する
		カルシトニン	骨形成を促進し，骨内にカルシウムを取り込む
副甲状腺		パラソルモン	骨吸収を促進し，血中のカルシウム濃度を増加させる
膵臓 ランゲル ハンス島	α細胞	グルカゴン	グリコーゲンを分解し，血糖値を上昇させる
	β細胞	インスリン	血中のグルコースを肝臓や筋肉，脂肪組織に取り込んで，血糖値を低下させる
	δ細胞	ソマトスタチン	グルカゴンやインスリンの分泌を抑制する
副腎	皮質	アルドステロン	腎臓の尿細管で，電解質の再吸収や排泄を調節する
		糖質コルチコイド	タンパク質を分解して，グルコースを合成し，血糖値を上昇させる
	髄質	アドレナリン	血糖値や血圧を上昇させる
		ノルアドレナリン	血糖値や血圧を上昇させる
卵巣		エストロゲン	生殖機能の促進や性周期の維持に関わる
		プロゲステロン（黄体ホルモン）	受精卵の着床を準備する．乳腺を発達させる
精巣		アンドロゲン	生殖機能や精子形成を促進する

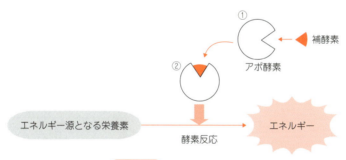

図3.24 補酵素の働き

① 補酵素と結合していない酵素（アポ酵素）では，円滑に酵素反応を起こすことはできない．② 補酵素と結合することで円滑に酵素反応が進む（図の例では，栄養素からエネルギーを生成する際の酵素反応が円滑であることを示す）．

B_{12}, 葉酸，ビオチン，パントテン酸）とビタミンCがある．水に溶けやすい性質をもつため，過剰に摂取しても大部分は尿中へ排泄される．そこで毎日食べ物から一定量摂取しなければならない．

(2) ビタミンの種類と機能

各ビタミンの機能と多く含まれる食品は，表3.10に示す通りである．

4.3 ミネラル（無機質）

(1) ミネラルの分類

人体を構成する元素はおよそ30種類といわれているが，その大部分は炭素，酸素，水素，窒素の四つである．この4元素以外の元素を**ミネラル**

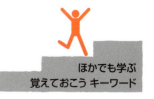

ほかでも学ぶ
覚えておこう キーワード

ミネラルの種類と機能
➡ 基礎栄養学

第 3 章　基礎力アップ栄養学

表 3.10　ビタミンの機能と多く含まれる食品

ビタミン（括弧内は化学名）		機能	おもに含まれる食品	欠乏症	過剰症
脂溶性	ビタミン A（レチノール）	視覚機能の維持 皮膚・粘膜の保持 成長促進	レバー，うなぎ，卵（卵黄），にんじん，春菊，モロヘイヤ	夜盲症 皮膚などの乾燥	頭痛，吐き気
	ビタミン D（カルシフェロール）	カルシウムとリンの吸収 骨の吸収促進	魚類，きのこ類	骨粗鬆症 くる病 骨軟化症	腎障害 高カルシウム血症
	ビタミン E（トコフェロール）	抗酸化作用 細胞膜の安定化	種実類，植物性油脂，かぼちゃ	溶血性貧血（乳幼児）	なし
	ビタミン K（フィロキノン，メナキノン）	血液凝固の促進 骨の形成	納豆，海藻類，緑黄色野菜 ＊腸内細菌からも合成	血液凝固遅延 新生児メレナ 頭蓋内出血（新生児）	なし
水溶性	ビタミン B$_1$（チアミン）	糖質のエネルギー代謝の補酵素 神経機能の保持	豚肉，胚芽，玄米，豆類	脚気 ウェルニッケ脳症	なし
	ビタミン B$_2$（リボフラビン）	脂質のエネルギー代謝の補酵素 細胞の再生・修復	レバー，魚介類，牛乳・乳製品	口内炎，口角炎，皮膚炎	なし
	ナイアシン（ニコチン酸）	エネルギー代謝の補酵素 皮膚の健康保持	魚介類，たらこ，レバー ＊トリプトファンからも合成	ペラグラ	皮膚が赤くなる 胃腸障害
	ビタミン B$_6$（ピリドキシン）	タンパク質の代謝の補酵素 細胞の健康保持	魚介類，肉類，卵，野菜，大豆	皮膚炎，貧血	神経障害
	ビタミン B$_{12}$（コバラミン）	核酸，アミノ酸の代謝 造血作用	レバー，魚介類 ＊腸内細菌からも合成	悪性貧血	なし
	葉酸	核酸，アミノ酸の代謝 造血作用	緑黄色野菜，レバー，果物類，豆類	悪性貧血 神経管閉鎖障害	なし
	ビオチン	エネルギー代謝の補酵素	レバー，多くの食品に存在	皮膚炎，脱毛	なし
	パントテン酸	エネルギー代謝の補酵素	レバー，魚介類，納豆 ＊腸内細菌からも合成	皮膚炎	なし
	ビタミン C（アスコルビン酸）	コラーゲンの生合成 抗酸化作用	果物類，野菜類，いも類	壊血病	なし

ビタミンは生体内でそのままのかたちで機能するわけではなく，複合型になったり活性化されたりして利用される．複合型や活性化したビタミンは名前が変わり，括弧内の化学名になる．

𝒞olumn

戦争には勝ったが，ビタミン不足には勝てなかった

　明治時代に起こった日露戦争は大規模な戦いとなったが，日本の軍隊を苦しめたのは脚気である．史料によると，脚気の患者は推定で 25 万人に達したといわれており，戦病死者の約 75 % は脚気による死亡だったことが報告されている．この状況は，当時の陸軍の食事が白米食で，この食事によるビタミン B$_1$ の供給不足が招いたものである．戦闘による死者は約 4 万 6000 人を超えたが，それ以上に脚気に苦しめられた者は多く，戦争には勝利したが，ビタミン欠乏に勝てなかったことを感じさせる出来事であった．

> **Column**
>
> ## フンク，フンガイ
>
> 食材からビタミンを発見したことは，栄養学の歴史において大きな功績である．発見したのはポーランドの生化学者 C. Funk. しかし，ノーベル賞を受賞したのはオランダの C. Eijkman とイギリスの F. Hopkins の二人だった．この事実を知った Funk は憤慨したといわれる．
>
> ビタミンのアルファベットは，イギリスの生学者 J. C. Drummond が提案した命名法によるもので，新しいビタミンを発見したらアルファベット順に名づける規則であった．発見されたビタミンのなかには，後の研究でビタミンではないと判明するものもあり，そうしたビタミンは除外される．そのため，13種類あるビタミンのアルファベットがランダムに見えるのである．

（**無機質**）という．なかでも身体に比較的多く含まれるものを**マクロミネラル**（**多量元素**）といい，微量しか含まれないものを**ミクロミネラル**（**微量元素**）という．

（2） ミネラルの種類と機能

ミネラルは，身体機能を調節するほか，骨や歯など身体を構成するものもある．各ミネラルの機能と含まれる食品を表3.11 に示す．

5 エネルギー代謝

5.1 基礎代謝
（1） 定　義

内臓の活動や体温の維持など，生命を維持するために必要な最小のエネルギー消費を**基礎代謝**という．基礎代謝量に関わっている因子には次のようなものがある（表3.12）．

（a） 体表面積

体内で産生されたエネルギーは，そのほとんどが体表から失われる．そのため，体表面積が大きい人ほど基礎代謝量は高くなる．

（b） 除脂肪体重

脂肪組織の代謝活性は筋肉組織に比べて低いため，同じ体重であっても，体脂肪率が低く除脂肪体重が大きい人ほど，基礎代謝量は高くなる．

（c） 性　別

男女の体組成の分布を見ると，女性のほうが男性に比べて脂肪組織が多いため，男性のほうが基礎代謝量は高いとされる．

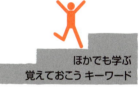

ほかでも学ぶ
覚えておこう キーワード

エネルギー代謝
　➡基礎栄養学

第3章 基礎力アップ栄養学

表3.11 おもなミネラルの機能と多く含まれる食品

ミネラル	機能	おもに含まれる食品	欠乏症	過剰症
カルシウム	骨，歯の構成成分 血液凝固 筋収縮，神経の興奮抑制	牛乳・乳製品，小魚，大豆製品，緑黄色野菜 ＊吸収率が最も高いのは牛乳・乳製品	骨粗鬆症 骨折	泌尿器系結石
リン	骨，歯の構成成分 ATPの構成成分 細胞膜の構成成分	加工食品，魚介類，牛乳・乳製品	骨・歯が弱くなる	カルシウム吸収阻害
マグネシウム	骨，歯の構成成分 酵素の活性化 筋収縮，神経伝達の調整	大豆・大豆製品，海藻類，種実類	動悸，不整脈	下痢
カリウム	細胞の浸透圧調整 細胞内の酵素反応の調節	野菜類，果物類，いも類，海藻類	脱力感，食欲不振	なし
ナトリウム	細胞の浸透圧調整 酸・塩基平衡の調整	食塩，調味料，加工食品	脱水症状	高血圧症 胃がん
鉄	ヘモグロビンの構成成分 酵素の成分	レバー，あさり，肉類，魚類，豆類，緑黄色野菜 ＊ヘム鉄（レバー，肉・魚の赤身）のほうが吸収率は高い	貧血 （鉄欠乏性貧血）	鉄沈着症
銅	鉄の吸収促進 酵素の構成成分	レバー，いか，たこ，牡蠣，豆類	貧血 毛髪異常	なし
亜鉛	酵素の構成成分 味蕾の形成	魚介類，牡蠣，肉類，豆類	味覚障害 成長障害	なし
ヨウ素	甲状腺ホルモンの構成成分	海藻類，魚介類	甲状腺肥大	甲状腺腫

表3.12 基礎代謝に関わる因子

因子	基礎代謝
体表面積	体表面積に比例
除脂肪体重	除脂肪体重に比例
性	男性＞女性
内分泌	甲状腺ホルモン，副腎皮質ホルモン，副腎髄質ホルモンの分泌亢進で向上
年齢	体重あたりでは1〜2歳で最大であり，加齢とともに低下
環境温度	冬＞夏
体温	体温上昇によって向上
栄養状態	低栄養状態では低下

（d）ホルモン

　甲状腺ホルモン（チロキシンなど），副腎髄質ホルモン（アドレナリン，ノルアドレナリン），副腎皮質ホルモン（コルチゾール）が分泌されると，基礎代謝は向上する．各ホルモンを分泌する器官での疾患によって，個人の基礎代謝量が変化することもある．

（e）年　齢

体重 1 kg あたりの基礎代謝量（基礎代謝基準値）は 1～2 歳で最大となり，以後は加齢とともに低下する．1 日あたりの基礎代謝量で見ると，男女ともに 12～17 歳が最も高い数値を示している．

（f）環境温度

基礎代謝量は寒冷環境では高くなる．これは，気温が低いことによる体温低下を防ぐため，熱産生を起こすからである．一方で暑熱環境では低くなる．

（g）体　温

体温が 1℃ 上昇すると，基礎代謝量は 13% 上昇する．

（h）栄養状態

低栄養状態では，エネルギー産生を行うための十分な栄養素が供給されていないぶん，内臓の活動が低下し，基礎代謝量も低下する．

（2）測定方法

前述の通り，基礎代謝量は個人のさまざまな因子の影響を受けるため，測定にはその影響が出ないよう配慮されている．測定の環境としては，快適な室温（20～25℃）の空間であること，被験者については早朝空腹時の状態であること，睡眠状態でないこと，仰向けの姿勢でリラックスした状態であることが条件となる．このような条件で基礎代謝量を測定することで，個々人にとってより正確な数値を導き出すことができる．計算によって推定する方法には，次のようにいくつかある．

（a）体重 1 kg あたりの基礎代謝量基準値を用いた方法

性別・年齢別に示された体重 1 kg あたりの基礎代謝量基準値（表3.13）から，対象者に該当する数値に参照体重をかけることで推定する．なお，参照体重から大きく逸脱した個人または集団に用いる場合には注意を要する．

> 基礎代謝量（kcal/日）＝
> 　　　　体重 1 kg あたりの基礎代謝量基準値（kcal/kg 体重/日）
> 　　　　　　　　　　　　　　　　　　　　　× 参照体重（kg）

（b）ハリス-ベネディクトの式を用いた方法

対象者の身長，体重，年齢から基礎代謝量を推定する方法で，算定の際によく用いられる．ただし，式の基礎となるデータは欧米人由来であるため，日本人が標準体重で計算すると，やや高い数値となる．

国家試験ワンポイントアドバイス

基礎代謝量は，個人のエネルギー必要量を算出する際の基本となる．実践に活かすためにも算出方法を知っておこう．

第3章　基礎力アップ栄養学

表3.13　日本人の基礎代謝基準値

性別	男性			女性		
年齢（歳）	体重1kgあたりの基礎代謝量基準値（kcal/kg体重/日）	参照体重（kg）	基礎代謝量（kcal/日）	体重1kgあたりの基礎代謝量基準値（kcal/kg体重/日）	参照体重（kg）	基礎代謝量（kcal/日）
1～2	61.0	11.5	700	59.7	11.0	660
3～5	54.8	16.5	900	52.2	16.1	840
6～7	44.3	22.2	980	41.9	21.9	920
8～9	40.8	28.0	1140	38.3	27.4	1050
10～11	37.4	35.6	1330	34.8	36.3	1260
12～14	31.0	49.0	1520	29.6	47.5	1410
15～17	27.0	59.7	1610	25.3	51.9	1310
18～29	23.7	63.0	1490	22.1	51.0	1130
30～49	22.5	70.0	1570	21.9	53.3	1170
50～64	21.8	69.1	1510	20.7	54.0	1120
65～74	21.6	64.4	1390	20.7	52.6	1090
75以上	21.5	61.0	1310	20.7	49.3	1020

「日本人の食事摂取基準（2025年版）」，厚生労働省より．

男性

基礎代謝量（kcal）　＝　66.47 ＋ 13.75 × 体重（kg）＋ 5.00

× 身長（cm）－ 6.76 × 年齢（歳）

女性

基礎代謝量（kcal）　＝　655.10 ＋ 9.56 × 体重（kg）＋ 1.85

× 身長（cm）－ 4.68 × 年齢（歳）

（c）除脂肪体重を用いた方法

　運動選手は，一般成人に比べて，トレーニングによって筋肉量が多くなっている場合が多い．このため，除脂肪体重（LBM）に 28.5 kcal/kgLBM/日をかけ合わせれば，より正確に算出できると考えられている．

5.2　安静時代謝

　安静時代謝とは，軽食を摂取してから2～4時間後に，30分の安静を保った後，椅子に座った状態で消費されるエネルギー量のことをいう．安静時代謝量は基礎代謝量の1.2倍とされ，骨格筋の緊張によるものや食事誘発性熱産生の影響を受けたりしている．最近の安静時代謝量の測定は簡便化され，基礎代謝量を測定するよりも効率がよいとされている．

安静時代謝量　＝　基礎代謝量 × 1.2

5.3　活動時代謝

　活動時代謝とは，個人の生活活動によって消費するエネルギー量をいう．

その量は，生活のなかで身体をどのように動かしているかによって異なる．各種の生活活動の強度を表す方法には，メッツ（METs）などさまざまある．

（1）　メッツ

メッツ（METs）とは，身体活動による総エネルギー消費量を安静時代謝量で割ったものであり，安静時代謝量の何倍であるかを示す数値である．各身体活動におけるメッツ値は**表3.14**の通りである．

> 身体活動によるエネルギー消費量　＝　各活動の METs × 時間
> × 体重

（2）　エネルギー代謝率

エネルギー代謝率（RMR）とは，身体活動の総エネルギー消費量から安静時代謝量を差し引いて，基礎代謝量で割ったものをいう．これは，身体活動で消費したエネルギー量が基礎代謝の何倍であるかを示したものである．

$$エネルギー代謝率 = \frac{活動の総エネルギー消費量 - 安静時代謝量}{基礎代謝量}$$

5.4　測定法

（1）　直接熱量測定法

直接熱量測定法とは，ヒトが産生する熱エネルギーによって上昇した水の温度差を測定し，エネルギー消費量を導き出す方法である．実際には，気密性や断熱性の高い部屋（チャンバー）に被験者が入って測定を行い，その部屋は水の入ったパイプとつながった構造をしている（**図3.25**）．正確な熱量を測定することは可能であるが，大がかりな装置が必要で，かなりの費用がかかる．また，被験者が部屋に入って測定するので，動きがなく，活動時のエネルギー消費量の測定には向いていない．

（2）　間接法

ヒトがエネルギーを産生する際，取り込んだ酸素によって栄養素が水と二酸化炭素に分解される．この過程を踏まえて，直接エネルギーを測定せずに，酸素の消費量と二酸化炭素の発生量をそれぞれ測定し，尿中に排泄された窒素化合物がもつエネルギーを差し引くことにより，エネルギー消費量を算定する方法が**間接法**である．古くから用いられた方法としては，ダグラスバッグという専門の袋に呼気をためておく方法（**ダグラスバッグ法**）があるが（**図3.26**），マスクやマウスピースを装着する必要がある．近年では，呼気ガスを直接分析して算出できる**ブレス・バイ・ブレス法**も

第 3 章　基礎力アップ栄養学

表3.14　運動・生活活動におけるメッツの目安

メッツ	3メッツ以上の運動の例	メッツ	3メッツ以上の生活活動の例
3.0	ボウリング，バレーボール，社交ダンス（ワルツ，サンバ，タンゴ），ピラティス，太極拳	3.0	普通歩行（平地，67 m/分，犬を連れて），電動アシスト付き自転車に乗る，家財道具の片付け，子どもの世話（立位），台所の手伝い，大工仕事，梱包，ギター演奏（立位）
3.5	自転車エルゴメーター（30〜50ワット），自体重を使った軽い筋力トレーニング（軽・中等度），体操（家で，軽・中等度），ゴルフ（手引きカートを使って），カヌー	3.3	カーペット掃き，フロア掃き，掃除機，電気関係の仕事：配線工事，身体の動きを伴うスポーツ観戦
3.8	全身を使ったテレビゲーム（スポーツ，ダンス）	3.5	歩行（平地，75〜85 m/分，ほどほどの速さ，散歩など），楽に自転車に乗る（8.9 km/時），階段を下りる，軽い荷物運び，車の荷物の積み下ろし，荷づくり，モップがけ，床磨き，風呂掃除，庭の草むしり，子どもと遊ぶ（歩く/走る，中強度），車椅子を押す，釣り（全般），スクーター（原付）・オートバイの運転
4.0	卓球，パワーヨガ，ラジオ体操第1		
4.3	やや速歩（平地，やや速めに＝93 m/分），ゴルフ（クラブを担いで運ぶ）		
4.5	テニス（ダブルス）*，水中歩行（中等度），ラジオ体操第2		
4.8	水泳（ゆっくりとした背泳）	4.0	自転車に乗る（≒16 km/時未満，通勤），階段を上る（ゆっくり），動物と遊ぶ（歩く/走る，中強度），高齢者や障がい者の介護（身支度，風呂，ベッドの乗り降り），屋根の雪下ろし
5.0	かなり速歩（平地，速く＝107 m/分），野球，ソフトボール，サーフィン，バレエ（モダン，ジャズ）		
5.3	水泳（ゆっくりとした平泳ぎ），スキー，アクアビクス	4.3	やや速歩（平地，やや速めに＝93 m/分），苗木の植栽，農作業（家畜に餌を与える）
5.5	バドミントン	4.5	耕作，家の修繕
6.0	ゆっくりとしたジョギング，ウエイトトレーニング（高強度，パワーリフティング，ボディビル），バスケットボール，水泳（のんびり泳ぐ）	5.0	かなり速歩（平地，速く＝107 m/分），動物と遊ぶ（歩く/走る，活発に）
		5.5	シャベルで土や泥をすくう
6.5	山を登る（0〜4.1 kgの荷物をもって）	5.8	子どもと遊ぶ（歩く/走る，活発に），家具・家財道具の移動・運搬
6.8	自転車エルゴメーター（90〜100ワット）	6.0	スコップで雪かきをする
7.0	ジョギング，サッカー，スキー，スケート，ハンドボール*	7.8	農作業（干し草をまとめる，納屋の掃除）
7.3	エアロビクス，テニス（シングルス）*，山を登る（約4.5〜9.0 kgの荷物をもって）	8.0	運搬（重い荷物）
8.0	サイクリング（約20 km/時）	8.3	荷物を上の階へ運ぶ
8.3	ランニング（134 m/分），水泳（クロール，普通の速さ，46 m/分未満），ラグビー*	8.8	階段を上る（速く）
9.0	ランニング（139 m/分）	メッツ	3メッツ未満の生活活動の例
9.8	ランニング（161 m/分）	1.8	立位（会話，電話，読書），皿洗い
10.0	水泳（クロール，速い＝69 m/分）	2.0	ゆっくりした歩行（平地，非常に遅い＝53 m/分未満，散歩または家の中），料理や食材の準備（立位，座位），洗濯，子どもを抱えながら立つ，洗車・ワックスがけ
10.3	武道・武術（柔道，柔術，空手，キックボクシング，テコンドー）		
11.0	ランニング（188 m/分），自転車エルゴメーター（161〜200ワット）	2.2	子どもと遊ぶ（座位，軽度）
メッツ	3メッツ未満の運動の例	2.3	ガーデニング（コンテナを使用する），動物の世話，ピアノの演奏
2.3	ストレッチング，全身を使ったテレビゲーム（バランス運動，ヨガ）	2.5	植物への水やり，子どもの世話，仕立て作業
2.5	ヨガ，ビリヤード	2.8	ゆっくりとした歩行（平地，遅い＝53 m/分未満），子ども・動物と遊ぶ（立位，軽度）
2.8	座って行うラジオ体操		

＊試合の場合．

出典：厚生労働科学研究費補助金（循環器疾患・糖尿病等生活習慣病対策総合研究事業）「健康づくりのための運動基準2006改定のためのシステマティックレビュー」（研究代表者：宮地元彦）より．

5 エネルギー代謝

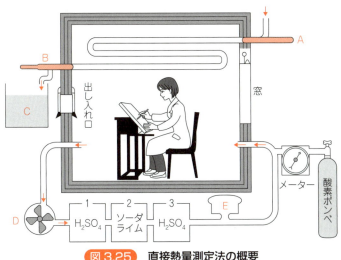

図 3.25 直接熱量測定法の概要

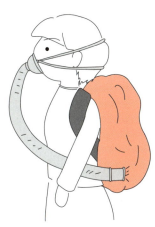

図 3.26 ダグラスバッグ法

A, B：出入りする水の温度を測定する温度計, C：出た水の重量をはかるタンク, D：空気を循環させるモーター, E：圧力調節器. 田地陽一編, 著者：海野知紀, 『基礎栄養学 第3版』, 羊土社(2016), p.175, 図3 より (一部改変).

あり，部屋の大きさなどの制限はあるが，マスクを装着する必要がない．

（3） 二重標識水法

二重標識水法（DLW法）とは，安定同位体を用いてエネルギー消費量を求める方法であり，「日本人の食事摂取基準（2025年版）」にも採用されている．被験者は ^2H と ^{18}O という2種類の安定同位体を含む水を飲むが，通常の生活を送りながら長期間の測定が可能である．また，被験者への負担が少ないうえに，身体活動にも制限がなく，精度も高い．ただし，二重標識水が高価で，特殊な測定装置を必要とするため，手軽には行えない弱点がある．

安定同位体
stable isotope. 同じ原子番号で，質量数が異なる放射活性のないもの．

5.5 推定エネルギー必要量

「日本人の食事摂取基準（2025年版）」では，個人のエネルギー指標はエネルギー収支バランスで示されているが，参考値として**推定エネルギー必要量**も示されている．体重1kgあたりの推定エネルギー必要量と参照体重と身体活動レベル基準値をかけ合わせて算出する．

身体活動レベルとは，1日あたりのエネルギー消費量を基礎代謝量で割った数値を，日常で行う身体活動の程度として区分したものである．「日本人の食事摂取基準（2025年版）」では三つのカテゴリーに分けられており，運動選手については競技や時期によって設定されているものもある．カテゴリー別の身体活動レベル基準値と該当する身体活動の種類を**表3.15**に示す．また「日本人の食事摂取基準（2025年版）」では，体重1kgあたりの推定エネルギー必要量（**表3.16**）が示されており，参照身長または（および）参照体重でない個人や集団に対しては，該当する数値に対象者や対象集団の体重をかけ合わせて推定エネルギー必要量を求めることができ

65

第3章 基礎力アップ栄養学

表3.15 身体活動レベル（カテゴリー）別に見た活動内容と活動時間の代表例

身体活動レベル（カテゴリー）	低い	ふつう	高い
身体活動レベル基準値[1]	1.50 (1.40〜1.60)	1.75 (1.60〜1.90)	2.00 (1.90〜2.20)
日常生活の内容[2]	生活の大部分が座位で，静的な活動が中心の場合	座位中心の仕事だが，職場内での移動や立位での作業・接客など，通勤・買い物での歩行，家事，軽いスポーツのいずれかを含む場合	移動や立位の多い仕事への従事者，あるいは，スポーツなど余暇における活発な運動習慣をもっている場合
中程度の強度（3.0〜5.9 メッツ）の身体活動の1日あたりの合計時間（時間/日）[3]	1.65	2.06	2.53
仕事での1日あたりの合計歩行時間（時間/日）[3]	0.25	0.54	1.00

[1] 代表値．（ ）内はおよその範囲．
[2] Black et al., Ishikawa-Takata et al. を参考に，身体活動レベルに及ぼす仕事時間中の労作の影響が大きいことを考慮して作成．
[3] Ishikawa-Takata et al. による．
「日本人の食事摂取基準（2025年版）」，厚生労働省より．

表3.16 体重1kgあたりの推定エネルギー必要量（kcal/kg/日）

性別	男性			女性		
身体活動レベル[1]	低い	ふつう	高い	低い	ふつう	高い
1〜2（歳）	—	82.4	—	—	80.6	—
3〜5（歳）	—	79.5	—	—	75.7	—
6〜7（歳）	59.8	68.7	77.5	56.6	64.9	73.3
8〜9（歳）	57.1	65.3	73.4	53.6	61.3	68.9
10〜11（歳）	54.2	61.7	69.2	50.5	57.4	64.4
12〜14（歳）	46.5	52.7	58.9	44.4	50.3	56.2
15〜17（歳）	41.9	47.3	52.7	39.2	44.3	49.3
18〜29（歳）	35.6	41.5	47.4	33.2	38.7	44.2
30〜49（歳）	33.8	39.4	45.0	32.9	38.3	43.8
50〜64（歳）	32.7	38.2	43.6	31.1	36.2	41.4
65〜74（歳）	32.4	36.7	41.0	31.1	35.2	39.3
75以上（歳）[2]	30.1	36.6	—	29.0	35.2	—

[1] 身体活動レベルは，「低い」，「ふつう」，「高い」の三つのカテゴリーとした．
[2]「ふつう」は自立している者，「低い」は自宅にいてほとんど外出しない者に相当する．「低い」は高齢者施設で自立に近い状態で過ごしている者にも適用できる値である．
注：理論的には，参照体重よりも体重が少ない個人または集団では推定エネルギー必要量はこれよりも多く，参照体重よりも体重が多い個人または集団ではこれよりも少ないことに注意する．
「日本人の食事摂取基準（2025年版）」，厚生労働省より．

る．しかし同じ体重でも，体組成が異なると基礎代謝量やエネルギー必要量はある程度異なることが考えられるため，柔軟に用いることが望まれる．

推定エネルギー必要量 ＝ 体重1kgあたりの基礎代謝量基準値 × 参照体重 × 身体活動レベル基準値

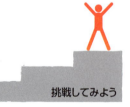
挑戦してみよう

復習問題を解いてみよう
https://www.kagakudojin.co.jp

―活躍するスポーツ栄養士からのメッセージ―

さまざまな環境で多くの経験を積んでください

　スポーツの現場で仕事をさせていただくなかよく思い出すのは，大学の授業で現場経験が豊富な先生方に「管理栄養士はコミュニケーション能力が必須」，「健康管理ができない栄養士が栄養指導はできない」と言われたことです．

　大学で学ぶ専門知識や実習は，優先順位をつけることなくいずれも大切で，一見関係がないように思う授業も，現場でのサポートにつながっています．たとえば献立作成や調理学や食品学などは，宿泊先との食事メニュー調整や選手へのモデル献立作成に必要で，栄養教育やカウンセリング論，栄養教育媒体や資料の作成，プレゼンは，選手に栄養教育を行う際，わかりやすく伝える技術を身につけるために必要です．

　競技ごとの種目特性や選手の個別特性があるため，チームや選手が抱える課題や必要なサポートに，似通うところはあってもまったく同じものはありません．現場で選手やチームからいただく要望に沿ったサポートをするため，また課題発見のためには何事にも興味・関心をもち，アンテナを張らなければなりません．そして課題を解決するためにはチームに関わるスタッフとの協力が必要であり，信頼関係を築くためにもコミュニケーション能力は必須です．課題解決には時間を要します．食べてすぐ強くなれる「ポパイのほうれん草」は夢の食べ物であり，忍耐強く取り組むための体力は地味に重要です．さらに試合や合宿などハードな日々を送る選手へ対応するため，自分の健康やコンディショニング管理も必須です．

　大学では座学や学内外の実習などカリキュラムが多く，つい目の前のことや好きなことに手が伸び，苦手なことはこなすだけになる人も多いと思います．今，いろいろと経験させてもらうなか，現場での対応力にはそれまでの学びや経験がいかに重要であるかを感じ，自分が力不足だと悩むことも多いです．しかし，楽しいことやうれしいこともあり，管理栄養士としてやりがいのある仕事の一つだと思います．現場での対応力につなげるためにも，何事にも興味をもって取り組み，たくさんのことを経験してください．

海崎　彩
（日本スポーツ振興センター　国立スポーツ科学センター）

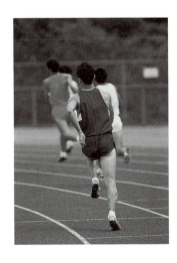

第4章 スポーツ・運動のエネルギー供給系

この章で学ぶポイント

★運動時のおもなエネルギー源は糖質と脂質であるが，運動の強度や継続時間の違いにより糖質と脂質の寄与率が異なることを学ぼう．

★スポーツ種目は，運動強度・運動継続時間とエネルギー供給系との関係からハイ・パワー，ミドル・パワー，ロー・パワーの3種類に分けられることを理解しよう．

★スポーツ選手の1日の推定エネルギー必要量の求め方について学ぼう．

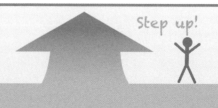

◆学ぶ前に復習しておこう◆

― 「日本人の食事摂取基準」 ―
「日本人の食事摂取基準」は，国民の健康の保持・増進，生活習慣病の予防のための基準を示すものである．

― 解糖系 ―
細胞質においてグルコースがピルビン酸もしくは乳酸にまで分解される過程．酸素を必要としない．

― TCA回路 ―
ミトコンドリアにおいてグルコースや脂肪酸から生じたアセチルCoAを二酸化炭素と水にまで分解する過程．

1 身体活動のためのエネルギー

1.1 身体活動と ATP

歩く・走るなどの単純な活動から，サッカーやバレーボールなどのスポーツにおける複雑な動きに至るまで，すべての運動は骨格筋の収縮により行われる．骨格筋では，**アデノシン三リン酸（ATP）**がアデノシン二リン酸（ADP）とリン酸に分解されるときに放出されるエネルギーを利用して，アクチンフィラメントとミオシンフィラメントの相互作用により収縮が引き起こされる（図4.1）．しかし，体内にあるATPの量はわずかであり，短時間で消費されるため，栄養素である糖質や脂質の分解によって得られるエネルギーを利用してATPが再合成される．ATP再合成に利用される糖質は肝臓や骨格筋では**グリコーゲン**，血液中では血糖（グルコース）として存在し，脂質は脂肪組織や骨格筋あるいは血液中に**中性脂肪**や**遊離脂肪酸**（free fatty acid, **FFA**）として存在する（図4.2）．一方，タンパク質は組織の維持・修復や成長に利用されるため，絶食や長時間の運動などによりグリコーゲン貯蔵が枯渇するような状態を除いては，エネルギー源としてほとんど利用されない．

1.2 糖質による ATP の再合成

運動時には，骨格筋に蓄えられたグリコーゲンがエネルギー源になると

ATP

体内にある ATP は 40〜50 g であるが，1 日の必要量は 60〜70 kg といわれ，解糖系や TCA 回路を通して常に再合成され，一定に保たれている．

骨格筋のタンパク質

骨格筋にはアクチンやミオシンのほかに，筋収縮の調節に関与するトロポニンやトロポミオシン，筋原線維の維持や弾力性に関与するタイチン，ネブリン，ジストロフィンなどのタンパク質がある．

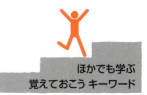

ほかでも学ぶ
覚えておこう キーワード

ATP の役割
➡人体の構造と機能及び疾病の成り立ち（生化学）

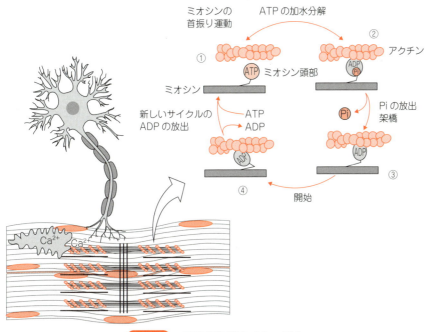

図4.1 骨格筋収縮のメカニズム

Z. Radák, "The Physiology of Training," Academic Press（2018）より．

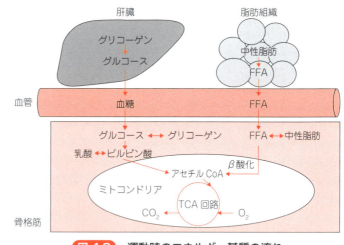

図4.2 運動時のエネルギー基質の流れ

グルコース輸送体

グルコースが細胞内に取り込まれる際には，グルコース輸送体（glucose transporter, GLUT）が必要とされる．小腸上皮細胞や肝臓ではGLUT 2，骨格筋や脂肪組織ではGLUT 4が働く．

酸化的リン酸化

解糖系およびTCA回路で生じたH^+を利用し，ATP合成酵素の働きでATPを合成する過程を酸化的リン酸化という．

国家試験ワンポイントアドバイス

乳酸，ピルビン酸，アミノ酸などからグルコースをつくる経路を糖新生という．肝臓と腎臓で行われる．

国家試験ワンポイントアドバイス

骨格筋で生成された乳酸は，肝臓で糖新生によりグルコースに変わり，再び骨格筋で利用される．このような回路をコリ回路という．

リパーゼ

中性脂肪はリパーゼの働きによりFFAとグリセロールに分解される．リパーゼには，ホルモン感受性リパーゼ，リポタンパク質リパーゼおよび膵リパーゼがある．

β酸化

ミトコンドリアに取り込まれた脂肪酸はカルボキシル基側から3番目（β位）の炭素で切り離され，アセチルCoAがつくられることからβ酸化といわれる．

同時に，血糖も骨格筋に取り込まれてエネルギー源になる．利用された血糖を補充するため，肝臓に蓄えられたグリコーゲンは必要に応じてグルコースに分解され，血液中に放出される．骨格筋に取り込まれたグルコースは，細胞質において**解糖系**によりピルビン酸にまで分解される．この間，1 molのグルコースからは2 molのATPが合成される．ただし，グリコーゲンの分解による1 molのグルコースからは3 molのATPが合成される．解糖系では酸素は必要としない．酸素が十分ある状況では，ピルビン酸はミトコンドリアに取り込まれ，**アセチルCoA**に変換された後，**TCA回路**において二酸化炭素と水にまで分解される（図4.2）．グルコース1分子からは合計36分子のATPが再合成されることになる．

1.3 脂質によるATPの再合成

脂肪組織では，アドレナリンやノルアドレナリンなどの脂肪分解ホルモンの働きにより，脂肪分解酵素である（ホルモン感受性）**リパーゼ**が活性化され，**中性脂肪**が**FFA**と**グリセロール**に分解される．血液中に放出されたFFAは，アルブミンと結合して骨格筋に運ばれ，骨格筋に取り込まれる．骨格筋に存在する中性脂肪も，リパーゼの働きによりFFAとグリセロールに分解される．骨格筋においてFFAは，カルニチンパルミトイルトランスフェラーゼI（CPT I）の働きによりミトコンドリアにとり込まれた後，ミトコンドリア内において**β酸化**により**アセチルCoA**にまで分解され，グルコースと同様，TCA回路において二酸化炭素と水にまで分解される（図4.2）（詳細は第3章2節を参照）．FFAはグルコースと異なり，酸素の存在しない状態ではATPを再合成できない．脂肪酸の一つであるステアリン酸（$C_{17}H_{35}COOH$）からは，β酸化により9分子のアセチルCoAがつくられ，1分子のステアリン酸からは合計146分子のATPが再合成さ

れる．脂肪酸には多くの種類があり，利用される脂肪酸の違いにより再合成されるATPの数は異なってくる．

1.4 糖・脂質からのエネルギー産生量

グルコースと脂肪酸の一つであるパルミチン酸が完全燃焼した場合の**熱化学方程式**を次に示す．

> グルコース（分子量 180.2）
> $C_6H_{12}O_6 + 6O_2 \longrightarrow 6H_2O + 6CO_2 + 686\ \text{kcal}$
> $RQ = 6CO_2/6O_2 = 1.0$　　686 kcal ÷ 180.2 g ≒ 3.8 kcal/g
> 22.4 L × 6 = 134.4 L　　686 kcal ÷ 134.4 L ≒ 5.1 kcal/L
>
> パルミチン酸（分子量 256.5）
> $C_{16}H_{32}O_2 + 23O_2 \longrightarrow 16H_2O + 16CO_2 + 2380\ \text{kcal}$
> $RQ = 16CO_2/23O_2 ≒ 0.7$　　2380 kcal ÷ 256.5 g ≒ 9.3 kcal/g
> 22.4 L × 23 = 515.2 L　　2380 kcal ÷ 515.2 L ≒ 4.6 kcal/L

RQ（呼吸商）
排出した二酸化炭素（CO_2）と摂取した酸素（O_2）の量比を呼吸商（respiratory quotient, RQ）という．

1 mol のグルコース（分子量 180.2）が完全燃焼すると約 686 kcal のエネルギーが発生し，グルコース 1 g あたりでは約 3.8 kcal の熱を産生することになる．一方，1 mol のパルミチン酸（分子量約 256.5）が完全燃焼すると約 2380 kcal のエネルギーが発生し，パルミチン酸 1 g あたりでは 9.3 kcal の熱を産生することになる．また，グルコースでは 6 mol（22.4 L × 6 = 134.4 L）の酸素が利用され，酸素 1 L あたり 5.1 kcal のエネルギーが発生し，パルミチン酸では 23 mol（22.4 L × 23 = 515.2 L）の酸素が利用され，酸素 1 L あたり 4.6 kcal のエネルギーが発生する．糖質と脂質のいずれが燃焼しても酸素 1 L に対して約 5 kcal のエネルギーが発生することから，運動時に摂取した酸素の量を測定することにより，エネルギー消費量を推測することができる〔エネルギー消費量（kcal/分）＝ 酸素摂取量（L/分）× 5 kcal〕．

1.5 持久的運動時における糖質と脂質の寄与率

図 4.3 は，自転車競技選手が約 12 時間の絶食後，運動強度が 25% $\dot{V}O_2$max（軽度），65% $\dot{V}O_2$max（中等度）および 85% $\dot{V}O_2$max（高強度）の自転車運動を行ったとき，運動開始後 20 分から 30 分までのエネルギー消費量における糖質および脂質の寄与率を示したものである．25% $\dot{V}O_2$max の運動ではエネルギー源の大半は血中 FFA であり，わずかに血糖および骨格筋の中性脂肪が利用されている．65% $\dot{V}O_2$max の運動では血中 FFA の寄与率が減少し，かわりに筋中性脂肪の寄与率が増大するとともに，骨格筋グリコーゲンの寄与率が 40% 近くまで増加している．85% $\dot{V}O_2$max

% $\dot{V}O_2$ max
最大酸素摂取量に対する運動時の酸素摂取量の比率であり，相対的な運動強度の指標として用いられる．持久的トレーニングを行うと最大酸素摂取量は増大し，同じ % $\dot{V}O_2$ max であっても絶対的運動強度は高くなる．

第4章　スポーツ・運動のエネルギー供給系

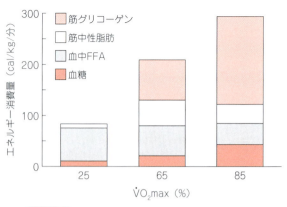

図4.3　持久的運動時におけるエネルギー源

J. A. Romijn, *Am. J. Physiol.*, **265**(28), E380(1993)より.

の運動では血中FFAや筋中性脂肪の比率は低下し，筋グリコーゲンの寄与率がさらに増大する．脂質は中等度の持久的運動で大きなエネルギー源となり，血中FFAの酸化は比較的低強度(約40%$\dot{V}O_2$max程度)の運動で最も大きいことが知られている．さらに運動強度が増大すると脂質酸化の比率が低下し，逆に糖質の比率が増加する．高強度の運動では，脂質酸化の比率が低下するだけではなく絶対量も低下する．運動強度の増大に伴い糖質酸化が増大するメカニズムとしては，脂肪組織からのFFA放出の減少，グリコーゲン分解の増加や速筋線維の動員などが考えられる．

1.6　糖質と脂質利用の比率に及ぼすその他の要因

中等度強度の持久的運動においては，エネルギー源としての糖質と脂質の寄与率が食事やトレーニングにより変化することが報告されている．

高脂肪食を長期に摂取すると，同一相対強度の運動時における脂質酸化の寄与率が増大する．これは，長期の高脂肪食摂取により，脂肪酸の運搬能や脂質酸化に関与する酵素の働きが増大することによると考えられる．逆に，絶食や低糖質食により筋グリコーゲン含量を低下させて運動を行った場合も，血中インスリン濃度の低下，血中アドレナリンやノルアドレナリンの増大により運動中の脂質酸化は増大する．

持久的トレーニングを行った場合も脂質の寄与率は上昇する．図4.4は12週間の持久的トレーニングを行った前後の運動時のエネルギー源の寄与率を比較したもので，持久的トレーニングにより中性脂肪の利用率が増大していることがわかる．持久的トレーニングは脂肪組織における脂肪分解能(中性脂肪を脂肪酸とグリセロールに分解する能力)を増大させ，血液中へのFFAの放出を増大させるとともに，骨格筋のTCA回路やβ酸化に働く酵素活性を増大させることにより，脂質代謝を亢進するためと考えられる．

筋線維のタイプ
筋線維は，収縮速度の違いから遅筋線維と速筋線維に，色の違いから赤筋線維と白筋線維に分けられる．遅筋線維にはミオグロビンやミトコンドリアが多く含まれ，有酸素性代謝能に優れている．速筋線維はグリコーゲン含量が多く，無酸素系の代謝能に優れている．

非タンパク質呼吸商
タンパク質の酸素消費量とCO₂産生量を差し引いた呼吸商を非タンパク質呼吸商と呼ぶ．糖質のみが燃焼すると1.0となり，脂質のみが燃焼すると約0.7となる．非タンパク質呼吸商から，運動時のエネルギー源としての糖質と脂質の寄与率を推測することができる(表4.1)．

表4.1 非タンパク質呼吸商（NPRQ）

NPRQ	分割割合 糖質(%)	分割割合 脂質(%)	酸素1Lあたりの発熱量(kcal)	NPRQ	分割割合 糖質(%)	分割割合 脂質(%)	酸素1Lあたりの発熱量(kcal)
0.707	0	100.0	4.686	0.86	54.1	45.9	4.875
0.71	0.10	98.9	4.690	0.87	57.5	42.5	4.887
0.72	4.76	95.2	4.702	0.88	60.8	39.2	4.899
0.73	8.40	91.6	4.714	0.89	64.2	35.8	4.911
0.74	12.0	88.0	4.727	0.90	67.5	32.5	4.924
0.75	15.6	84.4	4.739	0.91	70.8	29.2	4.936
0.76	19.2	80.8	4.751	0.92	74.1	25.9	4.948
0.77	22.8	77.2	4.764	0.93	77.4	22.6	4.961
0.78	26.3	73.7	4.776	0.94	80.7	19.3	4.973
0.79	29.9	70.1	4.788	0.95	84.0	16.0	4.985
0.80	33.4	66.6	4.801	0.96	87.2	12.8	4.998
0.81	36.9	63.1	4.813	0.97	90.4	9.58	5.010
0.82	40.3	59.7	4.825	0.98	93.6	6.37	5.022
0.83	43.8	56.2	4.838	0.99	96.8	3.18	5.035
0.84	47.2	52.8	4.850	1.00	100.0	0	5.047
0.85	50.7	49.3	4.862				

G. Lusk, *J. Biol. Chem.*, **59**, 41(1924)より．

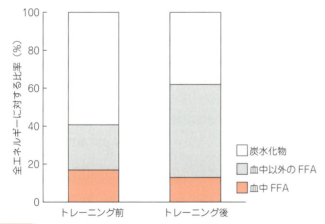

図4.4 持久的トレーニングが運動時のエネルギー源に及ぼす影響
W. H. Martin, III et al., *Am. J. Physiol.*, **265**(28), E708(1993)より．

2 エネルギー供給系から見たスポーツ種目

2.1 運動強度とエネルギー供給系

　運動時の直接のエネルギー源はATPであり，きわめて短時間で消費されるため，まず最初に，骨格筋に存在する**クレアチンリン酸（CP）**が分解されて得られるエネルギーを利用してATPが再合成される．続いて，骨格筋に存在するグリコーゲンが解糖系によりピルビン酸または乳酸にまで分解される際，得られるエネルギーによりATPが再合成される．クレアチンリン酸の分解やグリコーゲンが乳酸に分解されるまでの過程は，酸素

クレアチンリン酸
クレアチンにリン酸が結合した高エネルギーリン酸化合物の一種で，速やかに分解することによりATPの再合成に利用される．

を必要としないために**無酸素性エネルギー代謝**（あるいは**無酸素性機構**）と呼ばれる．無酸素性機構は，ATP と CP による非乳酸性機構と解糖系による乳酸性機構に分けることができる．

酸素が利用できる状況では，糖や脂質が TCA 回路において二酸化炭素と水にまで分解される過程で ATP の再合成が行われる．この過程では酸素が利用されるため，**有酸素性エネルギー代謝**（あるいは**有酸素性機構**）と呼ばれる．

軽い運動強度の場合は十分に酸素を摂取できるため，おもに有酸素性機構により運動が行われる．運動強度が増大するにつれて十分な酸素が利用できなくなると，乳酸性機構が利用され，さらに運動強度が増大すると非乳酸性機構（ATP-CP 系）に依存する．

2.2 運動継続時間とエネルギー供給系

走行運動における ATP 再合成に対するエネルギー源の寄与率を**表4.2**に示す．100 m 走ではクレアチンリン酸と解糖系における筋グリコーゲンの分解がそれぞれ 50％ ずつ寄与し，1500 m 走では筋グリコーゲンがおもなエネルギー源であり，25％ が無酸素性，75％ が有酸素性によるエネルギー代謝である．マラソンでは有酸素系の筋グリコーゲン利用が75％，中性脂肪が20％ の寄与率となる．

図4.5 は，最大運動を行った場合の有酸素性代謝と無酸素性代謝の寄与率を示したものである．10 秒間の最大運動では90％ が無酸素性の代謝であるが，2分の最大運動では有酸素性と無酸素性の代謝系がそれぞれ50％の寄与率となり，それ以上の継続時間の最大運動では有酸素性のエネルギー代謝が中心となる．

表4.2 走行運動における ATP 再合成に対するエネルギー源の寄与率(%)

| 種目 | クレアチンリン酸 | 筋グリコーゲン | | 血糖 | 中性脂肪 |
		無酸素系	有酸素系	（肝グリコーゲン）	（FFA）
100 m 走	50	50			
200 m 走	25	65	10		
400 m 走	12.5	62.5	25		
800 m 走	6	50	44		
1500 m 走		25	75		
5000 m 走		12.5	87.5		
10,000 m 走		3	97		
マラソン			75	5	20
ウルトラマラソン			35	5	60
24時間レース			10	2	88
サッカー	10	70	20		

E. A. Newsholme et al., *Br. J. Bull.*, **48**（3），477（1992）より．

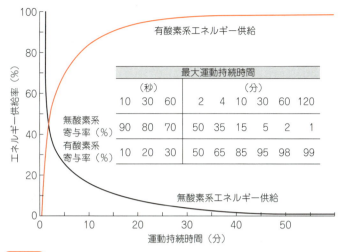

図4.5 最大運動時間と無酸素系代謝および有酸素系代謝の寄与率

P. O. Åstrand, "Textbook of Work Physiology," McGraw-Hill (1977) より.

2.3 エネルギー供給系とスポーツ種目

スポーツは，運動強度と運動継続時間との関係から大きく三つのパワーに分けられる(**表4.3**).① 強度が高く，運動継続時間が30秒以下の運動(**ハイ・パワー**)，② 強度が低く，長時間継続できる運動(**ロー・パワー**)，③ 中等度強度の運動で，30秒以上10分以下の継続時間の運動(**ミドル・パワー**)である．ハイ・パワーの運動とは，陸上競技の投てき種目，100m走や200m走などの短距離走，重量挙げなどのATP-CP系のエネルギー源を利用する運動である．ミドル・パワーの運動ではおもに骨格筋に貯蔵されるグリコーゲンがエネルギー源であり，解糖系で乳酸を産生する無酸素系に加えて有酸素系の代謝が利用される．乳酸性機構の種目としては400m走，100mの競泳，スピードスケート(500m, 1000m)などが挙げられる．また乳酸性機構に有酸素性が加わった種目として，800m走，ボート(1000～2000m)などが挙げられる．ロー・パワーの運動はおもに有酸

表4.3 エネルギー獲得機構からみたスポーツの種目

段階	パワーの種類	おおよその運動時間	主たるエネルギー獲得機構	スポーツの種類(例)
1	ハイ・パワー	30秒以下	非乳酸性	砲丸投げ，100～200m走，競泳(50m)，ゴルフ，野球(ピッチング，ランニング)，アメリカンフットボール(バックスのランニングプレー
2	ミドル・パワー	30秒～1分30秒	乳酸性	400m走，競泳(100m)，スピードスケート(500m, 1000m)
3		1分30秒～10分	乳酸性 + 有酸素性	800m走，競泳(200～800m)，ボート競技(1000～2000m)，ボクシング(1ラウンド)，レスリング(1ピリオド)
4	ロー・パワー	10分以上	有酸素性	競泳(1500m)，スピードスケート(10,000m)，クロスカントリースキー，マラソン，競歩

樋口満，臨床スポーツ医学，**13**(臨時増刊号)，15(1996)を参考に作成.

素系の代謝に依存し，マラソン，競泳(1500 m)，クロスカントリースキーなどが挙げられる．

球技など多くの種目では，ダッシュをするほかに立ち止まったり歩行したりする時間帯があり，競技中においてハイ・パワーの運動を必要とされる場合とロー・パワーの運動を必要とされる場合が繰り返される．また，中・長距離走のように一定強度の運動を持続するように見える種目でも，スタート時点やラストスパートなどではハイ・パワーの運動を必要とされる場合がある．

3　運動とエネルギー代謝

3.1　スポーツ選手の推定エネルギー必要量

1日のエネルギー消費量は，基礎代謝量，食事による熱産生量(食事誘発性体熱産生量)および身体活動による熱産生量からなっている．一般人の推定エネルギー必要量は，基礎代謝基準値(kcal/kg体重/日)に基準体重をかけて基礎代謝量(BMR)を求め，これに身体活動レベル(physical activity level，PAL)をかけ合わせて求める(第3章5節を参照)．

しかし，スポーツ選手の身体活動量は一般人と比べて著しく高く，身体組成や活動量は種目により異なることから，「日本人の食事摂取基準」により示された推定エネルギー必要量を用いてスポーツ選手の推定エネルギー必要量を正しく求めることはできないと考えられる．そこで国立スポーツ科学センター(Japan Institute of Sports Sciences，JISS)において，日本人のスポーツ選手の身体組成をベースにして，スポーツ選手のエネルギー必要量の算定方法が検討されている．

スポーツ選手のエネルギー摂取目安量の算定は「日本人の食事摂取基準」と同じようにBMRにPALをかけ合わせて求められる．しかし，BMRは身体組成，とくに**除脂肪量**(lean body mass，**LBM**)の影響を大きく受け，スポーツ選手は一般人よりLBMが大きいことから，体重あたりのBMRではなくLBMあたりのBMRで示すこととし，スポーツ選手の推定BMRとして次の式が提示されている．

> スポーツ選手の推定BMR(kcal/日) ＝ 28.5(kcal/kg LBM/日) × LBM(kg)

3.2　スポーツ選手のPAL

「日本人の食事摂取基準」における成人の**身体活動レベル**(**PAL**)は，健康な日本人の成人(20〜59歳)において測定したエネルギー消費量から求

国家試験ワンポイントアドバイス

体力測定において反復横跳びは敏捷性，立ち幅跳びは瞬発力，握力は筋力，20 mシャトルランは全身持久力を評価する項目である．

除脂肪量の測定法

除脂肪量は体重から体脂肪量を差し引いて求められる．体脂肪量の測定には水中体重秤量法，皮下脂肪厚(キャリパー)法などがあるが，精度の高い方法としては空気置換法が挙げられる．一般的には生体インピーダンス法が簡便な方法として利用されている．

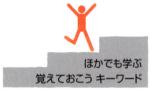

ほかでも学ぶ
覚えておこう キーワード

PAL
➡基礎栄養学

表4.4 種目系分類別PAL

種目カテゴリー	期別け	
	オフトレーニング期	通常練習期
持久系	1.75	2.50
瞬発系	1.75	2.00
球技系	1.75	2.00
その他	1.50	1.75

小清水孝子他,トレーニング科学,17(4),245(2005)より.

めた値である.一方,スポーツ選手は一般人と比較して活動量が大きく,トレーニング期や調整期などのシーズンの違いや,種目の違いによっても活動量が異なるため,JISSでは日本人選手のPALを新たに設定している.

種目については,① 持久系,② 瞬発系,③ 球技系,④ そのほか,の四つのカテゴリーに分類されている.④のそのほかには,アーチェリーのような比較的運動量が低いと考えられる種目が含まれる.またシーズン(期分け)に関しては,「試合のための調整期」,「オフトレーニング期」,「通常練習期」の三つに大きく期分けできるが,「試合のための調整期」は種目特性や試合のレベルなどにより個人差が大きいため除外し,「オフトレーニング期」と「通常練習期」の二つを設定している(表4.4).トレーニング期のPALには「最低限の体力と体格の維持のために軽いトレーニングを行っている」として1.75を用いている.一方,通常練習期のPALはこれまでのいくつかの報告から2.0とし,とくに持久系の種目では練習時間が長いことから2.5としている.以上により,スポーツ選手のエネルギーの摂取目安量は次の式から求めることができる.

$$\text{エネルギー摂取目安量(kcal/日)} = 28.5(\text{kcal/kg LBM/日}) \times \text{LBM(kg)} \times \text{PAL}$$

3.3 メッツ

メッツ(metabolic equivalents, **METs**)は,日常の身体活動に関する調査において,身体活動強度や運動強度の指標としてよく利用される単位である.メッツとは,座位安静時の酸素消費量を基準に,さまざまな身体活動や運動中の酸素消費量がその何倍であるかで示される指標である.したがって座位安静時の強度は1メッツに相当する.座位安静時では体重1 kgあたり1分間に3.5 mLの酸素を消費する(3.5 mL/kg/分)と定義される.

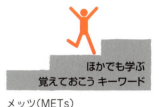

ほかでも学ぶ
覚えておこう キーワード

メッツ(METs)
➡基礎栄養学

第4章　スポーツ・運動のエネルギー供給系

$$
メッツ　=　身体活動中の酸素消費量(mL/kg/分) \\
÷ 安静時酸素消費量(3.5mL/kg/分)
$$

身体活動や運動は**表4.5**に示すように21項目に分類される．それぞれの項目はさらに具体的な活動を示す小項目に分類され，睡眠の0.9メッツから時速14マイル(22.4km)での走行の23メッツまで821項目に分類されている(国立健康・栄養研究所の「身体活動のメッツ(METs)表」を参照)．スポーツに関連するいくつかの項目とメッツの値を**表4.6**に示す．

メッツは，運動を実施する場合や体重管理あるいはリハビリテーションなどの処方を作成する際も運動強度の指標として活用されている．厚生労働省の「健康づくりのための身体活動基準2013」において，65歳以上では「強度を問わず身体活動を毎日40分(＝10メッツ・時/週)」，18〜64歳では「3メッツ以上の強度の身体活動を毎日60分(＝23メッツ・時/週)および3メッツ以上の強度の運動を毎週60分(＝4メッツ・時/週)」実施することが推奨されている．

国家試験ワンポイントアドバイス

厚生労働省は，糖尿病，心臓病，がん，ロコモティブシンドローム，うつ，認知症などになるリスクを下げることを目的に，「今より10分多くからだを動かそう(プラス・テン)」というアクティブガイド(健康づくりのための身体活動指針)を示している．

表4.5　メッツの項目

1. 自転車	8. 芝生や庭の手入れ	15. スポーツ
2. コンディショニング運動	9. 多方面にわたる活動	16. 運搬
3. ダンス	10. 音楽活動	17. 歩行
4. 釣りと狩り	11. 職業	18. 水上・水中活動
5. 家での活動	12. ランニング	19. 冬季活動
6. 家での修繕作業	13. セルフケア	20. 宗教的な活動
7. 不活動	14. 性行動	21. ボランティア活動

B. E. Ainsworth et al., *Med. Sci. Sports Exerc.*, **43**(8), 1575(2011)より．

表4.6　スポーツ種目とメッツ

スポーツ種目	メッツ
バスケットボール(試合)	8.0
ボーリング	3.0
ボクシング	12.8
カーリング	4.0
アメリカンフットボール(試合)	8.0
ゴルフ	4.8
ハンドボール	12.0
ラグビー	8.3
サッカー	10.0
卓球	4.0
テニス(ダブルス)	4.5
バレーボール(試合)	6.0
歩行(4.0km/時)	3.0

「身体活動のメッツ(METs)表」，国立健康・栄養研究所を参考に作成．

3.4　メッツを用いたエネルギー消費量の推測

　メッツは本来，運動強度の指標として用いるために考えられた指標であるが，身体活動のエネルギー消費量を評価する際にも盛んに利用されている．1メッツは3.5 mL/kg/分の酸素消費であり，RQ 0.82のときの酸素1Lあたりのエネルギー消費量が4.825 kcal/Lに相当することから（表4.1を参照），1メッツ = 1.0 kcal/kg/時が用いられる．したがって1時間のエネルギー消費量は次の式で求めることができる．

$$\text{エネルギー消費量(kcal/時)} = \text{メッツ} \times \text{体重(kg)} \times \text{時間(時)} \times 1.0 \text{ kcal/kg/時}$$

1メッツのエネルギー消費量
酸素1Lで約5 kcalのエネルギーが発生することから，これまで1メッツのエネルギー消費量には1.05 kcal/kg/時が用いられてきた．しかし計算の煩雑さもあり，近年は1.0 kcal/kg/時が用いられている．

　たとえば，体重70 kgの男性が時速4 kmで30分の歩行（3メッツ）を行った場合のエネルギー消費量は次のようになる．

$$\text{エネルギー消費量(kcal)} = 3(\text{メッツ}) \times 70(\text{kg}) \times 0.5(\text{時}) \times 1.0 \text{ kcal/kg/時}$$
$$= 105 \text{ kcal}$$

3.5　エネルギーバランス

　スポーツ選手にとって適切なエネルギー摂取は，体重や体組成を保つだけでなく身体機能を整えるためにも重要である．摂取したエネルギーが消費したエネルギーを上回ると，余ったエネルギーは脂肪として体内に蓄積され，肥満が生じる．反対に，摂取したエネルギーが消費したエネルギーを下回る場合は，体重が減少するとともに骨格筋などの除脂肪量が減少し，グリコーゲンなどのエネルギー源が不足する場合がある．長期のエネルギー不足は骨密度の低下，発育・発達の阻害，免疫能の低下，集中力や判断力の低下をもたらすこともあり，適切なエネルギー摂取はパフォーマンスの維持だけではなく健康の保持増進にとっても大切である．

復習問題を解いてみよう
https://www.kagakudojin.co.jp

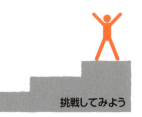

挑戦してみよう

第5章

運動と栄養：運動時の栄養素の代謝と役割

この章で学ぶポイント

★ 運動強度がVO₂max 60%を超えると糖質の燃焼比が増加し，低強度や長時間運動では脂肪燃焼比が増加することを学ぼう．
★ 運動パフォーマンスを高めるグリコーゲンローディング，運動中および回復過程での糖質補給の重要性を学ぼう．
★ 運動による筋肥大に関わるタンパク質合成の機構を学び，BCAAのタンパク質合成促進作用を理解しよう．
★ 運動時に要求が高まるビタミン，骨代謝とCa，貧血とFeについて学ぼう．

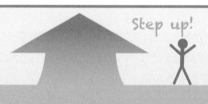

◆ちょっと 学ぶ前に復習しておこう◆

─エネルギー基質─
運動時に何を燃やしてエネルギー源としているかは，RQ値から知ることができ，糖質と脂質の燃焼比がわかる．

─BCAA─
側鎖の炭素骨格が分岐しているアミノ酸．バリン，ロイシン，イソロイシンがあり，運動時には筋肉でよく利用される．

─ビタミンとミネラル─
水溶性ビタミンは糖質・脂質・タンパク質代謝に関与し，脂溶性ビタミンとミネラルは生理機能に働く．

運動時には，日常生活で使われるよりも多くのエネルギーが消費される．激しい運動や長時間運動が継続する場合は，身体が消耗するので，身体材料の補給も必要となる．エネルギーに加えて，体をつくる栄養として，タンパク質，ミネラル，ビタミンも重要となる．体づくりは，スポーツ選手だけでなく，一般人でも健康の維持・増進に必要である．選手では競技力を発揮できる体づくり・筋肉づくりのため，一般人では高齢者の筋量減少抑制によるロコモ予防，若年者の低下した筋量増加のため，トレーニングと合わせて栄養のとり方，食事のとり方は重要な課題となる．

1 運動と糖質の栄養・代謝

1.1 運動時のエネルギー源

体の機能を維持し，体を動かしたり運動したりするときに必要なエネルギーを供給する栄養素は**糖質**，**脂質**，**タンパク質**である．脂肪は，肝臓をはじめ多くの臓器でエネルギー源となるが，普通，脳では脂肪を燃やすことができない．筋肉では脂肪も糖質も燃やすことができるが，静止期には脂肪酸を，激しい運動期にはグルコースやグリコーゲンを燃やしてエネルギーを得ている．運動時にタンパク質が燃料として利用されるのは，かなり長時間にわたる運動の場合のみであり，それ以外はごくわずかである．通常の食事をとり，運動中のエネルギー補給があれば，タンパク質からのエネルギーは考えなくてよい．したがって，運動時のエネルギー源は糖質と脂肪が重要となる．

すべての運動では筋肉の収縮により力を発生している．収縮に利用されるエネルギー（ATP）産生のシステムには，ATP-CP系，解糖系，酸化系がある（図 5.1）．

（1） 筋収縮のエネルギー

身体運動は筋収縮により行われ，その直接のエネルギー源は ATP であ

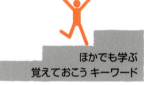

ほかでも学ぶ
覚えておこう キーワード

運動時のエネルギー代謝
➡応用栄養学

国家試験ワンポイントアドバイス

運動時のおもなエネルギー基質は糖質と脂質！

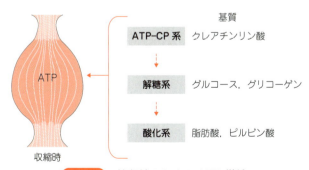

図 5.1 筋収縮のための ATP 供給

CP：creatin phosphate，クレアチンリン酸．ATP ＋クレアチン ⇌ CP ＋ ADP．
ATP と CP は高エネルギーリン酸化合物である．クレアチンリン酸は，筋が収縮して ATP が消費された後に生じる ADP を ATP に変換する．

る．ATPがリン酸とADPに分解されるときにエネルギーを放出するが，筋中のATPはわずかである．そのため筋にはATPを再合成する**ATP-CP系**のシステムがある．ATP-CP系は瞬時に高いエネルギー供給ができるが，CP（クレアチンリン酸）の量は少ないため，短い時間（数秒間）しか続かない．その後は**解糖系**から供給され，グリコーゲンやグルコースから酸素を必要とせずにATPが生成される．解糖系は2～3分間のエネルギー供給であるが，高強度の運動では重要な経路である．この系は無酸素下で進むため，完全酸化されずに乳酸を生成する．その後は**酸化系**のATP生成によりまかなわれる．酸化系は，筋線維内のミトコンドリアで脂肪酸またはピルビン酸を分解してATPを生成する．エネルギーの供給はゆっくりであり，パワーは低いが，基質の脂肪がある限り長時間の運動を持続できる（本章2節を参照）．

　ATP-CP系からのエネルギー供給は即時に利用できるが，量的に少ないので，筋活動に使われるエネルギーの多くは糖質と脂肪からの割合が大きい．

（2）エネルギー基質

　運動時に体内で何を燃やしてエネルギー源にしているかは，糖質，脂質，タンパク質が燃焼したときの**RQ（呼吸商）値**から知ることができる．タンパク質の燃焼の比率は通常の生活では全体の10～15%であり，糖質や脂質に比べて少ないため，タンパク質の燃焼を無視してエネルギー産生量を簡易的に求めることができる．

　図5.2は，安静時および運動時の非タンパク質性呼吸商と運動強度（最大酸素摂取量に対するO₂摂取量）との関係を表したものである．**非タンパク質性呼吸商（NPRQ）**とは，総酸素消費量からタンパク質による酸素消費量を差し引いたものと，総二酸化炭素発生量からタンパク質により発生

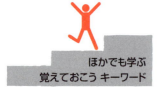

RQ，NPRQ
➡基礎栄養学

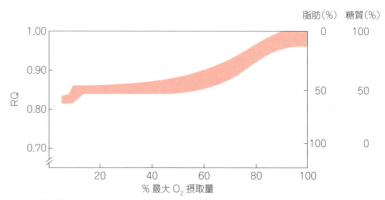

図5.2 運動強度とRQから求めた糖質・脂質の燃焼比率の関係

安静時および運動時の，非タンパク質性呼吸商と，被験者のVO₂max（最大酸素摂取量）に対するO₂摂取量で表した運動強度との関係を模式的に表す．P. O. Åstrand et al., "Textbook of Work Physiology," McGraw-Hill (1977) より．

した二酸化炭素量を差し引いたものとの比で表される．NPRQと酸素消費量から，体内で燃焼した糖質と脂質の燃焼比，エネルギー産生量がわかる．

運動を行わない**安静時**でも，筋肉は活動を停止しているわけでなく，呼吸運動や心臓の鼓動，体温保持など生命維持活動のためにエネルギーを消費している．安静時のRQは0.80〜0.85で，糖質と脂質の燃焼比率は40％と60％となり，脂質のほうが高い．安静時のATP利用は比較的ゆるやかなので，糖質を利用しなくても脂肪酸の酸化的燃焼によってATPをまかなえる．

（3）運動強度と糖質利用

（a）運動強度と糖質・脂質の燃焼比率

運動強度が低いとRQ値は低く，最大酸素摂取量(VO_2max)50％で糖質・脂質の燃焼比率は1：1となり，それぞれの基質が半分ずつ燃焼酸化されてエネルギーが供給される(図5.2)．VO_2max60％を超えると，運動強度が高くなるにつれてRQ値は上がり，糖質の燃焼比率が増加する．短距離走などのように，ほぼ最大酸素摂取量(90〜100％)の運動強度になると，エネルギー需要は大きく，また早く要求されるので，脂肪からの供給は少なく，ほとんど糖質からのエネルギーとなる．多くの競技は75％以上の強度であるため，そのエネルギー基質は糖質に依存する．

（b）運動持久時間と運動強度

運動持久時間は運動強度に反比例する傾向があり，運動強度が低いと持久時間が長くなり，強度が高いと持続時間は短くなる．

図5.3は，自転車運動負荷の強度を変えて大腿四頭筋でのグリコーゲンの消耗と運動持久時間を示したものである．運動強度が30％という低い強度では持久時間は長く，強度が75％以上になると持続時間は短くなる．筋グリコーゲンは，低強度の場合は長時間持続しても残存しているが，高強度の運動負荷により消耗度が激しくなり，グリコーゲンは枯渇する．

国家試験ワンポイントアドバイス

運動強度が高いと糖質の利用が多く，低いと脂肪酸の利用が多い．

Column

RQからわかる燃焼基質の割合

RQ(呼吸商)はCO_2発生量/O_2消費量から求められる．グルコース1分子が燃焼するときには，6分子の酸素(O_2)を消費して6分子の二酸化炭素(CO_2)を発生するので，呼吸商は1である．脂肪は脂肪酸のかたちで利用されるが，脂肪酸(パルミチン酸)が燃焼するときには，23分子のO_2を使って16分子のCO_2を発生するので，呼吸商は0.7である．糖質は脂肪よりも燃焼で多くの酸素を必要としないので，呼吸にはやさしい燃焼基質である．

第 5 章　運動と栄養：運動時の栄養素の代謝と役割

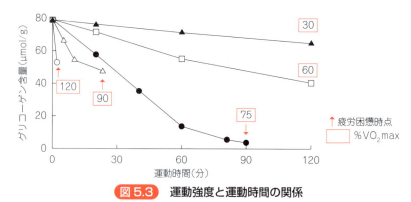

図 5.3　運動強度と運動時間の関係

運動強度が低いと持久時間は長く，強度が高いと持久時間は短くなる．B. Saltin et al., "Muscle Metabolism During Exercise," Plenum Press (1971), pp. 289-305 より．

したがって，ゆるやかな運動では長時間持続可能であるが，激しい運動ではグリコーゲンの消耗が激しく，長時間持続できず短くなる．

(c) 運動時間と糖質・脂質の燃焼比率

図 5.4 は，低強度（運動強度 30％）で自転車負荷を与えたときの酸素消費と下肢活動筋のグルコース・脂肪酸取り込みから，運動時間と糖質・脂質の燃焼比率の変化を示している．この図から，低強度の長時間運動による燃焼基質の変化を見ることができる．40 分の運動時間では血中グルコースからの取り込みは 27％ であり，90 分で最高値となるが，それ以降時間が長くなると低下する．一方，血中遊離脂肪酸（FFA）の取り込みは，40 分では 37％ であるが，運動時間が長くなると取り込み量が増加し，240 分では 62％ に達した．このように運動時間が相当に長くなると脂肪酸か

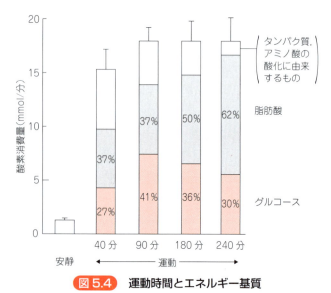

図 5.4　運動時間とエネルギー基質

運動中では，グルコースと脂肪酸が骨格筋の主要なエネルギー源である．運動が長時間に及ぶと，脂肪酸からのエネルギーの供給割合が増加する．G. Ahlborg et al., *J. Clin. Invest.*, **53**, 1080 (1974) より．

1　運動と糖質の栄養・代謝

らの寄与率が高くなる．ただし，すべてを脂肪からまかなっているわけではなく，糖質も同時に燃焼されている．このように運動を持続するには，筋グリコーゲンだけでなく，運動時の血糖値の維持のためにも肝臓グリコーゲンは重要である．

（4）　運動開始時と運動中

　運動を始めると，すぐに筋肉のATP利用が急増する．そこでATP濃度の低下を防ぐために，ATP-CP系でATPの再利用を急激に増やして対応する．この貯蔵量はわずかなので，10秒ほどしか働かない．

　運動を続けるとグリコーゲンが大量に動員され，解糖系から酸化系に入るピルビン酸よりも解糖系のピルビン酸が多くなって蓄積し，代謝経路を停滞させる．これはグルコースの細胞内への取り込みを抑制し，結果として血中グルコース利用を節約する．

　運動をさらに継続すると心拍出量が増加し，活動筋にさらに酸素が供給されて，筋細胞内のミトコンドリアで基質を効率よく酸化することができる．これはミトコンドリアへ入るピルビン酸を増加させる．代謝がピルビン酸の酸化系に移行すると，グリコーゲンの分解が低下する．同時に血中への脂肪酸の放出が増加して，酸素の供給下で脂肪酸の取り込みが増加し，脂肪の酸化系に移行する．

（5）　エネルギー基質の利用の仕方

　活動筋では，図5.4に示すように異なったエネルギー基質が混合して利用される．まず貯蔵されたグリコーゲンが使われ，枯渇してから，次の基質である脂肪の燃焼に移るという使われ方はしない．グリコーゲンの枯渇は，グルコースの供給がなくなり脳組織へ供給する血糖値の低下を招くので，危険である．

　脂肪の利点は，体脂肪として体内貯蔵が糖質貯蔵より多く，一番大きなエネルギー貯蔵量であることである．ただし，脂肪の酸化だけでは素早い

Column

運動における糖質の役割

　糖質は炭水化物ともいわれ，炭素と水を含む化合物として$C_m(H_2O)_n$で表される．運動における糖質の役割には次の三つが挙げられる．

① 糖質はエネルギーとして燃えやすく利用しやすい．細胞質基質にある解糖系においてATPを早く供給できる．

② 酸素要求量が少なく呼吸にやさしい．エネルギー産生に必要な酸素の量が，脂肪の場合よりも約10%少ない．

③ 高強度の運動では糖質が重要なエネルギー源となる．1分あたりの最大エネルギー産生量が脂肪よりも数倍多い．

85

第 5 章　運動と栄養：運動時の栄養素の代謝と役割

エネルギー生成ができないため，いくらかの糖質がエネルギー源として利用される．糖質には酸素の供給なしに分解できる解糖系があり，細胞に取り込まれるとすぐに解糖され，早く ATP を獲得できる．こうして糖質・脂質は燃焼の特徴を生かしながら混合して利用される．

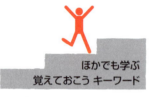

**ほかでも学ぶ
覚えておこう キーワード**

糖質代謝
➡人体の構造と機能及び疾病の成り立ち(生化学)，基礎栄養学

1.2　運動と糖質代謝

糖質代謝の段階には，グルコースの細胞内輸送，解糖系・TCA 回路，糖新生，グリコーゲンの合成・分解がある．

（1）　グルコースの取り込みと GLUT4 輸送体

細胞内で利用される糖質はグルコースである．グルコースは，血糖（血中グルコース）から輸送体により細胞内に取り込まれ，代謝される．

運動中の骨格筋細胞（線維）へのグルコースの取り込みは**グルコース輸送体**(glucose transporter，**GLUT**)により行われる．GLUT には数種類が存在するが，骨格筋にあるのは GLUT1 と GLUT4 である．GLUT1 は細胞膜にあり，インスリンがあってもなくてもグルコースを取り込むことができる．一方，運動に反応するのは GLUT4 である．GLUT4 は骨格筋や脂肪組織の細胞内にあって，運動やインスリンの分泌により細胞膜に移動し，グルコースを輸送する（図 5.5）．たとえば食事をとると血糖値が上昇し，インスリンの分泌が促進される．インスリンが細胞膜のインスリン受容体に結合すると，細胞内に存在する GLUT4 が刺激されて細胞膜に移動（**トランスロケーション**）し，グルコースを細胞内に取り込む．同様に，運動によって GLUT4 は細胞内から細胞膜へ移動し，グルコースを細胞内に取り込む．運動による GLUT4 のトランスロケーションとインスリンによるそれとはメカニズムが異なると考えられているが，いずれも細胞内へのグルコースの取り込みを促進する．

（2）　運動とグルコースの代謝

細胞内に取り込まれたグルコースは，すぐにグルコース 6-リン酸にな

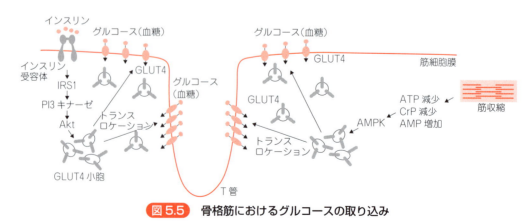

図 5.5　骨格筋におけるグルコースの取り込み

臨床スポーツ医学編集委員会編，『スポーツ栄養・食事ガイド（臨床スポーツ医学 2009 年臨時増刊号）』，文光堂(2009)より引用．

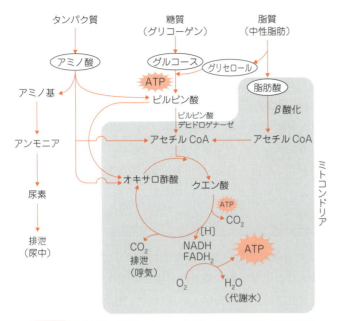

図5.6 糖質，脂質，タンパク質の代謝経路と相互関係

り，解糖系に入り，続いてTCA回路で代謝されていく（図5.6）．解糖系からTCA回路への接続部で，ピルビン酸→アセチルCoAに関与する酵素であるピルビン酸デヒドロゲナーゼは，運動により活性が上昇し，グルコースの酸化分解量が増加する．

（3）運動による内分泌の変化と代謝

運動により交感神経の活動は亢進し，内分泌系ではカテコールアミン，成長ホルモン，グルココルチコイドの分泌は促進され，インスリンの分泌は抑制される．インスリンは，グリコーゲンなどの糖質の合成を促進する同化（合成）ホルモンであるが，運動時には分泌が抑制されて代謝は異化（分解）へと傾く．運動によりアドレナリン，ノルアドレナリン，成長ホルモン，副腎皮質ホルモンの分泌が促進され，代謝は異化に向かい，糖質の分解を促進する．肝臓や筋肉のグリコーゲンを分解し，筋収縮のエネルギー源を供給する．運動により肝臓グリコーゲンが分解されると，グルコースが生成されて血中に放出され，運動により低下した血糖値を補給する．一方，筋グリコーゲンは，分解されて筋収縮のエネルギー源となるが，血糖へのグルコース供給はできない．

1.3 運動における糖質の重要性

運動パフォーマンスにおいて糖質が重要な役割を果たすことは，20世紀初めから知られていた．筋肉や肝臓のグリコーゲンや血中グルコースを最大限に利用し，運動パフォーマンスを高めるために，運動前のグリコーゲンローディング，運動中のエネルギー補給や運動後の疲労回復のための

適切な糖質摂取は重要である.

（1） 糖質の体内分布

表5.1 に示すように，体内の糖質は大部分がグリコーゲンとして肝臓や筋肉中に貯蔵される．グルコースとして存在するものはわずかであり，血糖値は 0.1% である．肝臓では 4～6%，筋肉では 0.5～1.0% のグリコーゲンがあり，肝臓で最も高い濃度である．筋肉中のグリコーゲン濃度は肝臓のそれよりも低いが，総重量が大きいために，総量で計算すると最も大量のグリコーゲン貯蔵となる．血液や肝臓，筋肉を合わせた全身のグリコーゲン量は 327 g であり，カロリーに換算しても 1300 kcal 程度で，基礎代謝量程度である.

（a） 肝臓グリコーゲン

肝臓には 72 g のグリコーゲンが含まれるが，この量は周期的に変化し，空腹時にはグリコーゲンが分解されて少なくなり，食後は合成されて増加する．肝臓グリコーゲンの分解・合成は血糖値の調節に大きく貢献しており，空腹時に血糖値が少し低下すると，肝臓グリコーゲンが分解されて血糖へ供給され，血糖値の低下を防いでいる.

運動時には，活動筋において血中グルコースの取り込みが増加し，血糖値が低下するが，肝臓グリコーゲンが分解され，運動中の血糖値低下を防いでいる．つまり肝臓グリコーゲンが効率よく分解されることが，運動中の血糖値の維持に重要となる.

（b） 筋グリコーゲン

よくトレーニングされた選手で高糖質の食事をとっている場合，筋肉に貯蔵されるグリコーゲンは 500 g 以上となり，一般人（約 300 g）の 2 倍程度の貯蔵量をもつ．そのため，筋肉に貯蔵されるエネルギーも 1000 kcal から 2000 kcal へと高くなる.

運動により筋肉や肝臓でグリコーゲンが枯渇すると，選手は最大酸素摂取量が 50% でしか競技できなくなる.

食事によって筋肉や肝臓で貯蔵グリコーゲンが増えると，選手は高強度の運動や長時間の持久運動を行うことができる.

表5.1 成人（体重 70 kg）の糖質貯蔵

	濃度（%）	重量（g）	糖質総量（g）
細胞外の糖質	0.1	10,000	10
肝臓グリコーゲン	4.0	1800	72
筋グリコーゲン	0.7	35,000	245
総計			327

肝臓グリコーゲンは血糖調節に，筋グリコーゲンは高強度運動時に重要である．R. K. Murray et al., "Harper's Biochemistry, 22nd," Appleton and Lange（1990）より.

（2） 運動と血糖値

血糖（血中グルコース）は，脳をはじめとする神経組織では直接のエネルギーとして重要である．空腹時や運動時に血糖値は低下し，食後には上昇するが，70～130 mg/100 mL の範囲にだいたい保たれている．これを**血糖の恒常性**という．血液は 0.1 % の濃度で循環し，グルコースを各組織に送り届けている．

（a） 食後と食間期

食後，血糖値は上昇するが，しばらくすると元にもどる．これは，食後の血糖値の上昇により，膵臓のランゲルハンス島のβ細胞からインスリンの分泌が促進され，血糖値を下げるからである．インスリンは筋肉や脂肪組織などでグルコースの取り込みを促進して，取り込んだグルコースを肝臓や筋肉でグリコーゲン合成に利用し，血糖値は元にもどる．

食物が摂取されない食間期には血糖値が低下するが，肝臓グリコーゲンの分解や肝臓での糖新生によりグルコースを血液に送り，血糖値の低下を防いでいる．

（b） 運　動

運動時には活動筋におけるグルコースの取り込みが増加するので，食間期と同様に血糖値が低下する．

運動中，肝臓グリコーゲンは分解され，運動強度が低強度から高強度に至るまで，活動筋にグルコースが供給される．同時に筋グリコーゲンは，運動の初発段階で優先的に利用される．

高強度の運動時には神経-内分泌因子がアドレナリン，ノルアドレナリン，グルカゴンの分泌を促進し，インスリン分泌を抑制する．これらのホルモンはグリコーゲンホスホリラーゼを活性化し，肝臓と活動筋でのグリコーゲン分解を促進する．

運動前に，消化・吸収されやすく血糖値が速やかに上昇する糖質を摂取すると，糖質酸化が増加し，骨格筋での長鎖脂肪酸の酸化や遊離脂肪酸の酸化が抑制される．

（3） グリコーゲンの分解

運動により，肝臓グリコーゲンをグルコースに分解して血糖の供給を行っている．運動中の血糖値の維持には，肝臓グリコーゲンの分解が重要である．一方，筋グリコーゲンは直接に血糖の供給は行わないが，激運動時に筋肉中に産生した乳酸から肝臓でグルコースに生成され，再び筋肉に送られて利用されるコリ回路がある（次の糖新生を参照）．

（4） 肝臓での糖新生グルコース再生回路

グリセロール，ピルビン酸，乳酸，アミノ酸（アラニン）などの糖質でないものから，グルコースを生成することを**糖新生**（gluconeogenesis）という．

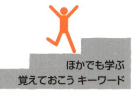

ほかでも学ぶ 覚えておこう キーワード

血糖の調節
➡人体の構造と機能及び疾病の成り立ち（生化学）

国家試験ワンポイントアドバイス

血糖値が低下すると，肝臓グリコーゲンを分解して血糖供給を行う．

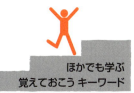

ほかでも学ぶ 覚えておこう キーワード

糖新生
➡人体の構造と機能及び疾病の成り立ち（生化学）

グルコース生成の系には，筋肉から乳酸またはアラニンを血液を介して肝臓に運び，グルコースを生成して筋肉にもどすコリ回路やグルコース・アラニン回路がある．運動により糖新生は促進される．

（a）コリ回路

急激な運動時には，酸素が不足するために解糖系で乳酸が生じるが，乳酸は筋肉では処理できず，血液により肝臓に運ばれる．肝臓では乳酸がグルコースに生成され，再び筋肉に送られて利用される．これを**コリ回路**（Cori cycle）という．

（b）グルコース・アラニン回路

激運動や長時間の運動，あるいは飢餓時には，タンパク質の分解が合成を上回る異化的な（catabolic）状態となる．図5.7に示すように，筋タンパク質の分解により生じたアミノ酸のアミノ基は，グルコースに由来するピルビン酸に転移されて**アラニン**となり，筋肉から血中に放出される．肝臓に運ばれたアラニンは，アミノ基転移によりピルビン酸となり，糖新生経路によりグルコースとなり，血液を介して再び筋にもどり利用される．このように筋肉から肝臓に運ばれるアミノ酸がアラニンであり，エネルギーとして利用される．

（5）アミノ酸（BCAA）の利用

持久系スポーツでは筋中に貯蔵されているグリコーゲンが枯渇し，筋肉のアミノ酸，とくに**BCAA**（分岐鎖アミノ酸．バリン，ロイシン，イソロイシン）がエネルギー源として利用されるようになる．運動中のBCAA補給は，筋タンパク質の分解を抑える意味で有効である．

BCAA分解の第一の反応は分岐鎖アミノ酸アミノトランスフェラーゼ（branched-chain aminotransferase, BCAT）により行われ，第二の反応は

国家試験ワンポイントアドバイス

コリ回路は，筋肉で運動により生じた乳酸が血液を介して肝臓に運ばれてグルコースを生成する回路である．

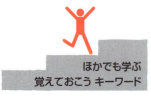

ほかでも学ぶ 覚えておこう キーワード

グルコース・アラニン回路
➡基礎栄養学

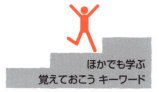

ほかでも学ぶ 覚えておこう キーワード

BCAA
➡基礎栄養学

国家試験ワンポイントアドバイス

BCAAは肝臓では代謝（分解）されず，筋肉で代謝される．本章3節を参照

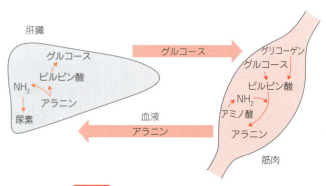

図5.7 グルコース・アラニン回路

筋肉では，グルコース由来のピルビン酸に，アミノ基転移によるアミノ基がついてアラニンを生成する．アラニンは肝臓に運ばれてアミノ基とピルビン酸になり，アミノ基は尿素に変換され，ピルビン酸からはグルコースが生成する．運動中，筋肉からの多量のアラニンの生成と放出により，神経系と活動筋へのグルコース供給を行うことができる．

分岐鎖α-ケト酸デヒドロゲナーゼ複合体(branched-chain α-keto acid dehydrogenase, BCKDH)により行われる．2番目の酵素反応は不可逆であり，分岐鎖アミノ酸分解を実質的に制御している．安静時のBCKDH活性は低いが，運動により活性が高まってBCAA利用が亢進する．

1.4 糖質と運動パフォーマンス

食事中の糖質摂取を増やすと持久運動のパフォーマンスが高まることは，古くから知られていた．1939年にC. Hansenは，被験者が運動前に高糖質食をとっているとRQが高くなり，疲労に至るまでの運動時間が延長することを示した．

1960年代になると，J. Bergströmにより筋バイオプシー(筋生検)の手法が開発され，実際にヒトの骨格筋を採取してグリコーゲン合成や消費を測定したことから，食事の影響を立証できるようになった．

(1) グリコーゲンと持久力

図5.8は，Bergströmが筋バイオプシーを使った初めての実験で，運動前の大腿四頭筋のグリコーゲン量が中強度の運動持久時間に影響を及ぼすことを示したものである．

この実験は，混合食，高脂肪食，高糖質食という3種の異なった食事を3日間摂取させた後，自転車エルゴメーターでVO_2max 75％の強度で運動させて，持久力と筋グリコーゲン量の関係を調べたものである．通常の混合食の場合には，筋グリコーゲンの初期値は約1.75 g/100 g筋であり，

BCAAとセロトニン(疲労のセロトニン仮説)

血中BCAAの低下はトリプトファンの脳内への取り込みを助長して，中枢疲労をもたらすセロトニンを増加させると考えられている．なぜなら，BCAAの血液-脳関門の通過における輸送体がトリプトファンと同じであり，BCAA濃度が低いとトリプトファンが通過し，トリプトファンからのセロトニン合成が増えるからである．したがって，脳内へのトリプトファン取り込みを防ぐためのBCAA摂取が中枢性疲労を軽減するといわれている．

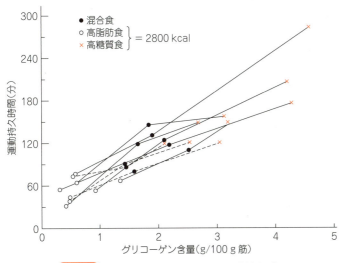

図5.8　筋グリコーゲン含量と運動持久時間

混合食，高脂肪食(タンパク質＋脂肪)，高糖質食をとったときの，大腿四頭筋の初期のグリコーゲン含量と，VO_2max 75％の運動強度での運動持久時間との関係．混合食，高脂肪食に比べて高糖質食では筋グリコーゲン含量が高く，運動持久時間が長い．J. Bergström et al., *Acta Physiol. Scand.*, **71**(2), 140(1967)より(一部改変)．

$VO_2max\ 75\%$ の運動負荷では114分耐えることができた．しかし，高脂肪食と高タンパク食（3日間）の場合は初期値が0.6 gとなり，持久時間は約60分と短くなった．同じ被験者に高糖質食（3日間）を与えると，グリコーゲンは3.3 gになり，混合食から2倍に増加し，持久時間も約170分と1.5倍長くなった．筋グリコーゲンは運動により消費され，0.1～0.4 gに下落する．

表5.2に示すように，この実験から，食事中の糖質が筋中のグリコーゲン量に大きく影響を及ぼすこと，高強度の運動能力はグリコーゲンの貯蔵に依存しており，運動開始時点のグリコーゲン濃度が高いほど持久力が長くなることが明らかにされた．

したがって，運動前にあらかじめ高糖質食で筋グリコーゲン量を高めておくことが，疲労困憊までの運動時間を長くし，持久性運動パフォーマンスを向上させることになる．

（2）グリコーゲンローディング

運動前の筋グリコーゲン量は持久性運動パフォーマンスの決定要因である．筋グリコーゲン量を高める食事は高糖質食であるが，効率よくグリコーゲン量を高めるために，グリコーゲンを枯渇させて高糖質食をとる方法がある．それが，今では古典的な方法といわれるBergströmの**グリコーゲンローデイング**である．この方法では，レース1週間前に筋グリコーゲンが枯渇するような運動を行った後に，高脂肪・高タンパク質食（低糖質食）を3日間 → 筋グリコーゲンが枯渇するような運動負荷 → 高糖質食を3日間というように順次切り替えて試合日までに筋グリコーゲン量を高める．しかし，この方法は極端な食事と疲弊する運動負荷であり，心身へのストレスは強く，コンディションを整えることが難しいので，最近ではゆるやかなグリコーゲンローディングが行われている（第7章の図7.1を参照）．

（3）アスリートの糖質摂取

アスリートの炭水化物（糖質）摂取のためのガイドラインの概要を表5.3

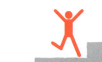

グリコーゲンローディング
➡応用栄養学

表5.2 筋グリコーゲン量と持久力の関係

食事	筋グリコーゲン量（g/100 g） 持久力テスト前	筋グリコーゲン量（g/100 g） 持久力テスト後	持久力（分）
1．低糖質食	0.63	0.13	57
2．混合食	1.75	0.17	114
3．高糖質食	3.31	0.43	167

テストの方法：混合食でのテストを行い，ついで低糖質食（高脂肪・高タンパク質食），高糖質食の順に同一被験者を用いて実験を行った．それぞれの食事は，混合食を1日のみ，それ以外の食事は3日間摂取させた．持久力は，75% VO_2max でエルゴメーターをこげる最大時間によって判定した．J. Bergström et al., *Acta Physiol. Scand.*, **71**（2），140（1967）より．

表5.3 アスリートの炭水化物（糖質）摂取のためのガイドラインの概要

運動強度	状況	摂取量（g/kg 体重/日）
1．軽い	低強度あるいはスキル主体の活動	3～5
2．中等度	中等度のプログラム（約1時間/日）	5～7
3．高い	持久プログラム（1～3時間/日，中・高強度の運動）	6～10
4．非常に高い	極端な取り組み（4～5時間以上/日，中・高強度の運動）	8～12

L. M. Burke et al., *J. Sports Sci.*, **29**, S17（2011）より抜粋．

に示す．この表からわかるように，運動強度が強くなるほど糖質摂取量は増加する．

中等度の運動の場合，糖質は1日あたり7g/kg体重とる必要があり，体重が60 kgの人は420 gの糖質が必要になる．

D. L. Costillらは，毎日練習・試合がある選手には24時間以内に8 g/kg体重の糖質を摂取する必要があるとしている．

（4） グリコーゲンとタンパク質の関係

体内のグリコーゲン量は運動中のタンパク質分解に影響することが知られている．グリコーゲンが豊富にあれば運動による体タンパク質分解は少ないが，グリコーゲンが枯渇した状態で運動を負荷すると血中と汗中の尿素量が高くなり，体タンパク質分解が亢進することがわかった（図5.9）．したがって，グリコーゲン貯蔵を高めることで運動による筋タンパク質の分解を抑制することができる．

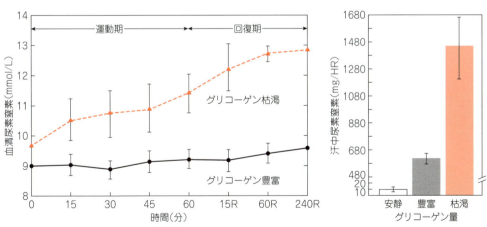

図5.9 グリコーゲン豊富な状態と枯渇状態における，運動による血清尿素窒素の増加の違い

血清尿素は運動により増加し，長期運動ではタンパク質分解が起こり，飢餓と似た状態となる．グリコーゲンが豊富な状態と枯渇した状態で運動による血清尿素窒素の増加について比較すると，グリコーゲンが豊富な状態では尿素の増加は起こらないが，枯渇した状態では尿素が増加し，タンパク質の分解が亢進した．これにより体内のグリコーゲン量が運動中のタンパク質分解に関係することがわかった．P. W. Lemon et al., *J. Appl. Physiol.*, **48**, 624（1980）より．

（5） 糖質摂取のタイミング
（a）試合前の糖質摂取

試合30分前に75gのグルコースを摂取すると，インスリンの作用により運動開始後すぐに低血糖を起こしてしまい，競技力が低下することがある．ただし，この研究結果については，糖質を多量に摂取しても反動として低血糖が観察されない例もある．他方，試合前の糖質摂取が疲労を遅らせるのは確かなようである．もし試合前に糖質を摂取するなら，果糖を用いればインスリン分泌に影響しないで正常血糖値を維持できる．果糖はグルコースよりも，遊離脂肪酸の動員をあまり抑制せずにゆっくり吸収されることが知られている．

（b）試合中の糖質補給

試合中は水分摂取が優先して重要である．試合時間が1時間以上となる競技（持久的運動）では，糖質摂取により疲労に至る時間が延長されることがわかっている．

果糖は試合中にとると不快感を招くといわれているが，インスリンを刺激しないで正常血糖値を維持し，グルコースよりも遊離脂肪酸の動員を抑制しない．そこで長時間持久性運動，たとえばマラソンでは，糖質だけでなく脂肪の酸化は重要である．ただし，脂肪酸の酸化の定常状態まで20分はかかるので，初期のエネルギー補給は糖質でまかなわなければならない．いったん脂肪酸の動員が起こり，その代謝が定常状態になれば，脂肪組織からの動員は長時間有効である．

（c）試合後の糖質補給：グリコーゲンの回復と摂取のタイミング

筋グリコーゲンの回復には高糖質食が有効である．図5.10に示すよう

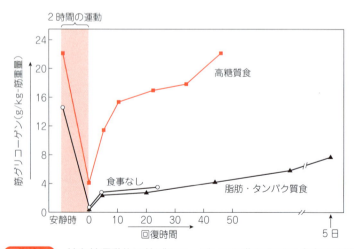

図5.10　持久性運動後の筋グリコーゲンの回復における食事の影響

持久性運動により筋グリコーゲンが枯渇後，高糖質食をとると速やかに筋グリコーゲンは回復するが，完全回復には46時間が必要である．一方，食事なしや脂肪・タンパク質食では回復しない．堀田昇，体力科学，**45**，461(1996)より引用．

2 運動と脂質の栄養・代謝

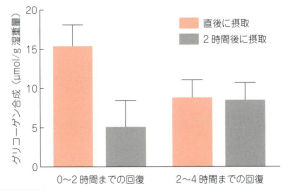

図 5.11 筋グリコーゲンの回復と糖質摂取のタイミング

J. L. Ivy et al., *J. Appl. Physiol.*, **65**, 2018 (1985) より.

に，筋グリコーゲンが消耗した後に食事をとらなかったり，とっても脂肪と高タンパク食であれば，筋グリコーゲンは十分には回復できない．高糖質食を摂取すると筋グリコーゲンは回復するが，それでも完全に回復するまでに 46 時間はかかる．

図 5.11 に示すように，運動直後から 2 時間までの糖質摂取は筋グリコーゲンの回復に大きく貢献することがわかっている（第 7 章も参照）．グリコーゲンの合成能は運動直後の最初の 1 時間までが最も速いとされ，その後は合成速度が低下するので，2 時間後に糖質を摂取すると筋グリコーゲン回復が遅くなる．一方で，約 7〜10 g の糖質を摂取すれば，24 時間後には元の貯蔵量にもどり，摂取のタイミングによる違いはない．

またグリコーゲンの回復には，糖質をタンパク質と一緒に摂取すると，筋グリコーゲンの増加量が糖質単独の摂取に比べて多くなるという報告がある．この効果は，タンパク質がインスリンの分泌を刺激して合成を高めるためとされている．

2 運動と脂質の栄養・代謝

2.1 運動強度および運動継続時間と糖・脂質代謝

（1） 運動強度と糖・脂質代謝

骨格筋が収縮するためには，ATP から無機リン酸が遊離する際に生じるエネルギーが必要となる．そして，骨格筋細胞内に蓄えられている ATP の量は非常に少ないので，運動を継続的に行う場合には，骨格筋細胞内で糖質や脂質から ATP を常に再合成する必要がある．糖質は骨格筋や肝臓にグリコーゲンとして貯蔵されている．グリコーゲンを分解することで素早く ATP を合成できるため，強度の高い運動を行う場合には必要不可欠なエネルギー源である．一方，脂質は糖質に比べてエネルギー密度が高く，皮下，内臓および筋肉内に大量に貯蔵されている．そのため，通

ATP
すべての真核生物が ATP を利用していることから，ATP は「エネルギー通貨」とも呼ばれる．

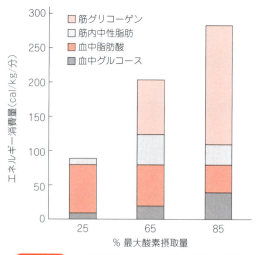

図5.12 運動強度とエネルギー基質の関係

J. A. Romijn et al., *Am. J. Physiol.*, **265**, E380 (1993) より (一部改変).

常の生活に必要なエネルギー源として利用されている．ただし糖質と比べた場合，脂質からATPを合成するためには多くの段階を経る必要があり（第3章2節を参照），急速にATPを必要とする強度の高い運動中のエネルギー源としては適していない．このように，運動中にエネルギー源として利用される糖質と脂質の割合は，運動強度によって異なる．

図5.12は運動強度による各エネルギー源利用量の違いを示している．非常に低い強度の運動中（ゆっくりした歩行程度）では，骨格筋は皮下および内臓脂肪から放出された血中の脂肪酸をおもなエネルギー源として利用する．一方，強度が最大酸素摂取量の65％に達すると，血中脂肪酸の利用割合は低下し，骨格筋に蓄えられているグリコーゲンの貢献が高まる．さらに強度を上げて運動を行った場合（最大酸素摂取量の85％）では，筋グリコーゲンの利用割合が著しく高まる．このように，運動強度が低い場合には脂質をおもなエネルギー源とし，運動強度が上がるにつれて糖質への依存度が大きくなる．これは，強度が高い運動中には短時間に多くのATPが必要となるが，脂肪酸の酸化によるATP合成だけでは運動を継続するために必要なATPを供給できないため，ATP供給速度が速いグリコーゲン分解からのATPを利用する必要があるからと考えられている．

運動強度によって利用されるエネルギー源が変化するメカニズムには不明な点が多く残されているが，運動強度が高くなるにつれて生じる代謝産物が筋グリコーゲンの分解を高めることや，脂肪酸をミトコンドリア内に輸送する酵素の働きが低下することなどが考えられる．

（2） 運動継続時間と糖・脂質代謝

運動中のエネルギー源は，運動強度だけでなく運動継続時間によっても変化する．図5.13は，最大酸素摂取量の65％の強度で2時間運動した

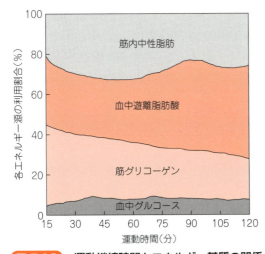

図5.13 運動継続時間とエネルギー基質の関係

J. A. Romijn et al., *Am. J. Physiol.*, **265**, E380 (1993) より (一部改変).

場合の各エネルギー源の利用割合を示している．運動開始直後は筋グリコーゲンの利用割合が高く，血中脂肪酸の利用割合が低いことがわかる．しかし，時間が経過するにつれて血中脂肪酸の利用割合が上昇し，それに伴い筋グリコーゲンの利用割合が低下する．運動継続時間が長くなるにつれて脂質の利用割合が高まる要因として，運動開始直後には低かった血中脂肪酸濃度が，時間がたつにつれて少しずつ上昇することで骨格筋への脂肪酸供給量が高まることが挙げられる．

以上のように，運動に利用されるエネルギー源は運動の強度や継続時間により変化する．ここで重要なことは，単独のエネルギー源が運動を継続するために必要なATPを供給するのではなく，複数のエネルギー源の貢献度が運動強度や運動時間に合わせて変化していることである．たとえば強度の高い運動中であれば，筋グリコーゲンがおもなエネルギー源となるが，ほかのエネルギー源（たとえば血中脂肪酸）もATPを合成するために利用されている．

2.2　骨格筋における脂質代謝
(1) 脂肪酸の取り込みとβ酸化

運動時のエネルギー源として利用される脂肪には，大きく分けて二つの供給源がある．一つは，脂肪分解により脂肪細胞から血液中に放出された脂肪酸である．もう一つは，骨格筋細胞内に貯蔵されている**筋内中性脂肪**である．骨格筋中に貯蔵されている中性脂肪は，分解することで即座に利用することが可能であるが，血液中に存在する脂肪酸を利用するためには，脂肪酸を骨格筋細胞に取り込む必要がある．

第 5 章 運動と栄養：運動時の栄養素の代謝と役割

　脂肪酸の骨格筋細胞への取り込みは，FABP$_{pm}$（plasma membrane fatty acid-binding protein）やCD36/FAT（fatty acid translocase）などの**脂肪酸輸送担体**によって行われる．これらの脂肪酸輸送担体により細胞質に運ばれた脂肪酸，または骨格筋細胞内の中性脂肪の分解により生成された脂肪酸は，アシルCoAとなりミトコンドリア内に運ばれる．ただし，アシルCoAのままではミトコンドリア膜を通過できない．そのため，ミトコンドリア外膜に存在するCPT（carnitine palmitolytransferase）-Iによりアシルカルニチンに変換されてミトコンドリア外膜を通過する．その後，カルニチンアシルトランスロカーゼによって内膜を通過し，内膜に存在するCPT-IIにより再びアシルCoAに変換される．ミトコンドリアマトリックスに取り込まれたアシルCoAは，2個の炭素分子がなくなり，新たなアシルCoAを合成する反応を繰り返す．この過程を**β酸化**と呼ぶ．β酸化によりアセチルCoAが繰り返し生成される過程で，還元型補酵素であるFADH$_2$やNADHを合成する（図5.14）．

（2）脂肪組織からの脂肪の動員

　脂肪組織を構成する脂肪細胞では，常に脂肪の合成と分解が行われている．内臓や皮下に存在する脂肪細胞では，中性脂肪は**脂肪滴**として貯蔵されている．脂肪細胞は，食事から摂取されたエネルギーのうち，余剰となった分を脂肪に変換し貯蔵する役割を担う．一方，空腹時や運動時のようにエネルギーが必要になった場合は，蓄積している脂肪を即座に分解し，血中に脂肪酸とグリセロールを放出する．このような現象を**脂肪動員**と呼ぶ．

　脂肪動員の刺激となるのは，アドレナリンやノルアドレナリンといった**カテコールアミン**と呼ばれるホルモンである．これらのホルモンが脂肪細

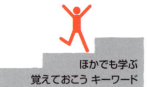

ほかでも学ぶ 覚えておこう キーワード

β酸化
➡人体の構造と機能及び疾病の成り立ち（生化学）

脂肪動員
脂肪動員はカテコールアミンによって促進され，インスリンによって抑制される．

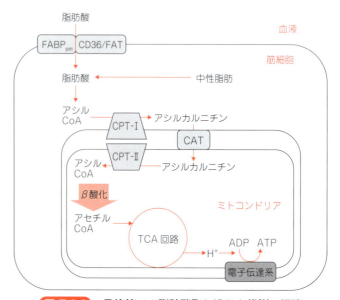

図5.14 骨格筋での脂肪酸取り込みと代謝の経路

2 運動と脂質の栄養・代謝

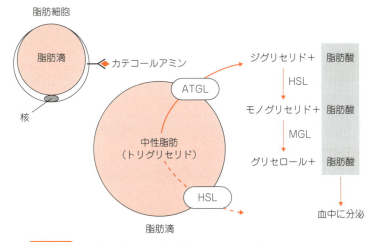

図5.15 脂肪組織での脂肪貯蔵(左上)と分解のメカニズム(右)
大隅隆,「脂肪の代謝とその調節」(兵庫県立大学理学部HP)を参考に作成.

胞に存在する受容体に結合することで,情報が細胞内に伝達される.その結果,脂肪分解に関与するタンパク質〔図5.15中のATGL(adipose triglyceride lipase)やHSL(hormone sensitive lipase)など〕の働きが高まることで,中性脂肪が脂肪酸とグリセロールに分解される.脂肪酸とグリセロールのうち,実質的なエネルギー源となるのは脂肪酸である.血液中に放出された脂肪酸は,アルブミンと結合して血中を運ばれ,各組織に輸送される.その後,細胞内に取り込まれた脂肪酸は,ミトコンドリアでの酸化を経てATP合成に利用される.

運動を開始すると,間もなくして血中脂肪酸濃度が上昇し始め,継続時間の延長に伴ってさらに高くなる.これは,運動によって血中カテコールアミン濃度が上昇することで,脂肪組織での脂肪分解が高まった結果である.

(3) 持久的トレーニングと脂質代謝

持久的トレーニングを行うことで,骨格筋ではさまざまな生化学的な適応が引き起こされる.この適応は,エネルギー源の選択に大きな影響を及ぼすことで,骨格筋の機能を高めるおもな要因となる.片脚のみに自転車エルゴメーターでのトレーニングを行った被験者に対し,両脚での自転車運動を行わせた実験では,骨格筋でのグリコーゲンからのエネルギー供給量や呼吸商がトレーニングを行った脚においてのみトレーニング前よりも低下することが報告されている.この研究から,持久的トレーニングを行った筋においてのみ糖質の利用が低下し,反対に脂質の利用が増加したことがわかる.この適応にはミトコンドリアが大きく貢献している.持久的トレーニングを積むことで,運動に動員された骨格筋のミトコンドリアが増加する.持久的トレーニングにより筋肉のミトコンドリアが増加して脂質

国家試験ワンポイントアドバイス

ATGLは細胞内の中性脂肪(TG)の分解の必須酵素であり,TG分解の初発段階で働く.TGが分解され,ジグリセリドはHSL(ホルモン感受性リパーゼ)による分解を受ける.

アルブミン
血清アルブミンとは,血液中の遊離脂肪酸やビリルビンなどの難溶性物質と結合し,運搬する輸送タンパク質である.

国家試験ワンポイントアドバイス

アドレナリンやノルアドレナリンなどのカテコールアミンに対する受容体は細胞膜に存在し,受容体と結合することで細胞内にシグナルを伝える.各種カテコールアミンがどの組織で生成されるか整理しておこう.

骨格筋の色
骨格筋には赤筋と白筋があり,赤筋は白筋と比べてミトコンドリアやミオグロビンを多く含んでいる.

国家試験ワンポイントアドバイス

呼吸商とは,栄養素が分解・酸化されてエネルギーが生成される過程における,酸素消費量に対する二酸化炭素排出量の比である.糖質と脂質の呼吸商は,それぞれ1.0と0.7である.

第 5 章 運動と栄養：運動時の栄養素の代謝と役割

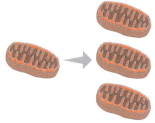

1. 最大の基質酸化能の向上
   より多くのピルビン酸を有酸素的に代謝できる
   ➡乳酸生成の抑制
2. β酸化酵素の増加
   ➡より多くの脂肪酸を酸化し，ATPを合成できる
3. 速やかなATPの再合成
   ➡AMPによるグリコーゲン分解促進を防ぐ

ミトコンドリアの増加

図 5.16 持久的トレーニングによる骨格筋ミトコンドリアの変化と，それにより引き起こされる代謝適応

酸化を高めるメカニズムとしては，ミトコンドリアの増加による最大の基質酸化能の向上が挙げられる（図 5.16）. ミトコンドリアにはβ酸化，TCA回路や電子伝達系の酵素が存在するため，ミトコンドリアの増加は脂質からのATPを合成する能力を高める.

ほかの要因として，運動中の骨格筋細胞内では，ATPの分解により大量のAMPが生成される. AMPはグリコーゲンを分解する酵素を活性化する因子なので，AMPが増加することでグリコーゲン分解が高まる. しかし，持久的トレーニングによりミトコンドリアが増加した結果，AMPからATPを再合成する能力が向上することで，グリコーゲン分解を抑制する. これが，持久的トレーニングによるグリコーゲン利用を低下させる要因となる（**グリコーゲンの節約効果**）. このように持久的トレーニングを行うことで，脂質を優先的にエネルギー源として利用できるように適応する. 以前は，持久的トレーニングによるミトコンドリアの増加は数週間以上かかると考えられてきたが，現在では1週間程度のトレーニングでも筋肉のミトコンドリアの酵素活性が高まることが明らかになっている（図5.17）. また以前は，LT強度以上の持久的トレーニングがミトコンドリアを効果的に増やすトレーニング方法と考えられていたが，近年では非常に強度の高い短時間の運動トレーニング（間欠的・高強度運動トレーニング）でもミトコンドリアが増えることがわかってきた.

持久的トレーニングを行うことでエネルギー源としての脂質の利用が高まることを学んだ. さてその脂質は，体内のどこに貯蔵されている脂質に由来するのだろうか. 図5.12では血中の脂肪酸がエネルギー源として重要であることが示されていたが，継続的な持久的トレーニングを行った人では，運動によるカテコールアミンの分泌量や血中脂肪酸濃度が低下することが知られている（図5.18）. このことから，持久的トレーニングによって運動中の脂質利用が高まるのは，脂肪細胞からの脂肪酸の放出が高まった結果ではないことが考えられる. 脂質は脂肪細胞だけでなく，骨格筋内にも脂肪滴として貯蔵されており，持久的トレーニングを行うことで骨格筋内の脂肪滴の量が高まる. また持久的トレーニングは，ミトコンドリア

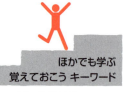

ほかでも学ぶ
覚えておこう キーワード

グリコーゲン節約効果
➡基礎栄養学

LT

lactate threshold の略, 乳酸閾値. 血中乳酸濃度が急激に上昇し始める運動強度のこと. トレーニングの運動強度を決定するために頻繁に用いられる.

国家試験ワンポイントアドバイス

ミトコンドリアは細胞小器官の一つで, ATPを合成する. 細胞の核とは別に, 母親由来のミトコンドリアDNAという独自のDNAをもっている.

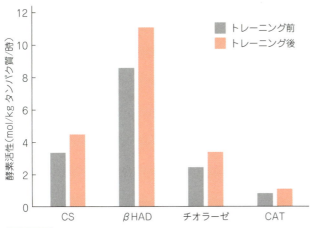

図5.17 ヒトでの7日間の運動トレーニングによる骨格筋のミトコンドリアタンパク質の変化

CS：クエン酸シンターゼ，βHAD：ヒドロキシアシルCoAデヒドロゲナーゼ，CAT：カルニチンアシルトランスフェラーゼ．R. J. Spina et al., *J. Appl. Physiol.*, **80**, 2250 (1996) より (一部改変).

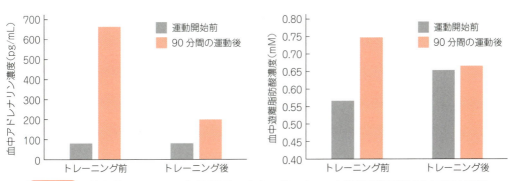

図5.18 持久的トレーニングが運動時の血中アドレナリンと遊離脂肪酸濃度に及ぼす影響

S. M. Phillips et al., *J. Appl. Physiol.*, **81**, 2182 (1996) より (一部改変).

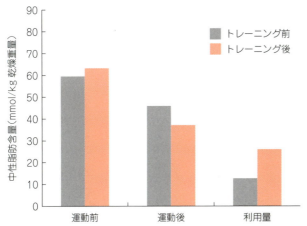

図5.19 持久的トレーニングによる骨格筋内中性脂肪の利用量の変化

B. F. Hurley et al., *J. Appl. Physiol.*, **60**, 562 (1986) より (一部改変).

だけでなく，骨格筋内に蓄えられた脂肪滴を分解する酵素（ATGL）の活性も高める効果をもつ．そのため，持久的トレーニングにより運動中の糖質利用が抑制され，反対に脂質利用が高まる理由としては，骨格筋のミトコンドリアが増加したことで，脂肪酸を酸化する能力や，骨格筋内の脂肪滴を分解する酵素の活性が高まるといった複合的な要因によると考えられる（図5.19）．

3 運動とタンパク質の栄養・代謝

3.1 筋タンパク質代謝：合成と分解

運動とタンパク質代謝は密接に関連している．長時間の運動時，筋のグリコーゲンが枯渇すると，タンパク質は崩壊し，エネルギー源としてアミノ酸が利用されるようになる．一方，運動を繰り返すことによって筋肥大が生じる．この際には，アミノ酸がタンパク質合成の材料となるだけでなく，タンパク質合成を促進する因子として，あるいは分解を抑制する因子として作用する．この項では，筋肥大および筋タンパク質の合成・分解に及ぼすアミノ酸の作用に重点を置いて解説する．

（1） 筋肥大と筋萎縮

筋肉の肥大と萎縮は，筋タンパク質の合成と分解のバランスのうえに成り立っている（図5.20）．

筋肥大を促進する因子として，運動，適切な栄養，なかでもタンパク質およびアミノ酸摂取，ホルモンとしてはインスリン，インスリン様成長因子Ⅰ（insulin-like growth factor-I，IGF-I），男性ホルモンが挙げられる．一般にこれらの因子は，筋タンパク質の合成を促進するだけでなく，筋タンパク質の分解抑制を介しても筋肥大を引き起こすと考えられている．

一方，**筋萎縮**を起こす因子としては，不動，筋を支配する神経の切断，炎症，腫瘍，糖尿病，腎不全，ステロイド治療などさまざまなものがある．

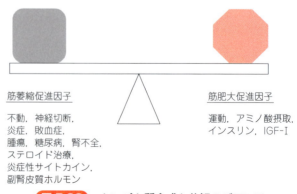

図5.20　タンパク質合成と分解のバランス

不動の代表は長期臥床である．長期臥床時，下肢筋の萎縮が著明である．筋肉を支配する運動神経が障害された場合，その支配されていた筋肉は萎縮する．炎症でも筋は萎縮する．これは，炎症時に増加した**炎症性サイトカイン**や，炎症ストレスに対応して増加する**副腎皮質ホルモン**（コルチゾール）が原因と考えられる．腫瘍による筋萎縮は炎症性サイトカインの増加と低栄養によることが考えられる．よく見られる疾患である糖尿病や腎不全も筋萎縮を起こす因子である．副腎皮質ホルモンの投与も筋萎縮を起こす要因であり，自己免疫疾患に対する治療などで薬理量の副腎皮質ホルモンが使用された場合，筋萎縮が引き起こされる．

（2）筋タンパク質の合成促進機構

筋タンパク質の合成を促進する因子のうち，最も作用機構が明らかになっているものは**インスリン**および **IGF-I** である．IGF-I は構造的にはプロインスリンと似ており，インスリンと同様の機序で作用を発揮することが報告されている．IGF-I は成長ホルモン（growth hormone, GH）によって，肝臓をはじめ多くの組織で産生が促進されるホルモンであり，GH の細胞増殖作用，臓器肥大作用の少なくとも一部は，この IGF-I の作用を介するものである．男性ホルモンやアミノ酸など，筋肥大を促進するほかの因子も，インスリン/IGF-I の刺激伝達系に影響を与え，筋肥大を起こす．

インスリンや IGF-I がタンパク質合成を促進する機構の要となる物質は，ラパマイシン標的タンパク質（mechanistic target of rapamycin, **mTOR**）である．インスリンや IGF-I が細胞膜にあるそれぞれの受容体に結合すると，細胞内で PI3 キナーゼ-Akt 系が活性化され，活性化された Akt は TSC2 をリン酸化する．リン酸化された TSC2 は，複合体を形成している TSC1 とともにリソソーム膜上の Rheb から解離してしまう．Rheb は低分子量 GTP 結合タンパク質であり，GTP が結合しているか，GDP が結合しているかによって作用が変化する．GTP アーゼ活性化タンパク質である TSC2 が作用すると GDP 型となるが，TSC1-TSC2 の解離後には GTP 型となり，直接 mTOR を活性化する．このようにして mTOR は活性化される（図 5.21）．

mTOR はリン酸化酵素であり，raptor, mLst8 などと結合して mTOR 複合体 1（mTOR complex 1, **mTORC1**）を形成している．これが活性化されると真核生物翻訳開始因子 4E 結合タンパク質 1（eukaryotic translation initiation factor 4E-binding protein 1, 4E-BP1）および S6 キナーゼ（S6K）をリン酸化する（図 5.22）．4E-BP1 は，mRNA の N 末端のキャップ構造に結合している 4E に結合しており，ほかの翻訳開始に関わる因子群の 4E に対する結合を妨げているタンパク質である．4E-BP1 はリン酸化されることにより 4E から外れ，ほかの因子群が結合して翻訳が始まる（図 5.23）．S6K はリン酸化されるとリボソームにある S6 をリン酸

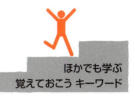

ほかでも学ぶ
覚えておこう キーワード

副腎皮質ホルモン
➡人体の構造と機能及び疾病の成り立ち

サイトカイン
おもに免疫細胞から分泌され，細胞間の情報伝達を行う低分子のタンパク質の総称．とくに炎症反応を引き起こすサイトカインを炎症性サイトカインという．

薬理量
通常，体内に存在する量を生理量といい，薬として効果を発揮させるために投与する，生理量を上回る量を薬理量という．

国家試験ワンポイントアドバイス

インスリンは血糖値を低下させるホルモンとして有名であるが，タンパク質合成や細胞増殖を促進する作用ももっている．プロインスリンが切断されて，インスリンと C ペプチドができる．
成長ホルモンは下垂体から分泌されるホルモンの一つである．体の成長に必要なホルモンで，成長期に欠乏すると低身長となる．

インスリンと IGF-I
プロインスリンと IGF-I はアミノ酸配列がよく似ており，類似した構造をとり，類似した作用を発揮する．インスリンは，グルコースを細胞内に取り込ませ，血糖を低下させる作用が有名であるが，細胞増殖因子としても作用する．一方，IGF-I は細胞増殖因子としての作用が目立つが，大量に投与した場合，血糖値を低下させる作用も示す．これらの作用は，細胞内の一連のリン酸化酵素の活性化（リン酸化）を介して出現する（刺激伝達系）．

第5章 運動と栄養：運動時の栄養素の代謝と役割

ラパマイシン

イースター島の土壌から分離された抗生物質．これが標的とするタンパク質としてmTORが見出された．実際ラパマイシンは，mTORC1の働きを抑制する作用をもつ．

国家試験ワンポイントアドバイス

インスリンやIGF-Iは細胞膜を通過できないが，それらの刺激は細胞内に伝達される．それは，細胞膜にそれらのホルモンと結合するタンパク質（受容体）があるためである．受容体に結合後，一連のリン酸化酵素が順に活性化され，ホルモン情報を伝達するしくみが，ホルモンの刺激伝達系として使用されていることが多い．

低分子量GTP結合タンパク質

GTPまたはGDPが結合することにより活性のON/OFF調節が行われるタンパク質のうち，単量体で機能する小分子のものをいう．GTPの結合はGDP-GTP交換因子により調節され，GDP結合型への変換はGTPアーゼ活性化タンパク質（低分子GTP結合タンパク質自体，GTPアーゼ活性をもっているが，その作用を促進する）により調節される．さまざまな細胞内情報伝達，機能調節に関与している．

国家試験ワンポイントアドバイス

翻訳とは，mRNAの情報をもとにタンパク質をつくることをいう．

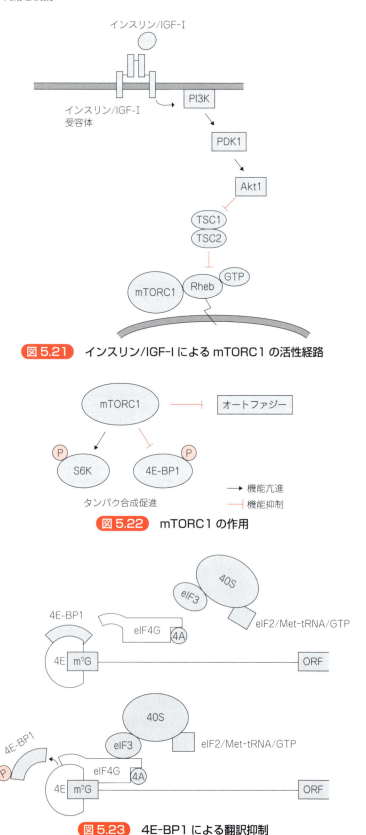

図5.21 インスリン/IGF-IによるmTORC1の活性経路

図5.22 mTORC1の作用

図5.23 4E-BP1による翻訳抑制

化し，タンパク合成を促進する．このようにして，インスリンとIGF-Iは種々のタンパク質の翻訳を進め，タンパク合成を促進する．

男性ホルモンは男性の二次性徴を促進する因子である．思春期に精巣からの男性ホルモンである**テストステロン**の分泌が亢進することによって，男児は筋骨がたくましくなり，男性型の体型が形成される．テストステロンもインスリン/IGF-Iの情報伝達系に影響を及ぼし，mTORC1を活性化することによりタンパク合成を促進する．

アミノ酸もmTORC1の活性化を介してタンパク質合成を促進する．これについては3.2項で述べる．

（3） 筋タンパク質の分解機構

筋肥大や筋萎縮の抑制にはタンパク質の分解抑制も関与している．細胞内のタンパク質分解系はオートファジー系とユビキチン-プロテアソーム系に大別される（図5.24）．この二つのシステムとも，筋肥大や筋萎縮を起こす種々の因子により調節されている．

オートファジー系は特定の物質を選択的に分解するものではなく，いろいろな物質をまとめて分解しようとするシステムである．オートファジー系が活性化されると，細胞内に隔離膜ができ，それが細胞内の小器官や物質を包み込む．隔離膜で包まれた構造物（**オートファゴソーム**）とリソソームが融合し，リソソーム中のタンパク分解酵素により隔離膜中の物質が分解される．しかし最近では，オートファジー系といえども，必ずしも当初考えられていた非選択的分解系ではなく，ミトコンドリアのような特定の小器官を選択的に分解するオートファジー系の存在も報告されている．

オートファジー

2016年，オートファジー機構の解明に関する研究に対して，大隅良典博士にノーベル生理学・医学賞が授与されたことは有名である．

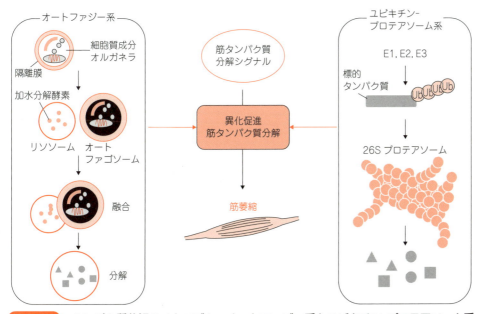

図5.24 タンパク質分解のメカニズム：オートファジー系とユビキチン-プロテアソーム系

mTORC1はオートファゴソーム形成を抑制する．インスリンや分岐鎖アミノ酸(branched-chain amino acid, BCAA. バリン，ロイシン，イソロイシン)はmTORC1を介してオートファジー系を抑制する(図5.22)．また，FOXOファミリーの転写因子はオートファゴソーム形成を促進するが，このFOXOの機能はインスリンによって抑制される．

ユビキチン-プロテアソーム系は，特定のタンパク質を選択的に分化しようとするシステムである．分解する必要が生じたタンパク質に対し，多くのユビキチンがつながったポリユビキチンの結合が起こる．この反応には，三つの酵素〔E1 (活性化酵素)，E2 (結合酵素)，E3 (ユビキチンリガーゼ)〕が必要である．標的タンパク質にユビキチンを結合させるユビキチンリガーゼが基質特異性をもっており，最終的に特定の基質にユビキチンを結合させる．通常は，連続的にユビキチンが結合することで生じるポリユビキチン鎖が結合したタンパク質は**プロテアソーム**に運ばれ，そこで分解される(図5.25)．筋肉特異的に存在するE3としてatrogin-1やMuRF1があり，筋タンパク質分解に関与している．

炎症により筋萎縮が生じることはよく知られている．炎症では白血球からさまざまなサイトカインが分泌され，炎症反応を成立させているが，TNFαやIL-1などの炎症性サイトカインは，細胞内NF-κB系の活性化などを介してatrogin-1やMuRF1遺伝子発現を促進する．これが炎症による筋萎縮の一つの要因である(図5.26)．ほかに，神経切断，不動，副腎皮質ホルモン過剰などの状態や，糖尿病，腎不全などの疾患による筋萎縮時にもatrogin-1やMuRF1の発現は増加している．

一方，FOXOファミリーの一員であるFOXO3はatrogin-1遺伝子発現を促進する転写因子であるが，インスリンなどによりAkt1が活性化されると，FOXO3はリン酸化され，その結果，FOXO3は核内から核外に移行してatrogin-1遺伝子発現は低下する．また，アミノ酸もatrogin-1やMuRF1遺伝子発現を抑制することが報告されている．

FOXOタンパク質
フォークヘッド(forkhead)ドメインをもつ転写因子群のOサブファミリーに属する転写因子であり(forkhead box-containing protein, O sub-family)，哺乳類の細胞ではFOXO1，FOXO3，FOXO4，FOXO6が発現している．

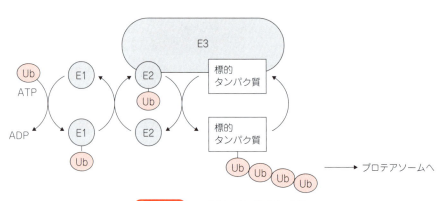

図5.25　ユビキチン化のしくみ
E1：活性化酵素，E2：結合酵素，E3：ユビキチンリガーゼ．

3 運動とタンパク質の栄養・代謝

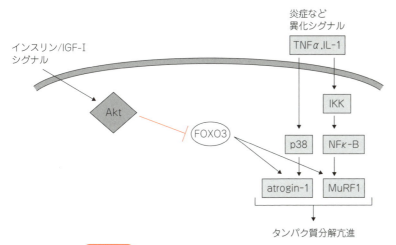

図5.26 炎症によるタンパク質分解の促進

（4）筋量に影響する因子

ほかに筋量に影響を及ぼす因子として**ミオスタチン**がある．ミオスタチンは，筋肉発達がきわめて良好なウシの解析から見いだされたTGF-βファミリーに属するタンパク質である．ミオスタチンはおもに筋で産生され，筋の発達を抑制する作用をもっており，欠損すると筋肉は著しい発達を示す．ミオスタチンの作用の一部はインスリン作用の抑制やatrogin-1やMuRF1遺伝子発現を促進するものであり，その結果，ミオスタチンは筋肥大を抑制している．加齢によってミオスタチン発現は増加し，若年者でも高齢者でも運動によりミオスタチン発現は減少するという報告と，若年者では減少するが高齢者では変化しないという報告があるが，これらのミオスタチン量の増減が，ヒトにおいて実際に筋量にどれほどの影響を及ぼしているかは明確ではない．

3.2 BCAAの筋タンパク質合成促進効果と筋タンパク質分解抑制効果

アミノ酸のタンパク質合成促進作用については，よく調べられている．なかでも**分岐鎖アミノ酸**（branched chain amino acid，**BCAA**）は筋肉で代謝されるアミノ酸であり，とくに注目されてきた．このなかで最もよく研究されているアミノ酸は**ロイシン**であり，まずBCAAあるいはロイシンの筋タンパク質合成促進機構と分解抑制機構を概観し，ついでヒトがBCAAあるいはロイシンを摂取した場合の筋肉における作用について述べる．

（1）BCAAのタンパク質合成促進作用

BCAAをはじめアミノ酸は，次の機構でタンパク質合成を促進する．

（a）アミノ酸が細胞内に輸送される

血漿アミノ酸はトランスポーターによって細胞内に運ばれる．一つのト

ミオスタチン遺伝子
ミオスタチン遺伝子異常により，ミオスタチンの作用がなくなった場合，ウシだけでなく，マウスやヒトでも筋肥大が起こる．

TGF-βファミリー
トランスフォーミング増殖因子β（TGF-β）は，多くの細胞の増殖を抑制する増殖抑制因子の代表的な存在である．このTGF-βに類似した構造をもつタンパク質は数多く存在し，TGF-βファミリーと呼ばれている．これらのタンパク質は，発生，細胞分化，炎症，がんの転移など，さまざまな領域で機能している．

国家試験ワンポイントアドバイス
BCAAはロイシン，バリン，イソロイシンをいう．筋肉はBCAAを代謝する主要臓器である．

107

ランスポーターが一つのアミノ酸を輸送するのではなく，一つのトランスポーターは性質の類似したアミノ酸群を輸送する．また，特定のアミノ酸輸送に複数のトランスポーターが関与している．BCAA の輸送についてもそうであり，複数のトランスポーターが，BCAA 以外に中性の大型アミノ酸も対象として，これらのアミノ酸輸送に関わっている．また，組織によってトランスポーターの発現には差があり，特殊な状況(たとえば腫瘍細胞)で発現量が変化するものもある．

(b) アミノ酸が mTOR をリソソーム膜上へ移動させる

mTORC1 はインスリンや IGF-I のような増殖因子によって活性化されるだけでなく，細胞内のアミノ酸や ATP 量によっても制御される栄養センサー〔ATP による制御については本項(4)を参照〕としても働いている．mTORC1 には低分子の GTP 結合タンパク質である Rag タンパク質が結合する．Rag には 4 種類あり，RagA または RagB が，RagC または RagD とヘテロ二量体を形成しており(2×2 通り)，mTORC1 を細胞質からリソソーム膜上に移行させる役割をもっている．アミノ酸の欠乏状態では Rag 二量体は不活性型であるが，アミノ酸存在下では活性型となり，mTORC1 に結合し，mTORC1 を細胞質からリソソーム膜上に移行させる．リソソーム膜上には Rheb が存在するので，Rheb により mTORC1 が活性化されることになる〔図 5.27 および 3.1 項(2)を参照〕．すなわち，アミノ酸はインスリン/IGF-I などの成長因子の下流シグナルと協調して作用を発揮する．

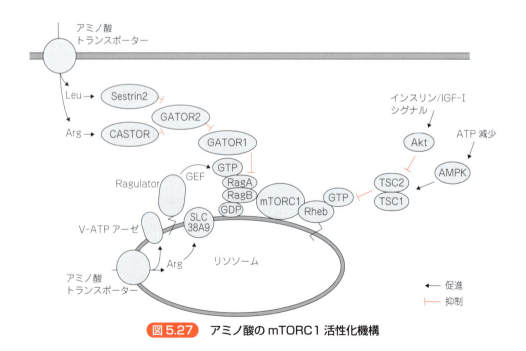

図 5.27　アミノ酸の mTORC1 活性化機構

（c）細胞内アミノ酸感知機構による mTORC1 活性化

さらに個々のアミノ酸は，mTORC1 機能を調節している可能性がある．

① リソソーム内アミノ酸の感知機構

リソソーム膜には Ragulator と名づけられたタンパク質複合体が存在する．この Ragulator の役割は，Rag 二量体と結合して RagA をリソソームにつなぎとめることと，GDP-GTP 交換因子（guanine nucleotide exchange factor，GEF）として作用し，アミノ酸存在下に RagA を活性化（GTP 結合型）することである．一方，リソソーム内のアミノ酸情報は，リソソームにあるアミノ酸トランスポーター様タンパク質である SLC38A9 や V-ATP アーゼを介して Ragulator や Rag に伝達されている．

② 細胞質アミノ酸の感知機構

Rag に結合するタンパク質として GATOR1，GATOR2 というタンパク質複合体が同定されている．GATOR1 は RagA に対して不活性化作用をもち，mTORC1 活性は抑制される．一方，GATOR2 は GATOR1 の活性化を抑制しており，その結果，mTORC1 活性は亢進する．さらに，GATOR2 に結合し，GATOR2 の作用を抑制する二つのタンパク質，Sestrin2 と CASTOR が見いだされた．そのうちの一つである Sestrin2 は，ロイシンと結合すると GATOR2 に対する結合性が消失する．その結果，GATOR2 の機能が回復して mTORC1 は活性化される．同様に，CASTOR はアルギニンと結合すると GATOR2 に結合しなくなり，GATOR2 の機能が回復して mTORC1 は活性化される．このような細胞内アミノ酸の感知機構が存在することがわかってきた（図 5.27）．

以上，BCAA の mTORC1 活性化に及ぼす効果は，次のようにまとめられる．① BCAA を含むアミノ酸は mTORC1 を Rheb の存在するリソソーム膜上に移行させ，mTORC1 を活性化させる，② とくにロイシンは Sestrin2 と結合することによって，Sestrin2 の GATOR2 への抑制作用を解除し，その結果 mTORC1 を活性化する．

GDP-GTP 交換因子（GEF）
低分子 GTP 結合タンパク質などに作用し，GDP が結合した状態から GTP が結合した状態に変換する因子をいう．通常，GDP を結合したタンパク質は不活性であり，GTP を結合した場合に活性化されることが多い．GTP の有無がスイッチとなってタンパク質の機能が調節されるしくみである．

（2） BCAA のタンパク質分解抑制作用

BCAA はオートファジー系およびユビキチン-プロテアソーム系を抑制して，筋タンパク質の分解を抑制することも報告されている．タンパク質制限食，副腎皮質ホルモン投与，不動により筋萎縮が発生するが，このときオートファジー系およびユビキチン-プロテアソーム系は機能亢進状態にある．BCAA あるいはロイシンの経口摂取は，両者を抑制する．

（3） BCAA 代謝の mTORC1 活性への影響

（1）で示したように，細胞内に取り込まれたアミノ酸が種々の作用を発揮する．一方，筋は生体中で BCAA を代謝する主要臓器であり，BCAA をエネルギー源としても利用している．筋細胞内に運ばれた BCAA の代謝も mTORC1 に影響を及ぼしている．BCAA 代謝の第 1 段階は BCAA

第 5 章　運動と栄養：運動時の栄養素の代謝と役割

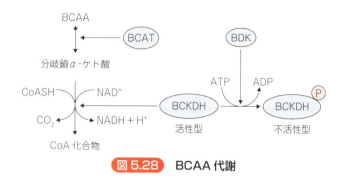

図5.28 BCAA 代謝

> **国家試験ワンポイントアドバイス**
> BCAA は必須アミノ酸であるが，骨格筋で分解されて利用される．安静状態での利用は少ないが，運動負荷により BCKDH（分解系の 2 番目の酵素）が活性化されて，BCAA の分解を増加させる．

アミノトランスフェラーゼ（BCAT）によるアミノ基転移反応で，BCAA は分岐鎖α-ケト酸に変換される．それに続く第 2 段階が分岐鎖α-ケト酸デヒドロゲナーゼ（BCKDH）による酸化的脱炭酸反応である．これは不可逆反応であり，BCAA 代謝の律速段階と考えられているが，通常，安静状態では BCKDH は BCKDH キナーゼ（BDK）によりリン酸化され，その結果非活性型となっている（図 5.28）．つまり，通常は BCAA および分岐鎖α-ケト酸がたまった状態となっている．

運動時には BCAA がエネルギー源として利用されることが知られており，運動時 BCKDH 活性が増加している．BDK 遺伝子を除去したマウス（BDK ノックアウトマウス，BDKK/O）では，BCKDH が活性型となっているために BCAA 代謝が亢進しており，細胞内および血漿中の BCAA 濃度は低い．このマウスを低タンパク質飼料で飼育すると，筋線維タンパク質量は低下し mTORC1 活性も低下していた．BCAA を大量に投与すると，対照の正常マウスに比べ，BDKK/O では mTORC1 活性の過剰反応が観察された．すなわち，mTORC1 の活性化に細胞内の BCAA（あるいは分岐鎖α-ケト酸）が重要である可能性が，*in vivo* でも示されたわけである．

（4）細胞内低エネルギー状態の mTORC1 活性への影響

飢餓などの低栄養状態では，まず一個体が生きていくことが重要であり，そのときには筋タンパク質は分解され，アミノ酸は栄養源として利用される．そのとき，筋タンパク質合成も低下しており，筋萎縮が著明となる．

低エネルギー状態になると細胞内 ATP が減少してくる．そのとき作動するセンサーが AMP 活性化プロテインキナーゼ（AMP-activated protein kinase, **AMPK**）である．AMPK は ATP 量の低下とそれに伴う AMP 量の増加により活性化される．AMPK は糖輸送や脂肪酸化などのエネルギー産生経路を亢進させ，逆にタンパク質合成などのエネルギー消費経路を抑制し，細胞内の ATP 量の回復を図る酵素である．低栄養状態になると，筋細胞内で AMPK が活性化する．AMPK は TSC2 の活性化を介して，mTORC1 の作用を減弱させる．低栄養状態（通常，タンパク質も糖質も少ない）では，アミノ酸低値により mTORC1 が活性化しないだけでなく，

ノックアウトマウス
特定の遺伝子のみ除去したマウスをいう．ノックアウトマウスと正常のマウスの表現系を比べることにより，ノックアウトされた遺伝子産物の働きを *in vivo* で調べることができる．この応用として，特定の臓器においてのみ遺伝子を除去する方法や，特定の時期から除去する方法などが開発され，遺伝子の機能を調べる方法として広く使用されている．

ATP 低下のため AMPK が活性化し，それによる mTORC1 抑制も生じている（図 5.27）．

（5） BCAA 摂取が筋に及ぼす効果

（1）と（2）で述べた BCAA の作用は，動物実験や培養細胞を使用した実験で明らかになってきたものが多い．はたしてヒトにおいて，実際に BCAA あるいはロイシンの摂取が筋タンパク質合成促進に結びつくのだろうか．まず運動の筋への影響をまとめ，ついで運動とアミノ酸の併用効果についてまとめる．

（a） ヒトにおける運動の筋タンパク質合成促進作用

運動により筋タンパク質は増加するように思えるが，実際には，レジスタンス運動時には筋タンパク質合成は低下し，運動後に筋タンパク質合成は亢進する．これまで多くの研究が行われているが，この点に関してはほぼ一致している．

またこれまで，次の 3 点が報告されている．すなわち① 強度の運動により，筋細胞崩壊の指標である血中クレアチンキナーゼの増加が見られる．② 3-メチルヒスチジンは，アクチンやミオシンが合成された後，その中のヒスチジンが修飾された結果生成される物質なので，筋線維タンパク質の崩壊の指標となるが，運動によりこの 3-メチルヒスチジンの尿中排泄が増加する．③ タンパク質が分解されるとアミノ酸が生じ，アミノ酸はさらに分解されてアンモニアとなるが，運動により血中アンモニアが増加する．以上のことから，運動時には筋タンパク質の分解が亢進していることは明らかである．BCAA は骨格筋のタンパク質を構成する必須アミノ酸の 35% を占めており，運動時に筋で代謝が促進し，エネルギー源として利用される．このように運動時には，タンパク質合成よりも，タンパ

レジスタンス運動（トレーニング）
骨格筋に抵抗（レジスタンス）を加えることにより，その骨格筋量や筋力を増大させることを目的にした運動をいう．

国家試験ワンポイントアドバイス
運動中に筋タンパク質合成は低下するが，運動後に合成は亢進する．

国家試験ワンポイントアドバイス
クレアチンキナーゼ（CK）は筋に比較的特異的な酵素である．血中 CK の上昇は横紋筋の崩壊を示唆する．骨格筋のみならず心筋が障害されたときにも上昇するため，心筋梗塞の診断にも利用されている．

Column

運動とタンパク質の分解

レジスタンストレーニングにより，筋の腫脹，遅発性の筋肉痛，筋力低下など障害が生じることがある．このような筋障害時には筋線維の断裂が見られ，クレアチンキナーゼなどの筋原性酵素が血漿では増加している．レジスタンストレーニングのなかでもエキセントリックトレーニング（筋の長さを伸張させながらの筋収縮）では，コンセントリックトレーニング（筋の長さを短縮させながらの筋収縮）に比べて筋障害が起こりやすく，回復にも時間がかかる．エキセントリックトレーニングでサルコメアが過剰に伸ばされることにより，筋細胞膜のイオンチャネルが開口して Ca^{2+} イオンが流入し，Ca^{2+} 依存性のタンパク質分解酵素であるカルパインが活性化される．これにより収縮に関わる種々のタンパク質の分解が始まり，変性した筋タンパク質は最終的にプロテアソーム系などで処理される．

第5章　運動と栄養：運動時の栄養素の代謝と役割

質分解と，それによるアミノ酸利用が促進されている．

　タンパク質合成は，レジスタンス運動の1〜4時間後から促進され，24〜48時間持続する．レジスタンス運動時の筋細胞内シグナルを調べた研究では，運動時にはmTOR活性は低下していたが，運動後にはAkt-mTOR系の活性化が認められた．運動によってmTOR活性の2相性の変動が見られるようである．このレジスタンス運動を1〜12週間継続すると，基礎タンパク質合成率の上昇が見られる．

（b）ヒトにおけるアミノ酸および運動とアミノ酸併用時の筋タンパク質合成促進作用

　運動前後にアミノ酸を経口摂取したときの筋タンパク質合成に及ぼす効果についても，多くの研究がある．これまでに報告されたおもだったアミノ酸経口摂取の筋タンパク質合成に及ぼす効果に関する研究結果は，**表5.4**の通りである．これらの成績は次のようにまとめることができる．

① ヒトにおいて，BCAAなどアミノ酸を経口摂取するだけでもmTORは活性化し，筋タンパク質合成は促進される．

② 必須アミノ酸（とくにロイシンを多く含む）の摂取は，運動後1〜3時間では摂取時間にかかわらず同様のタンパク質合成促進作用を得られる．

③ 運動前のアミノ酸摂取に関しては，運動直前が有効であるという報告と，運動前に摂取しても運動中，運動後のタンパク質合成に及ぼす効果は明確でないという報告がある．

④ レジスタンス運動後に必須アミノ酸を摂取することは，運動後のタンパク質合成を促進するが，タンパク質分解抑制には無効である．

⑤ 運動によりmTOR活性は低下し，運動後にはAkt-mTOR系が活性化する．

⑥ 高齢者における検討であるが，ロイシンを含む必須アミノ酸の摂取は，運動後にAktリン酸化を亢進させるものの，MuRF1発現には影響しない．オートファジー系に対しては若干抑制する．

　④の必須アミノ酸の摂取によって運動後のタンパク質合成は促進されるものの，分解は抑制されないという結果は，⑤と⑥の合成系シグナルと分解系シグナルの反応性の違いを考えれば納得できるものかもしれない．以上の成績から，単回のレジスタンス運動にアミノ酸摂取を組み合わせることは筋タンパク質合成に有効であると考えられる．

3.3　からだづくりと食事タンパク質

　「からだづくり」というのは曖昧な言葉である．筋肉を増強させることや骨量を増加させることをイメージしやすいが，それ以外に循環器や呼吸器の機能を高めることなども「からだづくり」の重要な要素である．また，練習することによって新たに技能を習得できるようになった場合，特定のシ

3 運動とタンパク質の栄養・代謝

表5.4 ヒトにおいて運動とBCAAが筋タンパク質合成および情報伝達系に及ぼす効果

発表者	発表雑誌	概要
Rasmussen et al.	*J. Appl. Physiol.*, **88**, 386(2000)	運動後のアミノ酸とCHO摂取は筋タンパク質合成を促進するが，分解には影響しなかった．1時間後でも3時間後でも同等だった
Tipton et al.	*Am. J. Physiol. Endocrinol. Metab.*, **281**, E197(2001)	運動直後より運動直前にEAA＋CHOを摂取したほうが，タンパク質合成が促進されやすかった
Børsheim et al.	*Am. J. Physiol. Endocrinol. Metab.*, **283**, E648(2002)	運動後に6gのEAAを服用した．運動後，タンパク質合成は亢進し，タンパク質のネットバランスは正となった．タンパク質分解には変わりなし．用量反応性はあり．NEAAは有効ではない．1時間後と2時間後に服用したが，同等の効果があった
Dreyer et al.	*J. Physiol.*, **576**(2), 613 (2006)	運動時，AMPKは活性化し，mTORC1活性は低下し，タンパク質合成は低下した．運動後にはAkt, mTOR, S6K活性が上昇した．しかしこのとき，AMPKは高いままだった
Dreyer et al.	*Am. J. Physiol. Endocrinol. Metab.*, **294**, E392(2008)	運動中，4E-BP1リン酸化，タンパク質合成は低下した．運動1時間後には増加したが，この時点でロイシン高配合EAA＋CHOをとると，さらに増加した．Aktリン酸化は1時間後には上昇し，EAA＋CHOでは2時間後にも上昇した
Drummond et al.	*J. Appl. Physiol.*, **104**, 1452(2008)	運動後20gのEAAを服用した若年者と高齢者を比較し，高齢者ではタンパク質合成が遅延．ERK, AMPK活性の持続が問題かとしている．しかしmTOR活性，4E-BP, S6リン酸化は同程度で，AMPKがmTORに作用して効果を発揮したとは考えにくい
Fujita et al.	*J. Appl. Physiol.*, **106**, 1730(2009)	運動前にAA＋CHOの摂取．AAとCHOの摂取だけ（運動なし）でタンパク質合成，mTOR活性は増加した．運動中にタンパク質合成は低下し，運動後に増加するのは，AA＋CHO摂取でもコントロールと同様であった．
Markofski et al.	*Exp. Gerontol.*, **65**, 1 (2015)	介入のない基礎値を測定．筋タンパク質合成には高齢者と若年者で差はない．mTORとS6Kは高齢者でむしろ活性化していた
Dickinson et al.	*J. Appl. Physiol.*, **122**, 620(2017)	高齢者での検討．運動後1時間にロイシンを1.8g含む10g EAA，あるいは3.5g含むEAAを服用．運動後2時間にMuRF1発現は増加した．ロイシン1.8gと3.5gで差はなかった．ロイシンを3.5g含むEAAは，運動後のオートファジーを若干抑制．しかし，タンパク分解にはロイシンが1.8gと3.5gで違いはなかった

CHO：炭水化物，EAA：必須アミノ酸，NEAA：非必須アミノ酸，AA：アミノ酸．

ナプス結合が誘導されて特定の神経回路が強化された結果である可能性があり，これも「からだづくり」の一つといえよう．また，行うスポーツによって，どういう機能を伸ばすべきか当然異なってくる．ここでは，継続した運動による筋肥大とそれに関連する食事タンパク質摂取に限定して話を進める．

（1） 長期にわたる運動は筋肥大に対して促進的に作用する

運動は筋肉を肥大させる．ボディービルダーやウエイトリフティング選手はレジスタンス運動をトレーニングにとりいれ，筋量増加や筋力増強を図っている．このように，適切な運動が筋肥大を起こすことは経験的に納得できる事実である．

しかし，長期にわたって運動を継続した場合，なぜ筋は肥大するのだろうか．そのしくみについて十分にはわかっていない．しかし，動物実験成

113

転写因子
DNA上のプロモーターやエンハンサーと呼ばれる転写制御に関わる領域に結合して，遺伝子転写を調節するタンパク質をいう．

コアクチベーター
DNAには結合しないが，転写因子と共同して転写を活性化するタンパク質をいう．

国家試験ワンポイントアドバイス
ミトコンドリアは真核生物の細胞内小器官の一つ．独自のDNAをもち，分裂・増殖する．TCA回路や電子伝達系の酵素はミトコンドリアに存在し，ATP産生にとって重要な細胞内小器官である．

国家試験ワンポイントアドバイス
ミオグロビンを多く含む筋肉は赤みが強く，赤筋と呼ばれている．少ないものは白っぽく白筋と呼ばれている．赤筋はミトコンドリアも多く含み，持続的なATP産生が可能であるため，持久力を必要とする運動に向いている．一方，白筋はミトコンドリアが少なく，持続的な運動には向かないが，瞬発力を必要とする運動には向いている．

績ではあるが，興味深い研究がある．以前から，運動するとさまざまな転写因子のコアクチベーターとして作用するペルオキシソーム増殖剤応答性受容体γコアクチベーター1α〔peroxisome proliferator-activated receptor（PPAR）γ coactivator-1α，**PGC-1α**〕が筋で増加することが知られていた．PGC-1αは，ミトコンドリアの生合成や脂肪酸の酸化促進などのエネルギー代謝に関わる遺伝子発現を活性化する作用をもっており，筋において重要な役割を果たしている．

このPGC-1αを過剰発現させたマウスでは，筋肥大や白筋の赤筋化が生じることも報告されている．さらに，PGC-1αのアイソフォームであるPGC-1α4は，膜受容体であるGPR56の発現，および3型コラーゲン発現を増加させる作用をもつことが明らかとなった．GPR56は3型コラーゲンをリガンドとし，3型コラーゲンが結合すると活性化されるので，PGC-1α4はGPR56を活性化する因子というわけである．さらにGPR56が活性化されると，IGF-I産生の増加，mTORC1の活性化，筋線維の肥大が引き起こされることが明らかとなった（図5.29）．これが運動による筋肥大機構のすべてとは思えないが，一部を説明するものかもしれない．

また，PGC-1αを過剰発現させたマウスでは，BCAA代謝系の酵素であるBCATとBCKDHの遺伝子発現が増加していた．実際に，筋でBCATやBCKDHタンパク量も増加しており，骨格筋および血中BCAA量は減少していた．すなわちBCAA代謝が促進されていた．PGC-1α過剰発現マウスが長期運動継続のモデルであるとするなら，長期運動継続時には3.2項（3）で述べたようにBCAA摂取の効果が認められる可能性がある．

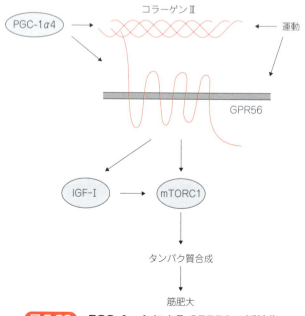

図5.29 PGC-1α4によるGPR56の活性化

3　運動とタンパク質の栄養・代謝

（２）　タンパク質摂取は長期運動継続時に筋量増加を促進するか

　長期にわたる運動継続時，いつ，どのような栄養を摂取することが筋タンパク質合成促進や筋肥大に有効なのだろうか．これまでタンパク質やアミノ酸摂取の効果について数多くの検討があるが，3.2 項（5）で示した単回運動における効果と，長期間の運動継続時における効果では違いがあるようである．最近，ヒト（健康な 40 歳未満の男女）のレジスタンス運動による筋タンパク質合成，筋肥大，筋力に及ぼすタンパク質，アミノ酸摂取の効果について，103 の研究をまとめた詳細なシステマティックレビューが発表された．これまでのヒトにおける研究をまとめたものである[*]．それらの研究対象，運動内容，評価方法がさまざまで，統一的に解釈することは難しいが，それについて簡単に紹介する．

[*] P. T. Reidy et al., *J. Nutr.*, **146**, 155 (2016).

（a）短期運動時におけるタンパク質，アミノ酸摂取の効果

　短時間の運動を行ったとき，タンパク質やアミノ酸を摂取することにより，mTORC1 および，その上流と下流のシグナルの活性化が見られた．すなわち，Akt1 と mTOR は活性化し，mTORC1 の下流では S6K のリン酸化が明確であった．筋タンパク質合成について筋全体を対象とするのか，筋線維を対象とするのかにより効果の違いは見られたが，タンパク質やアミノ酸の摂取は筋タンパク質合成を増加させた．至適摂取量としては，20 〜30 g のタンパク質および 1 回あたり 2 g のロイシンが有用であった．タンパク質の種類には関係なく，2 g のロイシンを含む良質のタンパク質摂取が望ましいという結果であった．この結果は 3.2 項（5）で示した成績と同様である．

（b）長期運動時におけるタンパク質，アミノ酸摂取の効果

　単回運動とは異なり，長期間にわたって繰り返し運動を継続したとき，タンパク質やアミノ酸摂取の有効性は明確でなかった．全身筋量に及ぼすタンパク質やアミノ酸摂取の効果は，一部の研究ではわずかながら確認されたが，一貫して認められたわけではなかった．運動で使用した特定の筋肉の量に対してはほとんど検討されておらず，検討されたなかでも効果は認められなかった．筋線維断面積や筋の厚さに関しては，タンパク質やアミノ酸摂取の効果はほとんどなかった．筋力に関しても同様で，効果はほとんどなかった．効果は明確ではないとするものの，もし摂取するなら，摂取タンパク質の至適量としては 0.8〜1 g/kg/日以上のタンパク質，1 回量としては 0.25 g/kg（短期運動時と同程度）が推奨された．

　単回の運動介入により mTORC1 シグナルや筋タンパク質合成が活性化されるが，同時にタンパク質やアミノ酸を摂取すると，その効果はさらに増強する．しかし，全身の除脂肪体重に及ぼすタンパク質やアミノ酸摂取の効果は，一部の研究ではわずかながら確認されたものの，筋力や筋量に及ぼす効果は継続的な運動時にはほとんど認められなかった．これは，運

第5章　運動と栄養：運動時の栄養素の代謝と役割

動と栄養に対する種々の反応（遺伝子発現やタンパク質翻訳後の生理的・形態的変化）は個体間変動が大きく，運動介入中のタンパク質やアミノ酸の有効性に関して正確な評価を下すのは困難であることを示すものかもしれない．

また，普段の食事摂取が影響しているのかもしれない．タンパク質やアミノ酸の摂取は，単回運動時（とくに空腹時に行われたとき）には，筋肥大を亢進させる細胞内シグナルを増強させるが，日常的によくタンパク質をとっている人が長期間運動を継続する際には，その効果ははっきりしない．筋は運動後24時間のアミノ酸摂取量に影響されやすいので，普段から十分な量のエネルギーやタンパク質をとっている人では，短時間の運動時にとるタンパク質やアミノ酸はあまり大きな意味をもたないようである．一方，低栄養状態の人，十分なタンパク質を摂取できていない人においては，運動時にタンパク質やアミノ酸摂取が有効となる可能性がある．

また，特定の対象に限定した場合，運動とタンパク質摂取の有効性は認められる可能性がある．たとえば，高齢者に週3回レジスタンス運動を行い，その後にタンパク質，糖質，脂質を含む食品を摂取させた研究では，12週間後には筋力と筋量の増加が見られた．高齢者では，タンパク質摂取量の低下以外にロイシン感受性の低下もあるようで，そのような集団に対しては，運動とともに十分なタンパク質摂取やロイシン摂取が有効である可能性がある．

このシステマティックレビューでも，タンパク質やアミノ酸とともに炭水化物を摂取させた検討が多いが，筋タンパク質合成のためには炭水化物をともにとることは有用だろう．運動後，炭水化物を一緒にとることにより，インスリン分泌は促進され，PI3キナーゼ-Akt系の活性化，さらにmTORC1の活性化が起こり，タンパク合成が増強する．また，炭水化物がエネルギー源として使用され，筋タンパク質の分解が抑制される可能性があることなどが炭水化物摂取の利点である．実際に，タンパク質以外にほかの栄養素を摂取した場合，タンパク質の体内貯留率に違いがあるか検討した研究がある．それによれば，タンパク質のみ摂取した場合やタンパク質と脂質を摂取した場合に比べて，タンパク質とショ糖を摂取した場合はタンパク質の体内貯留率が上昇していた．

これらの成績をまとめると，次のようになるだろう．平常，バランスよくタンパク質と糖質を摂取している群では，筋タンパク質合成や筋量の増加を目的として運動前後にとくにタンパク質やアミノ酸を摂取する必要性は明確ではない．しかし，それらの栄養摂取が不十分な群や高齢者では有効である可能性がある．

116

4 運動とビタミン

ビタミンはコンディショニングにおいて重要な栄養素である．選手にとって日々のトレーニングを充実したものにするためには，体調管理のためにビタミンを過不足なく摂取する必要がある．試合期には風邪予防や疲労回復などコンディションを整えることが最重要課題であり，試合期にコンディションを崩すようなことがあれば，それまでのトレーニングの効果を発揮できなくなる．

運動時に重要なビタミンは，水溶性では**ビタミン B_1 (VB_1)**，**ビタミン B_2 (VB_2)**，**ナイアシン**であり（表5.5），脂溶性ではホルモン様作用のある**ビタミン A**，抗酸化作用のある**ビタミン E**，そして骨代謝に必要な**ビタミン D** と **K** である．

4.1 ビタミン B 群

エネルギー代謝は運動により増加するので，エネルギー産生に関わる補酵素であるビタミン B_1，B_2，ナイアシンの必要量は増加する（図5.30）．

ビタミン B 群は，エネルギー産生栄養素である糖質，脂質，タンパク質からエネルギーを産生する過程で，補酵素として働く（第3章4節を参照）．種目によっても異なるが，アスリートは日々のエネルギー消費量が多く，そのためビタミン B 群の消耗も多くなる．また，ビタミン B 群は水に溶けやすいビタミンであり，汗や尿中に失われやすく不足しやすい．ビタミン B 群が不足すると，エネルギー代謝を滞らせ，早期の疲労や疲

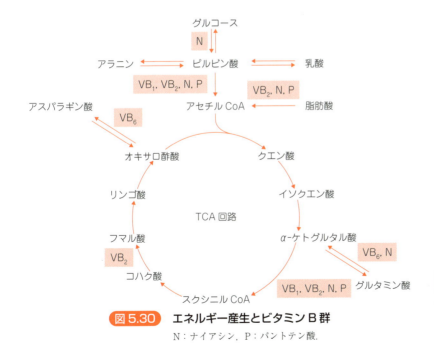

図5.30　エネルギー産生とビタミン B 群
N：ナイアシン，P：パントテン酸．

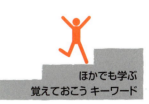

ほかでも学ぶ
覚えておこう キーワード

TCA 回路
➡人体の構造と機能及び疾病の成り立ち（生化学）

第 5 章　運動と栄養：運動時の栄養素の代謝と役割

表5.5　水溶性ビタミンとその関連酵素

名称	化合物名	補酵素型（略名）	関連酵素	欠乏症
			機能	
ビタミン B_1	チアミン	チアミンニリン酸（TPP）	ピルビン酸デヒドロゲナーゼ	脚気
			糖質代謝	ウェルニッケ脳症
ビタミン B_2	リボフラビン	フラビンアデニンジヌクレオチド（FAD）フラビンモノヌクレオチド（FMN）	フラビン酵素	皮膚炎
			酸化還元反応	口唇炎
ナイアシン	ニコチン酸 ニコチンアミド	ニコチンアミドアデニンジヌクレオチド（NAD）ニコチンアミドアデニンジヌクレオチドリン酸（NADP）	デヒドロゲナーゼ	ペラグラ
			酸化還元反応 糖質代謝 脂質代謝	
ビタミン B_6	ピリドキシン ピリドキサール ピリドキサミン	ピリドキサールリン酸（PLP）ピリドキサミンリン酸（PMP）	アミノトランスフェラーゼ	皮膚炎
			アミノ基転移反応 アミノ酸代謝	
葉酸	プテロイルグルタミン酸	テトラヒドロ葉酸（FH_4）	C_1 単位炭素原子の転移酵素	巨赤芽球性貧血
			プリン塩基，ピリミジン塩基の合成	
ビタミン B_{12}	アデノシルコバラミン メチルコバラミン ヒドロキシコバラミン シアノコバラミン	アデノシルコバラミン メチルコバラミン	メチオニンシンターゼ メチルマロニル CoA ムターゼ	悪性貧血（巨赤芽球性貧血）
			異性化反応 メチル基転移反応	
ビオチン	ビオチン	ビオチン	アセチル CoA カルボキシラーゼ ピルビン酸カルボキシラーゼ	剥離性皮膚炎
			炭酸固定反応 糖新生 アミノ酸代謝 脂肪酸合成	
パントテン酸	パントテン酸	補酵素 A（CoASH）	酸化還元反応 アシル基転移反応 糖質代謝 脂質代謝 アミノ酸代謝	成長障害 皮膚・毛髪障害
ビタミン C	アスコルビン酸	なし	抗酸化作用 コラーゲン合成 コレステロール代謝 アミノ酸・ホルモンの代謝 生体異物の代謝	壊血病 皮下出血 潰瘍形成 コラーゲン合成の低下

薗田勝編，著者：正木恭介，『生化学 第 3 版』，羊土社（2018）p. 85，表 2 より．

労回復の妨げの原因となるため，アスリートでは毎回の食事によって積極的な摂取を心がける必要がある．

（1）　ビタミン B_1（チアミン）

　抗脚気因子として発見された．糖質代謝に必要な酵素（ピルビン酸デヒ

ドロゲナーゼやトランスケトラーゼなど）の補酵素として働く．

VB$_1$は，グルコースが代謝されてピルビン酸になり，アセチルCoAの生成に働くピルビン酸デヒドロゲナーゼの補酵素として重要である．実際にはVB$_1$は，リン酸化され活性化されたかたちの**チアミンピロリン酸**（thiamin pyrophosphate，**TPP**）となって働く．グルコースが解糖系で代謝されてアセチルCoAとなる反応に必要なので，グルコース代謝にはなくてはならないビタミンである．したがって，競技力を上げるために高糖質食をとっているスポーツ選手では，糖質が代謝されるのに多くのビタミンB$_1$が必要となる．一方，脂肪酸の代謝はこの経路を経ないので，VB$_1$を節約してくれる．

ビタミンB群のなかでも，とくにビタミンB$_1$は水に溶けやすく熱に弱いので，調理で失われやすく必要量をとりにくい．アスリートは消耗する量が多いため，相対的に不足しやすいビタミンである．したがって，スタミナの維持や疲労回復のためにも，ビタミンB$_1$を多く含む食品（豚肉，大豆・大豆製品，玄米などの未精白穀物など．表5.6）を積極的にとる．また，菓子類などの糖分が多いもの，およびアルコール飲料や糖分を多く含んだ清涼飲料水などの多飲は，糖質代謝を亢進させ，ビタミンB$_1$の消耗を増加させる．そこで，それらの過剰な摂取には注意するとともに，ビタミンB$_1$を多めにとることを意識する必要がある．

（2） ビタミンB$_2$（リボフラビン）

おもにエネルギー産生に関わる酸化還元反応に関与する補酵素として働く．リン酸化され**フラビンモノヌクレオチド（FMN）**に変化して，さらにリボースとアデニンが追加されて**フラビンアデニンジヌクレオチド（FAD）**となる．体内ではFADが最も多く，ついでFMNであり，リボフラビンはわずかである．FMN，FADはタンパク質と結合したフラビン酵素として，エネルギー代謝や酸化還元反応の補酵素として働く．FADH$_2$

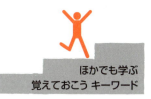

ほかでも学ぶ
覚えておこう キーワード

ビタミンの栄養学的機能（補酵素）
➡基礎栄養学

表5.6　ビタミンB$_1$を多く含む食品

食品	ビタミンB$_1$含有量（mg/100 g）	備考
うなぎ	0.75	かば焼
たらこ	0.71	すけとうだら-生
豚肉	0.71	かた・皮下脂肪なし-生
ハム	0.70	ロース
グリンピース	0.27	揚げ豆
大豆	0.17	国産・黄大豆-ゆで
豆腐	0.11	絹ごし豆腐
玄米	0.16	めし（水稲）
ライ麦パン	0.16	

「日本食品標準成分表2020年版（八訂）」，文部科学省より．

第5章　運動と栄養：運動時の栄養素の代謝と役割

は電子伝達系で ATP 生成に関与している.

ビタミン B_2 は脂質代謝に使われ，有酸素運動時のエネルギー産生に必要なビタミンである.

（3）　ナイアシン（ニコチン酸，ニコチン酸アミド）

抗ペラグラ因子として発見された．解糖系ではエネルギー産生に関わり，電子伝達系や脂肪酸合成にも重要な役割を果たしており，代謝の補酵素として広範囲に働く. **ニコチンアミドアデニンジヌクレオチド（NAD）**，**ニコチンアミドアデニンジヌクレオチドリン酸（NADP）** が補酵素型である．NAD と NADP は多くの酵素に必要とされ，おもに脱水素酵素（乳酸デヒドロゲナーゼ，グルタミン酸デヒドロゲナーゼなど）の補酵素として働く.

ナイアシンは必須アミノ酸の **トリプトファン** からも合成されているので，トリプトファン含量が低いとうもろこしを主食とする地域で欠乏症が発生しやすい．運動によりエネルギー代謝が増加するので，必要量も増加する.

4.2　からだづくりとビタミン

（1）　ビタミン B_6

ビタミン B_6 はタンパク質およびアミノ酸代謝に不可欠であるため（第3章4節を参照），筋肉量の維持・増加を目指すアスリートにとってはとくに重要なビタミンである．ビタミン B_6 はアミノ基転移反応やアミノ酸脱炭酸反応の補酵素であるため，タンパク質を多く代謝するほど消耗される．したがって，タンパク質を多く摂取するアスリートはビタミン B_6 も多めにとる必要がある．筋肥大を伴うような高強度のレジスタンストレーニングをしているアスリートでは，トレーニング効果を十分に発揮するためにとくに意識して摂取する．ビタミン B_6 は魚類や鶏肉などの良質タンパク質の供給源である食品に多く含まれるが（**表 5.7**），重要な供給源は魚類であるため，食事は肉類に偏るのではなく，魚類の摂取にも努めるべきである．また，ビタミン B_6 が少ないプロテインサプリメントからタンパク質を多くとっているアスリートは，ビタミン B_6 を意識して摂取するようにする.

（2）　ビタミン C（アスコルビン酸）

抗壊血病因子として発見された．ビタミン C は，細胞同士をつなぐ結合組織の主成分である **コラーゲンタンパク質** の合成に関与する．したがって，腱や靭帯を丈夫にし，肉離れなどの怪我を予防するためにも，タンパク質とともに十分な摂取に努める．**表 5.8** にビタミン C を多く含む食品を示す.

国家試験ワンポイントアドバイス

糖質代謝には VB_1，脂質代謝には VB_2，タンパク質代謝には VB_6 が働くと覚えよう！

表5.7　ビタミン B₆ を多く含む食品

食品	ビタミン B₆ 含有量 (mg/100 g)	備考
まぐろ	0.94	びんながまぐろ(切り身)-生
かつお	0.76	春獲り-生
さけ	0.64	しろさけ(切り身)-生
さば	0.59	まさば-生
さんま	0.54	皮つき-生
牛レバー	0.89	生
鶏のささみ	0.62	若鶏・ささ身-生
牛肉	0.36	和牛・もも・皮下脂肪なし-生
赤ピーマン	0.37	
かぼちゃ	0.22	西洋-生
バナナ	0.38	
アボカド	0.29	
玄米	0.21	めし(水稲)

「日本食品標準成分表2020年版(八訂)」，文部科学省より．

表5.8　ビタミン C を多く含む食品

食品	ビタミン C 含有量 (mg/100 g)	備考
赤ピーマン	170	
青ピーマン	76	
ブロッコリー	140	花序-生
ほうれんそう	35	通年・葉-生
キウイフルーツ(黄)	140	
キウイフルーツ(緑)	71	
アセロラジュース	120	アセロラ・10％果汁入り飲料
いちご	62	
オレンジジュース	42	オレンジ・バレンシア・濃縮還元ジュース
グレープフルーツ	36	砂じょう(白肉種)-生
みかん	32	温州みかん・じょうのう・普通-生
じゃがいも	11	皮なし-蒸し
さつまいも	29	皮なし-蒸し

「日本食品標準成分表2020年版(八訂)」，文部科学省より．

4.3　抗酸化ビタミン

体内に取り込まれた酸素の一部は**活性酸素**(reactive oxygen species, **ROS**)となる．活性酸素は，病原体を除去したり，情報伝達に関わったり，遺伝子発現を調節したりなど，生体内で起こるさまざまな反応において重要な役割を果たしており，生命維持活動に欠かせない物質である．ただし，活性酸素はとても不安定な物質であり，反応性がとても高いため，その発生が過剰であると細胞に障害を与え，生体にダメージを起こしてしまう**酸化ストレス**(oxidative stress)となる．

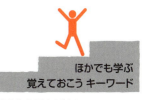

ほかでも学ぶ
覚えておこう キーワード

抗酸化作用とビタミン
➡ 基礎栄養学

第 5 章　運動と栄養：運動時の栄養素の代謝と役割

生体内では，そのような酸化ストレスに対する防御機構が備わっている．主要なメカニズムとして，抗酸化酵素による防御機構と生体内の抗酸化物質による防御機構がある．生体内の抗酸化物質には，生体内で生合成される物質と食事から摂取される食品成分などがある．食品成分であるビタミンのうち，**ビタミン C**，**ビタミン E**，**β-カロテン**（プロビタミン A）は抗酸化作用をもつため，酸化ストレスから生体を守るべく働く．

アスリートでは，身体活動量の増加による酸素消費量の増加，ミトコンドリアの電子伝達系での活性酸素の発生，運動時の虚血再灌流時の活性酸素の発生，屋外でのトレーニングの際の紫外線への曝露の増加などの理由により，活性酸素の発生が過剰となって酸化ストレスに曝露されやすい．したがってアスリートでは，酸化ストレスの発生とともに抗酸化ビタミンの消耗が多くなるため，日常の食事においては十分な摂取が望まれる．ただし，運動時の抗酸化物質の多量摂取の効果については不明な部分が多い．

（1）　ビタミン C（アスコルビン酸）

ビタミン C は，水溶性で強い還元作用をもつ抗酸化物質である．前述したように，ビタミン C はコラーゲンタンパク質の合成に関与し，体づくりに重要なビタミンであるが，ビタミン C はその還元作用により，コラーゲンタンパク質合成の際の重要なステップであるプロリンのヒドロキシ化反応に関与する．ビタミン C は生体内でおもに水溶性成分の抗酸化に携わる．また，脂溶性の抗酸化物質であるビタミン E を還元し，再生させる役目をもつ．ビタミン C は，それ自体は酸化されやすく，また熱に弱く，水に溶けやすい性質のため，食材を切ったり，加熱したり，水にさらしたりするなど調理過程中の損失が多い．したがって，調理工程の少ない新鮮な野菜，果物から摂取する（表 5.8）．

（2）　ビタミン E（トコフェロール）

ビタミン E は脂溶性の抗酸化物質であり，水溶性の抗酸化物質であるビタミン C によって再生されるため，両者を一緒にとることで相乗作用が得られる．ビタミン E は生体内の疎水性部分に存在するため，おもに脂質過酸化反応を阻止する役割をもつ．したがって，生体を構成する細胞膜脂質とともに細胞膜に存在することで，細胞膜を酸化ストレスから守っている．とくに赤血球は酸素運搬に特化した細胞であり，酸素への曝露が多く，酸化ストレスが生じる危険性が高くなる．赤血球膜が酸化されると膜がもろくなり，赤血球膜が破れて起こる**溶血性貧血**を起こしやすい．アスリートでは激しい運動の際に足底へ受ける物理的衝撃によって，溶血性貧血のリスクが高くなる．ビタミン E を十分に摂取することで，赤血球膜を酸化ストレスから守り，溶血性貧血を防ぐ働きもある．ビタミン E は植物油，ごまやアーモンドなどの種実類などに多く含まれる．通常の食事では不足することはまれであるが，極端な脂質摂取制限をしているアス

4 運動とビタミン

リートでは十分量を摂取しにくいため，注意する．

（3） β-カロテン

β-カロテンは緑黄色野菜に含まれる橙色の色素成分であり，摂取され生体内に入った後，ビタミンA活性をもつ**レチノール**（retinol）に変換される，プロビタミンAである．β-カロテンはビタミンAとして作用するだけでなく，抗酸化作用をもつため，酸化ストレスから生体を守る働きがある．カロテノイド系色素であるβ-カロテンは，皮膚の真皮に蓄積するため，紫外線曝露に由来する酸化ストレスの防御に役立つ．

4.4 骨の代謝に関わるビタミン

（1） ビタミンD

脂溶性ビタミンであるビタミンDは，きのこ類に含まれる**エルゴカルシフェロール**（ergocalciferol）と魚類に含まれる**コレカルシフェロール**（cholecalciferol）に分けられる．またビタミンDは，紫外線を浴びた皮膚でも生成される．皮膚での生合成の量は十分ではないため，必ず食事からとらなければならない．ビタミンDは小腸や腎臓でカルシウムとリンの吸収を促進し，骨代謝に重要な役割を果たす．したがって骨を丈夫にするために重要である．また筋肉合成にも関わるため，筋肉量の維持・増加のために欠かせない．日本人の若年成人女性において血中ビタミンD濃度が低いとの報告もあるため*，積極的な摂取が望まれる．

（2） ビタミンK

ビタミンKは血液凝固反応に関与するほか，骨に存在する**オステオカルシン**というタンパク質を活性化することで骨代謝に関与し，骨を丈夫にするために重要な役割を果たす．腸内細菌によっても合成されるため，不足はまれであるが，骨格の強化のために不足しないようにする．

骨形成や骨吸収に関わる細胞の活性調節，およびミネラル代謝調節に関与するビタミンを**表**5.9に示す．

ビタミンD
ビタミンD₃は，日光（紫外線）さえ浴びていれば7-デヒドロコレステロールから必要量のほぼ100%が合成可能で，ホルモンと考えてよい．皮膚毛細血管で紫外線によりビタミンD₃となった後，肝臓と腎臓で修飾を受け，最終的に活性型D₃の1,25-ジヒドロキシコレカルシフェロールとなる（図5.32を参照）．とくに腸管においてカルシウム結合タンパク質の発現を促進し，Caの吸収を促進する．

*K. Nakamura et al., Nutrition., **17**(11-12), 921 (2001).

オステオカルシン
骨芽細胞で合成される有機成分の一種であり，石灰化過程でカルシウム結合に関与する．骨質を評価する骨マトリックスマーカーとして用いられる．

表5.9 骨代謝に関わるおもなビタミン

ビタミン名	骨に関連する作用	そのほかのおもな作用	過剰が関係する疾患・病態	欠乏が関係する疾患・病態
ビタミンD	腸管からのCa・P吸収促進による血中Ca・P濃度の上昇 副甲状腺ホルモン（PTH）の分泌抑制		高Ca血症	骨軟化症（成人） くる病（小児） 骨粗鬆症 低Ca血症
ビタミンK	オステオカルシンの生成促進	血液凝固因子の生合成	—	骨粗鬆症
ビタミンA	成長軟骨板での軟骨の増殖	視覚，上皮細胞の機能維持	高Ca血症	骨の長軸方向への成長を阻害
ビタミンC	コラーゲン・プロテオグリカンなどの骨基質タンパク質の生合成	抗酸化作用	—	壊血病（海綿質骨梁の減少，骨髄・骨膜の出血）

第5章 運動と栄養：運動時の栄養素の代謝と役割

5 運動とミネラル

5.1 体内でのミネラルの役割

体内のおもなミネラルには，ナトリウム，カリウム，カルシウム，マグネシウム，リン，鉄，亜鉛，銅などがあり，歯や骨，筋肉などの構成成分としての役割，pHや浸透圧の調整，筋収縮などの生体機能を調節する役割をもつ．

ナトリウムは，浸透圧や酸・塩基平衡の調節に重要な役割を果たしている．運動時，とくに暑熱環境下で大量の発汗が起こった場合は，水分とともにナトリウムなどの電解質も失われ，電解質の過剰な損失は運動能力を低下させる．**カリウム**は体液の浸透圧を決定する重要な因子であり，酸・塩基平衡を維持する作用がある．神経や筋肉の興奮伝導にも関与している．**カルシウム**は体重の1〜2%を占め，その99%は骨および歯に存在する．残りの約1%は血液や組織液，細胞に含まれ，血液凝固作用，筋肉収縮，浸透圧の調整などの重要な役割を担っている．微量ミネラルである**鉄**はヘモグロビンや各種酵素を構成し，欠乏により貧血や運動機能の低下，認知機能の低下などを招く．

本節では，骨代謝に関わるカルシウムと，貧血の発症要因となる鉄を取り上げる．

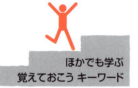

ほかでも学ぶ
覚えておこう キーワード

骨と運動，ビタミンとの関係
➡基礎栄養学

5.2 カルシウム

（1） カルシウムの代謝

図5.31にカルシウムの代謝を示す．食事から摂取されたカルシウムは，おもに小腸上部で吸収される．血液中のカルシウム濃度は比較的狭い範囲に保たれており，カルシウム濃度の調節には，おもに副甲状腺ホルモン，ビタミンD，カルシトニンが関与し，腸管からの吸収，腎臓からの排泄，骨からのカルシウム溶出（骨吸収）と，骨へのカルシウム沈着（骨形成）により調節されている．血液中のカルシウム濃度が低下すると，副甲状腺ホルモンの分泌が増加する．副甲状腺ホルモンには次の三つの働きがある．① 破骨細胞を活性化し，骨からカルシウムを遊離させる．② 腎臓での25-ヒドロキシビタミンD-1-α-ヒドロキシラーゼ（1α-ヒドロキシラーゼ）を活性化し，1,25-ヒドロキシビタミンDを合成し，腸管でのカルシウム吸収を促進する（図5.32）．③ 腎尿細管でカルシウムの再吸収を促進する．過剰のカルシウムは，カルシトニンにより骨に輸送される（図5.33）．ビタミンDが不足すると，腸管からのカルシウム吸収の低下と腎臓でのカルシウム再吸収の低下が起こる．体内では骨吸収と骨形成が常に繰り返されており，成長期には骨形成が骨吸収を上回り，骨量が増加する．

5 運動とミネラル

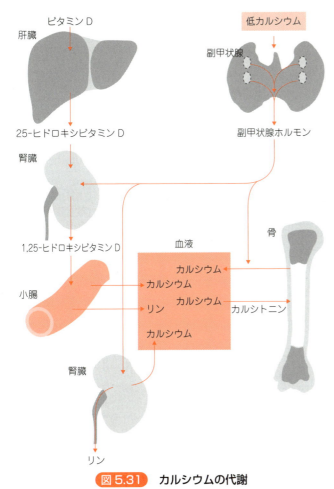

図 5.31 カルシウムの代謝

山下亀次郎, 武田英二, 清野裕, 『医師, 管理栄養士のための栄養代謝テキスト』, 文光堂(1997)より.

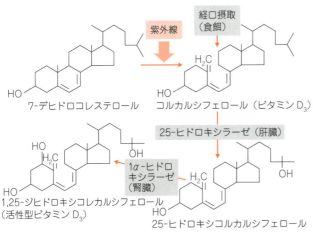

図 5.32 活性型ビタミン D_3 の合成経路

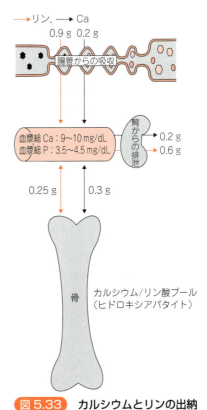

図 5.33 カルシウムとリンの出納

岡田隆夫編集, 『カラーイラストで学ぶ 集中講義 生理学』, メジカルビュー社(2008)より引用.

125

第5章　運動と栄養：運動時の栄養素の代謝と役割

表5.10　カルシウムの食事摂取基準(mg/日)

性別	男性				女性			
年齢等	推定平均必要量	推奨量	目安量	耐容上限量	推定平均必要量	推奨量	目安量	耐容上限量
0～5（月）	—	—	200	—	—	—	200	—
6～11（月）	—	—	250	—	—	—	250	—
1～2（歳）	350	450	—	—	350	400	—	—
3～5（歳）	500	600	—	—	450	550	—	—
6～7（歳）	500	600	—	—	450	550	—	—
8～9（歳）	550	650	—	—	600	750	—	—
10～11（歳）	600	700	—	—	600	750	—	—
12～14（歳）	850	1000	—	—	700	800	—	—
15～17（歳）	650	800	—	—	550	650	—	—
18～29（歳）	650	800	—	2500	550	650	—	2500
30～49（歳）	600	750	—	2500	550	650	—	2500
50～64（歳）	600	750	—	2500	550	650	—	2500
65～74（歳）	600	750	—	2500	550	650	—	2500
75以上（歳）	600	700	—	2500	500	600	—	2500
妊婦					+0	+0	—	—
授乳婦					+0	+0	—	—

「日本人の食事摂取基準(2020年版)」, 厚生労働省より.

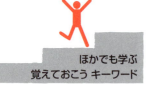

ほかでも学ぶ 覚えておこう キーワード

カルシウムの栄養
➡ 基礎栄養学

＊上西一弘他, 日本栄養・食糧学会誌, **51**(5), 259(1998).

（2）カルシウムの摂取量

「日本人の食事摂取基準(2020年版)」のカルシウム推奨量は12～14歳が最も多く, 男性は1000 mg, 女性は800 mgである（**表5.10**）. また, 15～29歳の男性は800 mg, 女性は650 mgとされている. 日本人のカルシウム摂取量は少なく, 令和元年の国民健康・栄養調査(厚生労働省)によると7～14歳の平均摂取量は男性が676 mg, 女性が594 mg, 15～19歳では男性が504 mg, 女性が454 mgと報告されている. また日本人のカルシウムの吸収率は, 牛乳で40%程度, 小魚で30%程度, 野菜で20%程度であり高くないことが報告されている＊.

運動によるカルシウム必要量の増加については不明であるが, アスリートでは骨の合成と分解の速度が速いとされていることや, 発汗による損失などを考慮すると, 食事摂取基準で示されている推奨量以上を摂取するほうがよいと考えられる. また骨代謝には, ビタミンD, マグネシウム, リンなども影響するため, これらの栄養素も十分に摂取する必要がある.

5.3　鉄の代謝

図5.34に鉄の代謝を示す. 鉄は, 赤血球中のヘモグロビンや各種酵素を構成する. 体内の鉄のうち64％がヘモグロビン鉄として赤血球に含まれ, 残りの29％が肝臓, 脾臓, 骨髄中にフェリチンやヘモジデリンなど

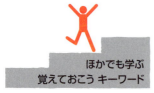

ほかでも学ぶ 覚えておこう キーワード

鉄代謝と栄養
➡ 基礎栄養学

5 運動とミネラル

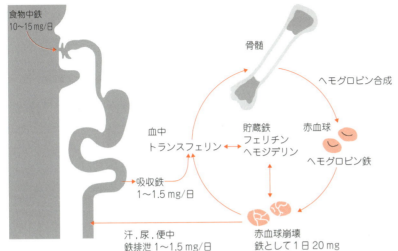

図 5.34 鉄の代謝
山下亀次郎，武田英二，清野裕，『医師，管理栄養士のための栄養代謝テキスト』，文光堂(1997)より．

の貯蔵鉄，4％ 程度がミオグロビンとして筋肉内に存在する．

　食事から摂取された鉄は，十二指腸から空腸上部において吸収され，フェリチンと結合し，肝臓や脾臓などで貯蔵される．吸収された鉄は，トランスフェリンと結合して骨髄に運ばれて赤血球の生成に利用される．赤血球の寿命はおよそ 120 日で，寿命を終えた赤血球はマクロファージにより捕食される．放出された鉄はマクロファージの中に留まり，トランスフェリンと結合し，再度ヘモグロビン合成に利用される．体内で利用される鉄のほとんどは，老廃化しマクロファージで処理された赤血球由来の再利用鉄である．体内鉄が減少すると吸収率は高くなり，同時に排泄量は少なくなる．また，過剰な鉄はフェリチンとして貯蔵される．

トランスフェリン
血液中の鉄を輸送する役割をもつタンパク質．

5.4 鉄欠乏性貧血

　貧血のなかで高頻度に起こるのが**鉄欠乏性貧血**である．図 5.35 に体内の鉄分布と鉄栄養状態の変動を示す．鉄の損失に対して食事からの鉄摂取量が不足する場合には，鉄栄養状態が悪化する．おもな原因は鉄損失（月経や消化管出血など），成長や妊娠による鉄必要量の増加であるが，最近は，鉄欠乏性貧血の発症にピロリ菌が関与していることが報告されている．また運動により，肝臓から分泌される鉄代謝調節ホルモンであるヘプシジンが増加し，鉄代謝に影響を与えていることが報告されている．

(1) 貧血の基準・鉄栄養状態の基準

　貧血は血液検査により診断される．世界保健機関の貧血研究班（WHO, World Health Organization-Science Group: Nutritional Anemia）はヘモグロビン濃度を基準にしている（表 5.11）．ヘモグロビン濃度に加え，赤血球数，ヘマトクリット値，血清鉄なども診断に用いられる．

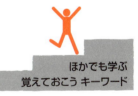

ほかでも学ぶ
覚えておこう キーワード

血液性疾患
➡人体の構造と機能及び疾病の成り立ち

国家試験ワンポイントアドバイス
鉄欠乏性貧血は，食事からの鉄摂取量の不足，成長のための鉄必要量の増加，月経などによる鉄損失などが原因で発症する．

127

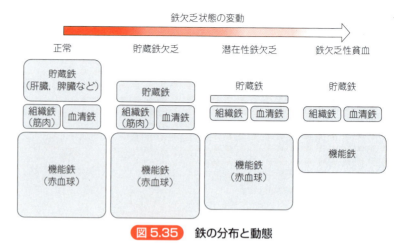

図5.35　鉄の分布と動態

J. D. Cook et al., *Am. J. Clin. Nutr.*, **32**, 2115 (1979) より.

表5.11　貧血の基準

対象	ヘモグロビン濃度(g/dL)
成人男性	≦13
成人女性	≦12
新生児	≦13
乳幼児	≦11
学童	≦12
高齢者・妊婦	≦11

Nutritional anaemias: report of a WHO Scientific Group, *Wld Hlth Org. techn. Rep. Ser.*, **182**, 1959 より.

*亀井明子, 体力科学, **64**(1), 69 (2014).

*G. Lombardi et al., "Sports Nutrition, 2nd" (R. J. Maughan ed.), Wiley-Blackwell (2013), pp. 229-241.

*M. D. Santolo et al., *Eur. J. Appl. Physiol.*, **102**, 703 (2008). G. Sandstrom et al., *Clin. J. Sport Med.*, **22**(6), 495 (2012).

また，貯蔵鉄の約60％は，鉄結合タンパク質のフェリチンと結合して肝臓に存在している．血清鉄はトランスフェリンと結合して輸送されている．肝臓中で鉄と結合するタンパク質のフェリチンの濃度や，血液中の鉄を輸送するトランスフェリンも，鉄栄養状態の基準となり，アスリートの基準として用いられている(表5.12)．

（2）アスリートの貧血発生状況

「平成27年国民健康・栄養調査報告」の結果を，WHOのヘモグロビン濃度を基準に評価すると，20〜29歳の男性の7％，女性の16.7％が貧血であった．貧血のなかでも発症頻度が高い鉄欠乏性貧血について，日本人トップアスリートを対象とした国立スポーツ科学センターの調査では，2014年のソチオリンピック日本代表選手(候補選手を含む)中の鉄欠乏性貧血は男性はなし，女性は1.6％であり，潜在性鉄欠乏は男性は2.2％，女性は18.5％であったと報告されている*．

日本以外では，たとえばアメリカの調査では，一般男性の1％，女性の3〜5％が鉄欠乏性貧血であり，男性の2％，女性の12〜16％が鉄欠乏であった．一方，アスリートでは競技種目によるが，男性の11〜36％，女性の25〜35％が鉄欠乏であったとされている*．また，イタリアの成人女性アスリートやスウェーデンの女性アスリートの調査でも，アスリートの鉄欠乏の割合が一般人に比べて高いことが報告されている*．

表5.12　貧血・鉄栄養状態の基準

鉄栄養状態	ヘモグロビン(g/dL)	TSAT(％)	フェリチン(ng/mL)
鉄減少	>11.5	>16	<35
鉄不足	>11.5	<16	<20
鉄欠乏性貧血	<11.5	<16	<12

TSAT：トランスフェリン飽和度．R. J. Maughan ed., "Sports Nutrition, 2nd," Wiley-Blackwell (2013) より.

5　運動とミネラル

（3）　パフォーマンスへの影響

　運動時には，筋肉や各組織に多くの酸素を運搬することが必要になる．酸素を運搬する役割をもつヘモグロビンの濃度が低下した状態では，酸素運搬能の低下を起こす．高い持久性能力が必要な競技ではパフォーマンスに影響する．

（4）　運動による貧血発症原因

　運動による貧血は，食事からの鉄摂取量の不足が原因になるだけでなく，大量発汗や溶血による鉄損失も影響する場合がある．

　ランニング中の汗中の鉄濃度は男性で0.179 mg/L，女性で0.417 mg/Lであったと報告されている[*]．長距離走などの競技では，足底部を頻回に打ちつけることで溶血が起こることもある．また，月経血過多や消化管出血などの疾患により鉄損失が増加している場合は，その原因疾患を治療することが必須である．

[*] J. J, Lamanca et al., *Int. J. Sports Med.*, **9**（1），52（1988）.

（5）　運動性貧血

　激しい身体運動により赤血球の破壊が増加して起こる貧血を吉村寿人らは**運動性貧血**（スポーツ貧血）と呼んだ．この運動性貧血は一過性であり，運動中止により改善する．運動によりタンパク質の必要量が増加したときに摂取量が不足すると，網状赤血球を新生するためのタンパク質が不足し，運動性貧血が発生する．運動量が多いアスリートに発症する貧血がすべてこのスポーツ貧血であるとは限らないため，定期的な検査を行うこと，貧血や鉄欠乏があった場合はその原因を調べることが必要である．

（6）　鉄の摂取量（目安量）

　「日本人の食事摂取基準（2020年版）」の鉄の平均推定必要量と推奨量を**表5.13**に示す．推奨量が最も多いのは12〜14歳で，男性は10.0 mg，月経なしの女性は10.0 mg，月経ありの女性は12.0 mgである．一方，令和元年の国民健康・栄養調査によると，7〜14歳の平均摂取量は男性は6.7 mg，女性は6.3 mgであり，15〜19歳では男性は7.9 mg，女性は7.0 mgであった．

　アスリート向けにはアメリカスポーツ医学会（ACSM）のガイドラインが示されており，鉄欠乏および鉄欠乏性貧血予防のための鉄摂取量は，男性で8 mg/日，女性で18 mg/日である．ただし，日本人アスリートにとってこの量が必ずしも必要であるとは限らない．アスリートにとっては貧血を予防すること，鉄栄養状態を良好に保つことは重要であり，食事からの鉄摂取量を増やすことが必要ではあるが，近年，鉄サプリメント摂取による鉄の過剰摂取がヘプシジンを増加させることも報告されており[*]，サプリメントの使用には注意が必要である．

　食品中のおもな鉄の形態は，タンパク質と結合したヘム鉄と無機鉄である非ヘム鉄に分けられる．鉄の吸収率は低く，ヘム鉄で50％，非ヘム鉄

[*] A. Ishibashi et al., *Nutrients*, **9**, 820（2017）.

国家試験ワンポイントアドバイス

運動選手の貧血の原因として，鉄喪失量の増加，循環血漿量の増加による希釈性貧血や，足底部への衝撃により赤血球が壊れやすくなる溶血性貧血などがある．

表5.13 鉄の食事摂取基準(mg/日)

性別	男性				女性					
					月経なし		月経あり			
年齢等	推定平均必要量	推奨量	目安量	耐容上限量	推定平均必要量	推奨量	推定平均必要量	推奨量	目安量	耐容上限量
0〜5(月)	—	—	0.5	—	—	—	—	—	0.5	—
6〜11(月)	3.5	5.0	—	—	3.5	4.5	—	—	—	—
1〜2(歳)	3.0	4.5	—	25	3.0	4.5	—	—	—	20
3〜5(歳)	4.0	5.5	—	25	4.0	5.5	—	—	—	25
6〜7(歳)	5.0	5.5	—	30	4.5	5.5	—	—	—	30
8〜9(歳)	6.0	7.0	—	35	6.0	7.5	—	—	—	35
10〜11(歳)	7.0	8.5	—	35	7.0	8.5	10.0	12.0	—	35
12〜14(歳)	8.0	10.0	—	40	7.0	8.5	10.0	12.0	—	40
15〜17(歳)	8.0	10.0	—	50	5.5	7.0	8.5	10.5	—	40
18〜29(歳)	6.5	7.0	—	50	5.5	6.5	8.5	10.5	—	40
30〜49(歳)	6.5	7.5	—	50	5.5	6.5	9.0	10.5	—	40
50〜64(歳)	6.5	7.5	—	50	5.5	6.5	9.0	11.0	—	40
65〜74(歳)	6.0	7.5	—	50	5.0	6.0	—	—	—	40
75以上(歳)	6.0	7.0	—	50	5.0	6.0	—	—	—	40
妊婦(付加量) 初期					+2.0	+2.5	—	—	—	—
中期・後期					+12.5	+15.0	—	—	—	—
授乳婦(付加量)					+2.0	+2.5	—	—	—	—

「日本人の食事摂取基準(2020年版)」,厚生労働省より.

で15%とされており,ヘム鉄のほうが吸収率が高い.鉄の吸収率は食事中のヘム鉄と非ヘム鉄の構成比や鉄栄養状態によって異なる.また吸収促進や阻害要因となる栄養素や食品成分があり,ビタミンCは吸収を促進し,タンニンなどは吸収を阻害する.

また,食事からのエネルギー摂取量が少なく,運動によるエネルギー消費を下回るような状態では,ヘプシジンが増加し,鉄代謝に負の影響を与えることも報告されている[*]. 鉄栄養状態を改善するためには,鉄摂取量だけでなくエネルギーやタンパク質なども十分に摂取する必要がある.

* S. M. Pasiskos et al., *Physiological Reports*, **4** (11), e12820 (2016).

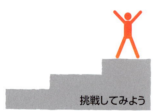
挑戦してみよう

復習問題を解いてみよう
https://www.kagakudojin.co.jp

▰▰ 活躍するスポーツ栄養士からのメッセージ

大学での学びを大切に

　スポーツ現場での栄養士の仕事はさまざまで，チームスタッフとして雇われ，常にチームの中で仕事をする栄養士もいれば，選手が生活する寮の食事提供を行う栄養士，大学に所属して大学生選手の栄養管理をする栄養士，スポーツ内科や整形外科などの病院に勤務している栄養士など，いろいろなかたちがあります．また対象もさまざまで，ジュニア選手もいれば，大学生選手，プロ選手，また市民ランナーのようなスポーツを楽しむ人たちをサポートする場合もあります．

　いずれの場合も，その選手の栄養面の課題や疑問を，栄養の専門家として解決していくことが仕事となります．たとえば，体脂肪を減らしたい，貧血があるなど，通常トレーニング期に関わることもあれば，長期連戦中もベスト体重を維持したい，シーズン中のコンディション悪化を防ぎたいなど，シーズン中のレースに関わる内容もあります．選手の状況や課題，疑問によって対応方法は異なりますが，選手の身体に何が起こっているのか，選手が置かれている環境はどうなのか，選手のレーススケジュールから最優先することは何かなど，選手の状況を複合的に考え，選手に合った食事内容や栄養補給計画を考えます．

　そのためには，栄養摂取量が考えられることはもちろんですが，すべての基礎となる解剖学，生理学，生化学などの知識が必要です．ほかにも消化吸収や内分泌などについて理解するための臨床栄養学，また毎日の食事を考えるための調理学，給食管理など，栄養士養成課程で学ぶすべてが活かされます．仕事をしていくなかで学んでいくこと，身につけていくこともたくさんありますが，現場での仕事を支えてくれるのは，養成校で学ぶすべての科目です．

　現場での仕事は苦労も多く，うまくいかないことも多いですが，選手の課題，疑問を解決するサポートができることにやりがいを感じます．現場の楽しさを知ってもらい，栄養の専門家として活躍できるよう，栄養士・管理栄養士養成課程でのすべての学びを大事にしてもらいたいと思います．

吉野昌恵
（山梨学院大学健康栄養学部）

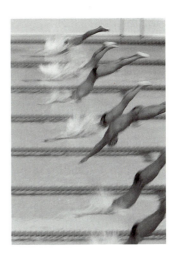

第 6 章

運動と水分，熱中症の予防

この章で学ぶポイント

★脱水が運動時の体温調節と動脈圧調節に及ぼす影響を学ぼう．
★脱水は運動パフォーマンスを低下させることを学び，運動時の水分摂取の生理学的意義，具体的な水分と電解質の摂取方法を理解しよう．暑熱順化（暑さに強くなる）について学び，熱中症の予防を考えよう．

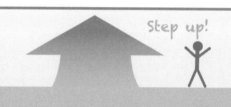

◆ちょっと学ぶ前に復習しておこう◆

―動脈圧調節―
動脈圧は心拍出量と総末梢血管抵抗の積で決まる．動脈圧が一定範囲になるように心拍出量と総末梢血管抵抗が変化している．

―体温調節―
体温は熱産生と熱放散のバランスにより決まる．運動時は熱産生が増大するが，発汗により熱放散が増大して体温が調節される．

―体液の浸透圧―
体液は水に電解質が溶解したものであり，電解質は選択的に細胞膜を通過するため，体液は浸透圧をつくる．

―血液量―
血液は血漿と赤血球などの細胞成分からなる．汗は血漿からつくられ，大量に発汗すると血液量が減少する．

1 体内の水分分布と体液量調節

1.1 体液区分

ヒトの体液量は体重の約50〜70％を占める（図6.1）．筋肉組織は水分が75％を占めるが，脂肪組織の水分は10％にすぎない．全水分量の個体差は体組成の違いにより生じる．男性は体重の約60％が水分である．一方，女性は55％が水分であるが，これは女性が体脂肪組織の比率が大きいことによる．肥満の人では体重に占める水分の割合が低くなる．

体液は体内の個別の区分に従って分布しており，**細胞内液**と**細胞外液**に分けられる．細胞外液は**組織間液**（**間質液**）と**血漿**に分けられる．

（1）細胞内液

細胞膜で囲まれた内側に存在する体液を細胞内液という．細胞内液は細胞内代謝のための溶媒であり，生命活動を支える基盤である．細胞内液量は体重の約40％を占める．細胞膜は電解質（イオン）を選択的に通過させるので，細胞の内外では電解質組成は異なる．細胞内には陽イオンとしておもにカリウムイオンとマグネシウムイオンを，陰イオンとしておもにリン酸とタンパク質を留め，細胞外にナトリウムイオンと塩素イオンを移動させている．

（2）細胞外液

細胞外液は細胞の外にある体液であり，細胞を取り巻く環境をつくっている．細胞外液のおもな陽イオンはナトリウムイオンであり，陰イオンは塩素イオンである．細胞外の電解質組成と浸透圧の変化は，細胞の機能に直接影響を及ぼす．細胞外液量は体重の約20％を占め，組織間液（約

ほかでも学ぶ
覚えておこう キーワード

身体の構成成分
➡人体の構造と機能及び疾病の成り立ち（解剖生理学）

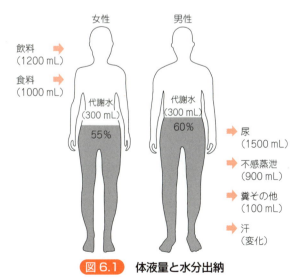

図6.1　体液量と水分出納

ヒトの体液量は，生体内に入る量と出る量が等しくなり，その量が一定の範囲になるように調節されている．

15%）と血漿（約5%）に分けられる．

（3）血漿

血漿は血管内にある体液であり，血液から赤血球や白血球などの細胞成分を除いたものである．血漿には電解質とタンパク質が溶解している．毛細血管では血漿と組織間液の間で物質の移動が生じる．毛細血管壁はタンパク質の移動を制限するために，タンパク質（膠質）による浸透圧（**膠質浸透圧**）をつくる．

1.2 体液区分間の体液の移動

細胞内液と外液は細胞膜により区切られている．組織間液と血漿の間は毛細血管壁により区切られている（図6.2）．各区間の体液の移動は，次に説明するように，細胞膜と毛細血管壁の属性に依存する．

細胞膜は**脂質二重層**と**膜タンパク質**で構成される．細胞膜を通過できる水溶性の電解質や基質は，細胞膜に発現する**膜輸送体**によって決まる．膜輸送体とはイオンチャネル，キャリア，ポンプなどであり，選択的に物質を通過させる．また，一部の例外（腎臓の集合管など）を除き，ほとんどの細胞膜に水チャネル（**アクアポリン**）が発現しており，水は細胞膜を自由に通過できる．細胞内液と細胞外液の間の水と電解質の移動は，**能動輸送**と浸透圧差および濃度差に依存する**受動的拡散**によって生じる．

毛細血管壁は一層の**上皮膜細胞**で構成されており，細胞膜と同様に水と電解質は上皮膜細胞を通過可能である．さらに，上皮膜細胞の結合部位には孔（間隙）がある．血漿タンパク質より小さい分子量の物質は，この孔を

膠質浸透圧
毛細血管壁の血管内皮細胞の接合部には小孔があり，電解質などは通過するが，血漿アルブミンなどの分子量の大きいタンパク質は通過しにくい．その結果，血漿タンパク質濃度は間質液のタンパク質濃度より高くなる．この濃度差が浸透圧をつくり，水や電解質などを間質側から血管内に移動させる力となる．

アクアポリン
水チャネルとも呼ばれ，細胞膜に存在し，細胞内外の水の輸送機能をもつタンパク質．集合管細胞の尿管腔側細胞膜上で水の再吸収作用の役割をもつアクアポリン2（AQP2）と呼ばれる水チャネルが代表的である．

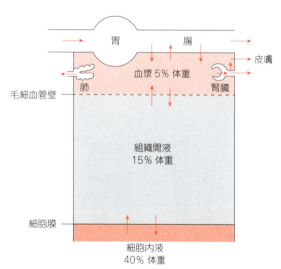

図6.2 体液区分と体液の移動
体液は，細胞膜により細胞内液と細胞外液に分けられる．細胞外液は毛細血管壁により組織間液と血漿に分けられる．汗と尿は血漿からつくられる．

通過することができる．しかし，血漿タンパク質は毛細血管壁をほとんど通過することができず，組織間液のタンパク質濃度は血漿タンパク質濃度に比べて低い．この濃度差が水を移動させる力（膠質浸透圧）となる．毛細血管壁（血漿と組織間液の間）を介する体液の移動は，毛細血管圧，組織間液静水圧，血漿膠質浸透圧，組織間液膠質浸透圧のバランスによって生じる．

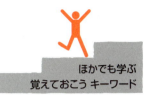

ほかでも学ぶ 覚えておこう キーワード

体液の浸透圧（腎・尿路系）
➡ 人体の構造と機能及び疾病の成り立ち

1.3 体液の量と組成のバランス

体液は，水と電解質の摂取と排泄により常に入れ替わっている．体液は入れ替わりながらも一定量になるように，摂取量と排泄量の間には動的な平衡状態がつくられている（図6.1）．

（1） 体に入ってくる水

成人では毎日約 2500 mL の水が体内に入ってきており，飲み水，食べ物の水，代謝水に分けられる．飲み水として約 1200 mL，食べ物の水分が 1000 mL および代謝水が 300 mL である．固形の食べ物には水が含まれており，果物や野菜には 90% 以上，肉には約 70% の水が含まれている．**代謝水**は栄養素（糖質，脂質，タンパク質）の代謝により生じる水であり，体内でつくられる．飲み水と食べ物の水分量は，渇きや空腹などの生理的因子だけでなく，嗜好やストレスなどの心理的因子により変化する．

（2） 体から失われる水

体内に入った量と等しい水が体外に出ており，尿，糞中，不感蒸泄，汗に分けられる．

尿は体内の老廃物（不要な代謝産物）と余分な水を排泄するために必要であり，老廃物を溶かすのに必要な尿（**不可避尿**）と，体内の浸透圧と体液量を一定に調節するために必要な尿に分けられる．老廃物は約 500〜600 mmol/日つくられる．腎臓の最大濃縮能力は 1200 mOsmol/kgH$_2$O であり，老廃物を排泄するには最低 400〜500 mL/日の水が必要である．これは老廃物を排泄するため避けられない尿であり，上述のように不可避尿と呼ばれている．

不感蒸泄とは皮膚や呼気から失われる水である．いわゆる汗は不感蒸泄に含まれない．1日の不感蒸泄量は体重に 15 を乗じて概算できる．たとえば，60 kg の人では 60 kg × 15 mL/kg = 900 mL となる．

汗は血漿が汗腺から体外に分泌されたものである．汗の水分含有率は 99.2〜99.6%，浸透圧は約 80〜185 mOsmol/kgH$_2$O，ナトリウム濃度は 40〜60 mEq/L である．血漿の浸透圧は約 289 mOsmol/kgH$_2$O，ナトリウム濃度は 150 mEq/L である．汗の電解質濃度は血漿より低い（**表6.1**）．発汗は**温熱性発汗**と**精神性発汗**に分けられ，汗腺活動は交感神経活動により調節される．

不可避尿
体内でできる老廃物などの排泄に必要な尿のことであり，1日あたり 400〜500 mL 必要とされる．

不感蒸泄
呼吸器や皮膚からは，知らない間に絶えず水が蒸発（不感蒸泄）している．1日あたりの不感蒸泄による水分の蒸発は合計約 900 mL に達する．汗とは異なり，ナトリウムイオン（Na$^+$）などの電解質の損失は伴わない．

第6章　運動と水分，熱中症の予防

表6.1　汗，血漿，スポーツドリンク，経口補液の組成の比較

	浸透圧 （mOsmol/kgH$_2$O）	Na$^+$ （mEq/L）	K$^+$ （mEq/L）	糖 （mg/100 mL）	エネルギー （kcal/100 g）
汗	80〜185	40〜60	4〜5		
血漿	289	150	4.6	100	
スポーツドリンク				（果糖ブドウ糖）	
A社	350	23	5.0	6200	25
B社	330	10	0.7	6000	24
経口補液				（果糖ブドウ糖）	
C社	260	50	20	2500	10

　汗は皮膚表面で蒸発する際に気化潜熱を奪い，皮膚温を低下させる．汗腺は広く体表に分布しており，体表を広範囲に水で覆うことができる．100 mL の水の蒸発は 57.3 kcal の熱を奪う．人体の比熱を約 0.83 とすると，体重 60 kg の人の熱容量は 49.8 kcal である．100 mL の水が 60 kg の人の皮膚上で蒸発すると，体温は約 1℃ 低下する．

　ヒトの発汗量は 1〜2 L/時間に及ぶ．汗は皮膚から落ちて離れると体温を下げる効果はない．皮膚表面から滴下する汗を**無効発汗**と呼ぶ．また，水の蒸発量は外気の湿度によって変化する．高湿度の環境では汗の蒸発量は少なく，皮膚の熱を奪う効率は低くなる．

1.4　体液の量と組成の調節

　体液の量と組成は，体内に入る物質と出る物質のバランスによって決まる．ヒトの体内水分量の絶対量を検知することはできない．水分量の変化は，細胞外液の浸透圧（浸透圧調節系）や心房圧（容量調節系）という間接的な指標をモニターして検知している．たとえば，発汗により体液量が減少すると細胞外液の浸透圧濃度は増加し，また同時に血液量が減少して静脈還流量が少なくなるために心房圧は低下する．これらの情報は視床下部を介して交感神経活動や抗利尿ホルモン分泌を増加させ，尿量を減少させる．また飲水行動を引き起こす．その結果，尿量の減少と飲水量の増加により減少した体液量は回復する（**図6.3**）．

（1）尿量調節

　腎臓は，細胞外液の量と組成を一定範囲に保つ役割を担う．体液の量と組成を，おもに腎臓での水とナトリウムの再吸収量を変えることによって一定に保つことができる．発汗時には尿量と尿ナトリウム排泄量は減少する．汗は細胞外液より低浸透圧であるため，発汗は細胞外液の浸透圧を上昇させ，その上昇は視床下部の浸透圧受容器によって検知され，視床下部での**抗利尿ホルモン**の産生を増加させる．さらに発汗は循環血液量を減少させるため，静脈還流量が低下して左心房圧が減少し，その情報は迷走神経→延髄孤束核→視床下部の神経経路を経由して，抗利尿ホルモンの産生

国家試験ワンポイントアドバイス

腎臓に作用するホルモンである抗利尿ホルモン（バソプレッシン）は，高浸透圧と循環血漿量減少が刺激となって下垂体後葉から分泌されるペプチドホルモンで，集合管からの水の再吸収を促進することを理解しよう．

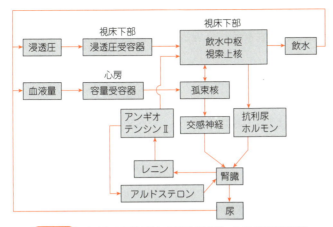

図6.3 浸透圧調節系と容量調節系による体液量調節
体液量はおもに浸透圧調節系と容量調節系により調節されている．浸透圧調節系は細胞外液量の浸透圧の変化を検知する．容量調節系は血液量の変化を心房の容量受容器で検知する．検知された変化は，尿量および飲水量を変化させることにより体液量を一定範囲に保つ．

を増加させる．抗利尿ホルモンは下垂体後葉から血液内に分泌され，腎臓の尿細管集合管に至る．抗利尿ホルモンは集合管のアクアポリン（水チャネル）の合成を促進する．その結果，集合管の水の透過性が増し，水の再吸収量が増え，尿量は減り，体液量の減少は抑制される．逆に水を大量に摂取した場合は，細胞外液の浸透圧は低下し，同時に左心房圧は上昇し，抗利尿ホルモンの産生は抑制され，集合管でのアクアポリンの産生は低下する．その結果，集合管での水の再吸収量が減り，尿量が増加し，細胞外液の増加は補正される．大量の水の摂取による尿量の増加は1時間以内に生じる．

（2）尿ナトリウム排泄調節

発汗による細胞外液の浸透圧の増加と左心房圧の減少は，腎交感神経活動の増加を引き起こす．腎交感神経活動の増加は，腎臓の近位尿細管のナトリウム再吸収量を増加させる．また腎交感神経活動の増加は，レニン-アンギオテンシン-アルドステロン系を活性化する．**アルドステロン**は腎臓遠位尿細管でのナトリウムの再吸収を促進する．その結果，発汗時には，汗からのナトリウム排泄量の増加に対抗して尿中ナトリウム排泄量を減少させ，体液内のナトリウム量の保持を図る．

1.5 脱水

体液量が欠乏した状態を**脱水症**と呼ぶ．脱水という言葉から「水のみが失われた状態」と考えがちであるが，多くの場合，水と電解質の両者が失われた状態を示す．ナトリウムは細胞外液の主要な電解質であり，脱水時に水とともに喪失する主要な電解質である．そのため脱水症は，水とナト

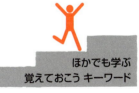

ほかでも学ぶ
覚えておこう キーワード

レニン-アンギオテンシン-アルドステロン系
➡人体の構造と機能及び疾病の成り立ち（生化学），基礎栄養学

第 6 章 運動と水分，熱中症の予防

国家試験ワンポイントアドバイス
血清 Na 濃度によって高張性脱水，等張性脱水，低張性脱水に分類されることを理解し，脱水の分類と治療法を整理しておこう．

リウムの欠乏状態の違いから，① **水欠乏性（高張性）脱水症**，② **ナトリウム欠乏性（低張性）脱水症**，③ **混合性（等張性）脱水症** の 3 種類に分けられる（図 6.4）．

（1） 水欠乏性（高張性）脱水症

　水分は失われるが，ナトリウムなどの電解質の喪失を伴わない状態である．水分の減少は細胞外液区分より生じ，細胞外液の電解質の濃度（浸透圧）が増加するため，細胞内液との間に浸透圧差が生じる．細胞内外の浸透圧差がなくなるまで細胞内の水は細胞外に移動し，細胞内液は減少する．その結果，細胞外液と細胞内液の水分が減少する．細胞外液の減少は，組織間液と血漿量の減少を意味する．

（2） ナトリウム欠乏性（低張性）脱水症

　水よりもナトリウムがおもに失われる状態である．ナトリウム喪失により細胞外液（血漿と組織間液）の浸透圧が低下するため，水が細胞内に移動する．その結果，細胞外液量（血漿量と組織間液量）が減少し，細胞内液量が増加する．大量発汗時，下痢，嘔吐時などに（電解質を含まない）大量の水を飲むと，細胞外液の浸透圧が低下し，水が細胞内に移動するため，細胞内液が増加する．

（3） 混合性（等張性）脱水症

　水とナトリウムをほぼ等しい割合（等張性）で喪失した状態である．細胞外液の浸透圧が変化しないため，細胞内液の移動はない．その結果，細胞外液が減少する．このとき，血漿と組織間液がほぼ同率で失われる．出血あるいは嘔吐や下痢などの消化管液の喪失時に生じる．

　脱水症の程度は，体液の減少量によって軽度，中等度，重度に分類される．体重の変化から脱水の程度を推定する．体重が 3～5％ 減少すると軽度，6～9％ 減少すると中等度，10％ 以上減少すると重度と判断される．脱水

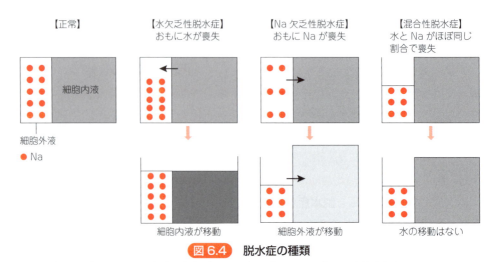

図 6.4　脱水症の種類
脱水症は，水とナトリウム（Na）の喪失状態より，水欠乏性，Na 欠乏性，混合性脱水症に分けられる．

になると，水と電解質の喪失を防ぐために軽度では尿量の減少が生じ，中等度および重度になると数時間尿が出ず，汗の量も少なくなる．中等度および重度になると意識レベルが低下し，もうろう状態あるいは昏睡状態となる．

日常活動での不感蒸泄による脱水は水分欠乏性脱水症である．暑熱環境下の大量発汗時には，汗のナトリウム濃度は血漿のナトリウム濃度より低いので(表6.1)，細胞外液の量が減少して浸透圧は上昇する．細胞内外で浸透圧差がなくなるまで細胞内液は細胞外に移動する．その結果，大量発汗時に経口的な補液を行わないと，血漿量，組織間液，細胞内液量のすべてが減少する．

2 運動時の体温と循環調節

2.1 体温のフィードバック調節

体温は産熱量と放熱量のバランスによって決まる(図6.5)．運動時の体温調節は皮膚からの**熱放散**が重要である．筋肉の収縮による産熱量の増加は，収縮筋の温度を上昇させる．血液は，筋肉でつくられた熱を皮膚まで運搬して体外に放散させる媒体である．動脈から筋肉に流入する血液の温度は，収縮筋の温度より低い．そのため収縮筋の熱は血液に移動し，収縮筋の温度は低下し，血液の温度は上昇する．血液が皮膚を通過するときに，外気温との温度差により血液の熱は体外に放散する．

皮膚からの熱放散は，輻射，伝導，対流，蒸発という四つの機序で行われる．輻射，伝導，対流は**非蒸散性熱放散**と呼ばれ，皮膚温と皮膚を取り巻く環境との温度差によって移動する熱量が決まる．一方，蒸発は水の蒸発に伴う気化潜熱による熱放散であり，**蒸散性熱放散**と呼ばれている．蒸散性熱放散は，気道と皮膚から不感的に生じる蒸発(不感蒸散)と皮膚から

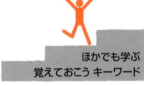

体温の調節
➡人体の構造と機能及び疾病の成り立ち

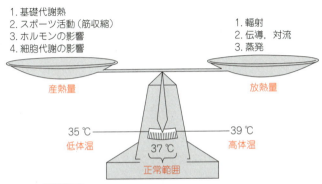

図6.5 産熱量と放熱量のバランスと体温調節

体温は産熱量と放熱量のバランスによって決まる．運動時には筋肉収縮により産熱量が増すが，放熱量の増加により体温上昇が抑制される．

第6章 運動と水分，熱中症の予防

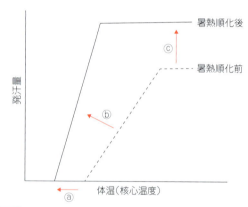

図6.6 核心温度に対する単位時間あたりの発汗量の変化

破線は暑熱順化前の反応を示す．実線は暑熱順化後の反応を示す．暑熱順化により ⓐ 閾値体温の低下，ⓑ 発汗速度の増加，ⓒ 最大発汗量の増加が生じる．菅屋潤壹，『汗はすごい』，ちくま新書(2017)より（一部改変）．

の汗の蒸発による．水の蒸発は，皮膚と周囲環境との水蒸気圧の差によって決まる．

　皮膚からの熱放散を増やす方法は皮膚血流量の増加と発汗である．核心温度（深部体温）の上昇に対して最初に反応するのは皮膚血流量の増加であり，非蒸散性熱放散の増加が起こる．次に，発汗が始まり蒸散性熱放散が加わる．逆に核心温度が低下するときは，発汗の抑制が生じ，次に皮膚血流量の減少により非蒸散性熱放散の抑制が起こる．

　図 6.6 は核心温度と単位時間あたりの発汗量の関係を示している．発汗量に関しては，ⓐ 発汗が開始する温度（閾値体温），ⓑ 核心温度上昇に比例して発汗量が増加する範囲，ⓒ 発汗の増加が最大になり一定値になる温度がある．

2.2 運動時の体温調節

　暑熱環境下で運動を行うと，環境温度の上昇による放熱量（輻射，伝導，対流）の減少と筋肉収縮による産熱量の増加により，生体への熱負荷が生じる（図 6.7）．この熱負荷は核心温度の上昇と皮膚温の上昇を引き起こし，生体内の温度感受性ニューロンにより感知され，体温調節の中枢である視床下部に伝えられる．視床下部には体温だけでなく，動脈圧，体液浸透圧，心房圧，エストロゲンやインターロイキンなどの情報が伝えられている．それらの情報は統合され，短期間の調節として交感神経活動を変化させる．暑熱環境運動時には交感神経活動の増加により発汗が生じる．また，腹部内臓系への交感神経活動の増加は腹部内臓系の抵抗血管（細動脈）を収縮させ，腹部内臓から筋肉と皮膚に血流量の配分がシフトする．これらにより皮膚血流量の増加と発汗による皮膚からの熱放散が増加して，体温上昇は抑制される．

2 運動時の体温と循環調節

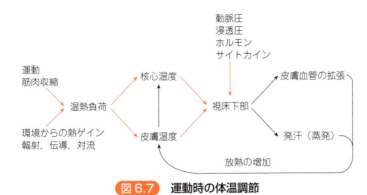

図6.7 運動時の体温調節

暑熱環境下の運動時の体温調節は，核心温度と皮膚温度の変化を体温調節中枢が検知し，体温を一定範囲に保つために皮膚からの放熱を増やす．体温調節中枢は動脈圧，体液浸透圧，ホルモンやサイトカインの影響を受ける．赤線は体温調節中枢への求心性入力を，黒線は中枢からの遠心性出力を示す．

2.3 運動時の循環調節

動脈圧を決定する要因は次の式で示される．

> 動脈圧 ＝ 心拍出量 × 総末梢血管抵抗
> 心拍出量 ＝ 一回拍出量 × 心拍数
> 一回拍出量 ＝ 拡張期末心室容量 － 収縮期末心室容量

運動により活動筋の血液需要は増加し，筋肉血流量は増加する（図6.8）．活動筋の血流量需要の増加に応えるために心拍出量が増加する．安静時の心拍出量は約5 L/分であるが，最大酸素摂取量の運動レベルでは約5倍の25 L/分程度に増加する．心拍出量の増加は一回拍出量と心拍数の増加により生じる．心拍数は運動強度に依存して増加するが，最大心拍数（＝220－年齢）以上に増加することはない．運動によって生じる一回拍出量の増加は最大で10%程度であり，心拍出量の増加は心拍数の増加に依存

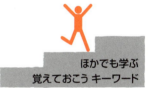

ほかでも学ぶ
覚えておこう キーワード

心拍出量，一回拍出量
➡人体の構造と機能及び疾病の成り立ち（解剖生理学）

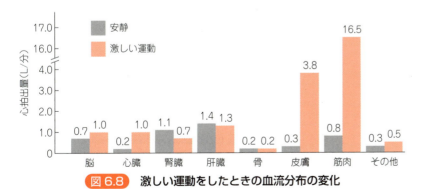

図6.8 激しい運動をしたときの血流分布の変化

運動時には，筋肉収縮に必要な栄養素と酸素を運搬するために筋肉血流量が増し，筋肉収縮による産熱増加のために体温が上昇するので，放熱を増やすために皮膚血流量が増加する．

する．

　運動中，とくに暑熱環境下の運動中は，筋肉および皮膚の細動脈の血管が拡張して，それらの臓器の血流量が増加している．この血管拡張による総末梢血管抵抗の低下を補う程度の心拍出量の増加がなければ，動脈圧を維持できない．

2.4　運動時の体温調節と循環調節の競合

　暑熱環境下の運動時は，活動筋の血流量需要と体温調節のための皮膚血流量需要が拮抗する．運動を持続するには活動筋の血流量の確保が第一であるが，皮膚血流量が同時に増加しないと体温は上昇し，高体温になる．心拍出量が増加して，筋肉と皮膚の血流量需要の増加に応える．しかし心拍出量の増加には限界があり，その限界に近づくと，動脈圧の維持が困難になり低血圧を引き起こす．また，皮膚血流量が低下して体温調節機能が不全になり，**熱中症**を引き起こす．

　暑熱環境下の運動時は，静脈還流量が心拍出量の維持に重要である（**図6.9**）．運動により体温が上昇すると，皮膚からの熱放散を増加させるため，皮膚血管が拡張して皮膚血流量が増加する．これにより，拡張した皮膚血管（おもに静脈）に血液の貯留が生じて静脈還流量が減少する．同時に，発汗により血液量が減少し，静脈還流量がさらに低下する．静脈還流量は心臓に対する前負荷であり，前負荷が減少すると拡張期末心室容量が低下し，一回拍出量の低下につながり，心拍出量を維持できなくなり動脈圧が低下する．

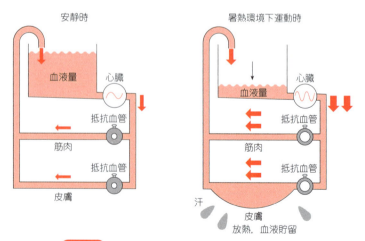

図6.9　暑熱環境下の運動時の循環動態の変化

暑熱環境下の運動時には，放熱を増加させるために，皮膚血流量の増加と発汗が生じる．皮膚血管が拡張すると，血液貯留が生じる．そして発汗により血液量が減少する．その結果，静脈還流量（心臓に還る血液量）が減り，一回拍出量が減少し，動脈圧の維持・調節が困難となる．赤い矢印は血流量を表す．抵抗血管を表す円内の白い面積が大きいと，血管が拡張していることを示す．

暑熱環境下の運動時に脱水を防ぐことは，静脈還流量を維持して拡張期末心室容量の低下を抑制することにつながる．これにより一回拍出量の低下を防ぎ，心拍出量の維持ができ，動脈圧を保つことができる．

3 運動時の水分・電解質の摂取と運動パフォーマンス

3.1 脱水と運動パフォーマンス

脱水は運動パフォーマンスを低下させる．長距離走などの持久性の運動，短距離走など瞬発性の運動，あるいはウォーキングなどのゆったりとした運動などで脱水は運動パフォーマンスに影響を及ぼす．図6.10は，脱水が持久性の運動パフォーマンスに及ぼす影響を示す．体重あたり2%の脱水，たとえば60 kgの人の場合，1.2 kgの体重減少は運動パフォーマンスを有意に低下させる．5%（3.0 kg）ではパフォーマンスは約30%低下する．また，脱水は短距離走などの瞬発性の運動パフォーマンスに大きな影響を及ぼす．数分で疲労困憊するようなスプリント競技で，体重あたり2.5%の脱水は，最大運動パフォーマンスを45%低下させるという報告がある．さらに，最大酸素摂取量25%程度のゆるやかな運動を長時間行った場合，体重あたり7%の脱水は，運動継続可能時間が約半分に低下するという報告もある．運動パフォーマンスを最大に発揮するには，運動の種類や強度にかかわらず水分維持管理は重要である．

3.2 運動パフォーマンス低下の理由と水分摂取の意味

脱水が運動パフォーマンスを低下させるおもな理由は，次に示す因果関係による．

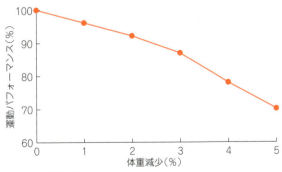

図6.10 脱水と運動パフォーマンス

体重あたり2%以上の脱水が生じると，運動パフォーマンスが有意に低下する．脱水は，運動の種類，強度，時間にかかわらず，運動能力に影響を与える．A. Jeukendrup et al., "Sport Nutrition, 2nd," Human Kinetics (2009) を参考に作成．

- 血液量の減少
- 体液浸透圧の上昇
↓
- 皮膚血流量増加の抑制
- 発汗量増加の抑制
↓
- 熱放散量の減少
↓
- 核心温度の上昇

核心温度が正常範囲から逸脱することは，体温調節および循環調節に負荷となり，運動パフォーマンスを低下させる原因となる．

運動中に経口的に水分電解質を摂取すると，脱水による皮膚血流量と発汗量の抑制を防ぐことができる．図6.11は，自転車エルゴメーターで運動中に，0.9％（等張溶液）と0.45％の食塩水を静脈に輸液したときの，食道温（核心温度）の変化を示したものである．輸液すると食道温の上昇の程度が少ない．これは，血液量の増加により静脈還流量が維持され，一回拍

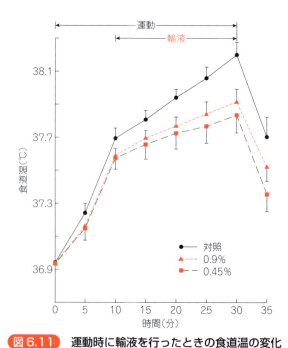

図6.11 運動時に輸液を行ったときの食道温の変化

自転車エルゴメーターで運動中に，生理的食塩水（0.9％，■）あるいはその半分の濃度の食塩水（0.45％，▲）の溶液を静脈内に直接輸液を行った群は，輸液を行わなかった群（●）に比べて食道温の上昇が抑制される．S. M. Fortney et al., *J. Appl. Physiol.*, **65**, 519 (1988) を参考に作成．

出量と心拍出量が維持されるために,皮膚血流量を維持できるからである.また発汗量も,輸液をしないときより多い.その結果,熱放散が維持され,核心温度の上昇が少なくなる.運動中は,輸液の組成にかかわらず,輸液による血液量の増加が体温上昇を防ぐ.すなわち,運動中は適切な量の飲水の確保が第一である.

3.3 運動時の水分・電解質の摂取

運動の前・中・後の水分・電解質の摂取は,外気温,湿度,運動の種類,運動の強度や運動する人の年齢,性別,その人の状態によって異なる.どのような方法が適切であるか,生理学的な背景を理解したうえで,実際の経験を重ねて最適な方法を模索するのが現実的である.運動時の水分・電解質の摂取に画一的な方法はないが,運動パフォーマンスの維持を目的として以下に示すようなガイドラインがつくられている.ポイントは,いつ,どのように水分・電解質の経口摂取を行うと,脱水を最小限にすることができるかである.脱水を防ぐと,循環血液量は確保され,循環機能維持につながり(図6.12),運動パフォーマンスをサポートできる.

(1) 運動前

① 運動前日は十分な水分と栄養の摂取を行う.利尿作用のあるアルコールやコーヒーは控える.ナトリウムは日本人の普通の食事により十分に補えるので,とくに意識して摂取する必要はない.

② 運動開始約2時間前に500 mLの水を飲む.運動(競技)開始前に,脱水がない状態をつくることが必要である.競技は朝から開始される場合が多く,睡眠中に不感蒸泄により脱水になっている.不感蒸泄の概算は1分1 mLとして計算し,8時間の睡眠により約480 mLの水分が失われている.想定される水分の負債は約500 mLと考える.競技開始2時間前に摂取する理由は,余分に摂取した水が尿として排泄されるのに約2時間要するからである.

早朝の起床時,コップ1杯程度の飲料(水やコーヒーなど)を飲む習慣は脱水を防ぐよい方法である.また,水分摂取そのものは咽頭の感覚受容器を刺激して交感神経活動を上昇させるので,覚醒を促す.

③ 運動開始15分前に200〜500 mLの水分摂取をする.運動開始後,水分摂取するまでの間の水分損失を前もって補うという考え方である.環境温度と運動程度により発汗量は異なるので,体重減少を指標にして摂取する量を決めておくとよい.500 mL以上の水分摂取は胃に滞留する時間が長く,運動競技の妨げになる.

運動の前に体液量が多いと,運動中の水分摂取が少なくてよく,循環と体温調節機能の維持に有効と考えられる.ただし,運動前の過剰な水分摂取(水やスポーツドリンクなど)が運動パフォーマンスを向上させるかどう

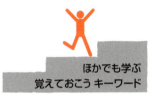

ほかでも学ぶ
覚えておこう キーワード

不感蒸泄(水の出納)
➡ 基礎栄養学

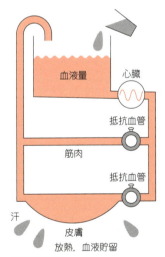

図6.12 運動中の水分電解質の補給の生理学的意味

暑熱環境下の運動時の水分電解質の経口摂取は,発汗による血液減少および皮膚血管の血液貯留による静脈還流量の低下を補うので,体温および循環調節機能を保つうえで重要である.

かには賛否両論あり，その効果は不明である．水あるいはスポーツドリンクを運動直前に過剰に摂取すると，尿量が増加して排尿の必要が生じ，競技の妨げになる可能性もある．スポーツドリンクによる利尿作用について，下のコラムに記す．

（2） 運 動 中

運動中，とくに暑熱環境下の運動中の水分摂取は，運動パフォーマンスに大きな影響を及ぼす．脱水を防ぐには，発汗によって失われた水分と電解質を同量摂取することが最善策である．しかし，長時間の運動による大量発汗時に，発汗による損失量を同量の経口摂取で補うのは困難である．発汗は1時間あたり最大2Lに及ぶことがあるが，運動中は1時間に1L程度の水分摂取が限界であり，脱水になることは避けられない．飲水の量と組成，飲水のタイミングおよび休息のとり方が，脱水を防ぐための方策となる．具体的には以下のような方法が推奨されている．

① 早めに，決まった間隔で水分を意識的に摂取する．のどの渇き（口渇感）により飲水すると脱水になる．これを**自発的脱水**と呼ぶ．自発的脱水のメカニズムを図6.13に示す．口渇感は細胞外液の浸透圧上昇によって引き起こされる．汗には水だけでなく電解質が含まれているため，発汗により浸透圧上昇が生じて口渇を感じるときは，すでに脱水が生じており，運動パフォーマンスに影響を及ぼす．また，水のみを摂取すると，脱水前の体液量に回復する前に細胞外液浸透圧が脱水前レベルに回復するため，口渇感は消失する．その結果，のどの渇きに従うと脱水になるのである．

② 運動中の水分摂取の方法には，運動の種類によってさまざまな制限

Column

スポーツドリンクへの誤解

スポーツドリンクの浸透圧は血漿浸透圧とほぼ等しく，等張（アイソトニック）溶液である．生理的食塩水は等張溶液であり，一気に大量（1L程度）に飲んでも，体液の浸透圧は変化しない．したがって，浸透圧受容器による抗利尿ホルモン分泌に影響を及ぼさないので，尿量は変化しない．しかし，水を大量に飲むと体液浸透圧が下がり，抗利尿ホルモンの分泌が抑制されて，飲んだ水とほぼ等しい量が約2時間以内に尿として排泄される．

スポーツドリンクは等張溶液であるので，大量に飲んでも生理的食塩水と同じ反応で，尿量は変化しないと予想するかもしれないが，これは誤りである．スポーツドリンクを大量に飲むと，水と同じく利尿が生じ，飲んだ水とほぼ同じ量が排泄されてしまう．この理由は，スポーツドリンクはおもにグルコースを主成分とした等張溶液であり，浸透圧受容器の細胞膜はグルコースに対する選択性が乏しく，水とグルコース溶液の区別ができないからである．競技の前にスポーツドリンクを大量に飲むと，尿意とも戦わなければならないので要注意である．

3 運動時の水分・電解質の摂取と運動パフォーマンス

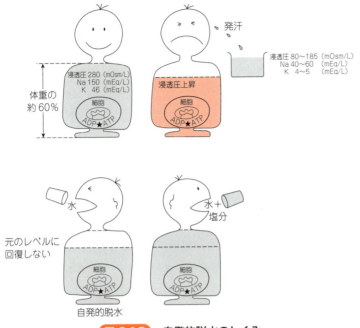

図6.13 自発的脱水のしくみ

汗にはナトリウムなどの電解質が含まれているため，発汗により水分と電解質が失われる．短期間の飲水行動は，浸透圧受容器による調節が主である．発汗の後に水だけを飲むと，体液量が元のレベルに回復する前に浸透圧が元のレベルに回復し，飲水を止めてしまう．これを自発的脱水と呼ぶ．自発的脱水を防ぐには，ナトリウムなどの電解質の補給が必要である．三木健寿，「3.9 水分の役割」，『スポーツ・運動栄養学 第3版』（加藤秀夫他編），講談社（2015）より．

がある．暑熱環境下の運動時には15分間隔で150 mL程度の水分摂取を行うと胃に負担がない．一度に大量の水を摂取すると胃に滞留して不快感があり，運動の妨げになる．できる限り，こまめに少しずつ摂取することが推奨される．

③ 1時間以上運動を継続するときは，飲み水に糖と電解質を加えたものが望ましい．汗からのナトリウムの損失は無視できず，経口的なナトリウム摂取は意味をもつ．また，1時間以上運動するとエネルギー源としての体内の糖が枯渇するため，血糖値を維持するために経口的な糖の摂取が必要である．糖は30〜60 g/時間で摂取することが推奨されている．

スポーツドリンクや経口補液には糖とナトリウムが含まれている（表6.1）．小腸には**ナトリウム-グルコース共輸送機構**があり，水も同時に吸収される．その結果，水，ナトリウム，糖の吸収は早い．

④ 1時間以内の運動では体液量の維持が重要である．したがって，水のみの摂取でも体液量の維持は可能である．肥満対策として軽い運動を1時間程度行う場合は，糖を含む飲料の必要性は少ない．

⑤ 運動の最中に飲む水の温度は15〜22℃程度が望ましい．氷水などの低温飲料は，消化管の活動に悪影響を及ぼす可能性があり望ましくない．

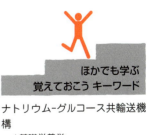

ほかでも学ぶ
覚えておこう キーワード

ナトリウム-グルコース共輸送機構
➡基礎栄養学

（3）運動後

運動直後はできるだけ早く水分・電解質の摂取を行い，運動開始前との体重差が1〜2%以内になるようにしたい．運動後の食事は，汗によって失われた水や電解質だけでなく，運動によって使われたエネルギーやタンパク質を合成するために重要である．暑熱環境下の長時間の運動は食欲を減退させることがあるが，意識して食事をとり，栄養バランスが負にならないように気をつけることが必要である．各栄養素のバランスのとれた食事が，運動パフォーマンスを維持する最大の秘訣である．

4 熱中症の予防

熱中症の予防には，適切な水分・電解質の補給と暑熱順化が重要である．日常生活における適切な水分補給は，暑熱環境下の運動時のそれと基本的に同じである．

4.1 暑熱順化と運動トレーニング

暑い環境に連続してさらされると，体熱の放散機能が向上する．これを**暑熱順化**と呼ぶ．暑熱順化は，2週間程度の短期間に成立するものと長期間に成立するものの二つに分けられる．以下に短期間の暑熱順化について述べる．短期間の暑熱順化は，体熱の放散機能の向上によるものである．暑熱順化により，核心温度に対する皮膚血流量と発汗の応答に変化が生じる．

短期間の暑熱順化により発汗機能が変化する．核心温度が38℃程度になる温熱負荷を2週間程度繰り返すと，核心温度と発汗の関係は図6.6に示したように変化する．その特徴は，発汗が開始する核心温度の閾値の低下，核心温度の上昇に対する発汗速度(単位時間あたりの発汗量)の増加，最大発汗量の増加である．核心温度が過剰に上昇する前に発汗が始まり，その量も多くなる．これにより皮膚から効率的に蒸散熱が奪われ，核心温度の上昇を抑制することができる．

また暑熱順化により，汗からのナトリウム排出量が減少する(**図6.14**)．汗は血漿から汗の原液をつくり，その原液は排出管(導管)を通過する間にナトリウムなどの電解質が選択的に再吸収される．このため汗は血漿より低張溶液になる．汗は，分泌量が少ないときには排出管での滞留時間が長くなり，電解質の再吸収量が多くなる．そのため，体外に出る汗は血漿に比べて薄い汗になる．しかし大量発汗時には，汗の原液が排出管内を通過する時間が短くなり，ナトリウムの再吸収量は少なくなる．そのため，体外に出る汗のナトリウム濃度は血漿ナトリウム濃度に近づき，濃い汗になる．大量発汗時には血漿ナトリウムの損失量が大きい．暑熱順化により排

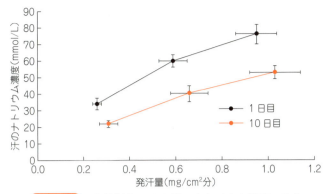

図6.14 暑熱順化による汗のナトリウム濃度の変化

発汗量が増えると汗のナトリウム濃度は高くなる．黒線は暑熱順化前の反応を示し，赤線は暑熱順化後の反応を示す．暑熱順化により同じ発汗量でも汗のナトリウム濃度は低くなる．M. J. Buono et al., *J. Appl. Physiol.*, **103**, 990 (2007)を参考に作成．

出管でのナトリウムの再吸収能力が増すため，核心温度と発汗によるナトリウムの損失との関係は下にシフトする．暑熱順化すると，発汗によるナトリウムの損失量は少なくなる．

外気温が低くても，運動トレーニングを繰り返すと体温調節機能は向上する．適切な強度の運動トレーニングは核心温度を上昇させ，体温調節中枢を刺激し，皮膚血流量の増加や発汗を引き起こす．たとえば，外気温が20℃程度に保たれている環境で最大酸素摂取量の70％以上の強度の運動を行うと，核心温度が数十分で38〜39℃に上昇して暑熱順化反応が生じる．

4.2　熱中症（暑熱障害）のメカニズム

熱中症（**暑熱障害**）は，暑熱環境で生じるさまざまな適応障害の総称である．暑熱障害は，暑い環境での運動時，とくに脱水時に生じる．暑熱障害は，体温調節と循環調節に不全を伴い，高体温や低血圧を引き起こす．暑熱障害の発症は，気象条件，個人差，年齢差など多くの要因の複合的な相互作用により生じる（図6.15）．

暑熱障害により循環調節の不全が生じる機序については，次の一連の因果の連鎖が考えられている．暑熱環境で運動を行うと核心温度が上昇するので，熱放散を増加させるために皮膚血管が拡張して皮膚血流量が増加し，発汗が生じる．汗は血漿からつくられており，発汗による水分損失は細胞外液量の減少，すなわち循環血液量の減少につながる．さらに皮膚血管の拡張は皮膚血管内の血液貯留を伴う．血液量の減少と皮膚血管の血液貯留により静脈還流量は低下し，一回拍出量が低下する．一方，筋肉と皮膚の血管拡張により総末梢血管抵抗が低下する．一回拍出量の低下と総末梢血管抵抗の低下は動脈圧の低下の原因となる．それに対抗するために心拍数

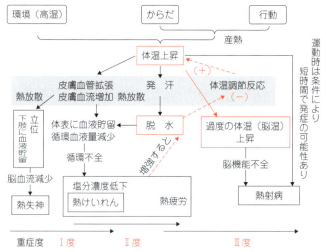

図6.15 熱中症（暑熱障害）における生理的障害と症状の関係

熱中症は暑熱環境における身体適応障害によって起こる状態の総称である．
「熱中症予防情報サイト」，環境省より．

の増加と腹部内臓系の血管収縮が生じるが，体温上昇が続くとその対抗に限界が生じるために，急速に動脈圧が低下（低血圧）する．

低血圧になると，脳の血流量が低下して失神する（**熱失神**）．この状態では動脈圧受容器反射が機能しており，静脈還流量の確保により心拍出量が回復して動脈圧が上昇すると，生体機能は回復する．熱失神が生じたときには速やかに仰臥位（上を向いて寝た状態）などをとり涼しいところで安静にすると，静脈還流量を確保でき，低血圧は回復する．

熱失神は，はっきりとした自覚症状がなく突然起こるので，前もって前兆を検知して予防するのは困難である．運動中にふらつき，あくびを多発するようなときは要注意である．失神して倒れるときは，頭を強打するなどして外傷を伴うことがあるので，自身が座り込むか，周囲の人が支えることが必要である．

暑熱環境下で脱水が持続すると，**熱射病**を引き起こす．これは，過度の温度上昇により体温調節中枢の機能不全を生じることが原因である．高体温にもかかわらず，皮膚血流量や発汗の調節が正常に行われず，体温調節の不全が起こっている．核心温度が40℃以上になることもあり，意識障害を伴い，適切な医療行為が行われない場合には死に至る恐れがある．

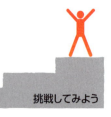

挑戦してみよう

復習問題を解いてみよう
https://www.kagakudojin.co.jp

第 7 章

試合前後の食事

この章で学ぶポイント

★ スポーツ選手にとって試合は，それまでの練習成果を出す重要な機会である．競技種目によっては，1日1試合の場合や2試合以上の場合もある．試合が連日になることもあるため，それぞれの競技種目に合わせたコンディション調整の方法を学ぼう．

★ 試合当日のよりよいコンディションづくりを目指す食事内容や，試合終了後のリカバリー食など，タイミングについて理解を深めよう．

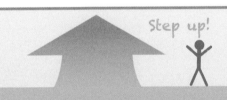

◆ちょっと 学ぶ前に復習しておこう◆

―五大栄養素の働き―
糖質と脂質はおもに体のエネルギー源となる．タンパク質は筋肉や体の機能を動かし，ミネラルとビタミンは微量で体調を整える．

―エネルギー産生機構―
解糖系，TCA回路，電子伝達系からなる．運動強度により糖質のエネルギー産生機構は異なる．無酸素運動は解糖系である．

―水分補給―
運動中の水分補給は，発汗によるミネラルの損失や脱水症状を予防するだけでなく，エネルギー源の大切な供給となる．

151

1 試合環境・食事環境に関する情報収集

試合当日の食事については，「**いつ・何を・どれだけ**」食べるかが重要である．食事を摂取した後，体内で食物の消化，栄養素の吸収がなされ，各栄養素を利用する準備ができる．そのため，試合当日の起床時刻や朝食時間，試合前後の食事時間の決定にあたっては，試合当日のチーム・選手のスケジュールを把握しておくことが大切である．以下に，事前に把握したほうがよいと考えられることについて述べる．また**表7.1**は，国内遠征

表7.1 国内遠征試合に向けたチェック項目

準備ができたところにチェックを入れましょう．

① 環境について
- □ トレーニング環境(施設，設備)と移動手段(交通事情)
- □ 自然環境(天候，気温，季節など)
- □ 生活環境(病院，診療所，薬局，銀行，郵便局など)
- □ 日用品の購入場所(スーパーマーケット，コンビニエンスストア)

② 宿泊施設について
- □ 費用(1泊〇食〇〇〇円)
- □ 部屋(1室の利用人数と部屋数の確保)
- □ 洗濯・入浴設備(乾燥機，乾燥場所も合わせて確認)
- □ 食堂(スペース，テーブル・座敷，ほかの宿泊者との兼ね合い)
- □ ミーティングルームの有無
- □ 時間の融通性(食事，消灯，入館)

③ 食事について

食事の提供が受けられる場合(客室担当，厨房責任者との打ち合わせ)
- □ 食事時刻の融通性(当日のスケジュールで変更が可能か？ 個別の対応は？)
- □ 食事形式(定食，ビュッフェ，そのほか)
- □ 事前に献立の確認・変更が可能か？
- □ 食事内容の追加
- □ 持ち込みの可否(食品，飲み物，食材など)

食事を自炊する場合(施設管理者との打ち合わせ)
- □ 厨房設備(こんろ数，オーブン，レンジなど)
- □ 厨房スペース(何人が動けるか)
- □ 食品保管スペース(冷蔵庫，冷凍庫，乾物の保管先と容量)
- □ 調理器具(炊飯器，鍋，フライパン，包丁，まな板など)
- □ 食器(種類と数)
- □ 食材の購入場所
- □ 利用できる食材・食品(調味料，乾物など)
- □ ゴミ・残飯の廃棄方法

④ 選手への栄養教育
- □ 試合前の食事
- □ 試合中の水分補給
- □ 試合後の食事
- □ ビュッフェ，カフェテリア形式の食事選択

小林修平他編，『アスリートのための栄養・食事ガイド(3版)』，第一出版(2014)と『公認アスレティックトレーナー専門科目テキスト9 スポーツと栄養』，日本体育協会(2007)を参考に作成．

試合に向けた事前準備をまとめたチェック表である．毎回確認して準備を進めるとよい．

1.1 試合当日のスケジュールの把握

　食事時間の決定にあたっては，① 試合開始時刻，② ウォーミングアップの開始時刻，③ 試合会場への移動・到着時刻，④ 試合終了後，試合会場からの出発時刻，⑤ 宿泊先への到着時刻，を把握し，どのタイミングに何をどれくらい食べるのかを準備しておく．例：「朝食と昼食の時刻」，「補食のタイミング」，「夕食の時刻」など．

1.2 滞在先における食事環境の把握

　選手に必要なエネルギーや栄養素の充足を考えるため，食事環境に関する情報を収集しておく．
① 滞在先での食事をどのようにするか．
　例：「宿泊先が用意した食事」，「近隣の飲食店での食事」，「コンビニエンスストアや中食販売店で購入したものを宿泊先で食べる」，「宿泊先で自炊する」など．
② 食事形態はどのようなものか．
　例：「一人分に分けられている食事」，「ビュッフェ形式の食事」，「カフェテリア形式の食事」など．
③ 滞在先の近隣に食品や食材などを購入するところがあるか．入手困難な食品はあるか．
　例：「スーパーマーケット」，「コンビニエンスストア」など．

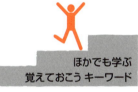

中食
➡食べ物と健康(食品学，調理学)

1.3 試合当日の運動量と運動時間の把握

　試合前後の食事は，試合での運動量に合わせた栄養補給が重要となる．そこで運動量や運動時間(何時から何時までか)についても情報を収集しておく．

2 試合前の食事調整

2.1 試合前のコンディション調整

　試合時にはコンディションをよい状態に整えておくことが求められる．そのため，選手自身が自分に適した調整方法を身につけておくことは大切である．コンディション調整法の一つとして，体重コントロールが挙げられる．競技種目によって適正な身体組成は異なるため，日常から早朝空腹時の体組成測定をしておきたい．また，体重の階級制で行われる競技種目では，試合当日に合わせて減量を進める場合が多い．ピークの試合に合わ

第7章 試合前後の食事

せて減量計画を立て，無理のない減量を進めることに加え，とくに試合1週間前は水分の摂取量にも気を配り，適正体重を保たなければならない．また，体重以外についても**日々のコンディションチェック**をしておくことが大切である．

2.2 試合前の食事内容の検討
（1） グリコーゲンローディング法

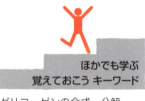

ほかでも学ぶ
覚えておこう キーワード

グリコーゲンの合成・分解
➡ 人体の構造と機能及び疾病の成り立ち（生化学）

持久的運動能力には，筋肉中の**貯蔵グリコーゲン量**が関連している．また，運動中の血糖値を維持し高い集中力を保つためには，肝臓に貯蔵されているグリコーゲン量が重要になる．運動時のグリコーゲン量を蓄えておくには，トレーニング期間を含め，試合前日までに糖質を多く含む食事をしておくことが必須である．試合当日までにグリコーゲン量を十分に蓄えるこの食事法を**グリコーゲンローディング法**という．古典的な方法と近年の改良法を図 7.1 に示す．これまでの古典的なグリコーゲンローディング法は，試合1週間前から主食を控えた主菜・副菜を中心にした献立で，炭水化物量を抑えた低糖質食をとるようにし，試合3日前から炭水化物量を増やした高糖質食を摂取することで，グリコーゲン貯蔵量を増加させる．しかし，この方法は身体にとって負担が大きいため，近年に改良されたグリコーゲンローディング法を用いることが推奨されている．これは，試合3日前までは主食・主菜・副菜をそろえた普通食を摂取しておき，**試合3日前**から**主食量の増加**や副菜，汁物で炭水化物量を多くし，**高糖質食**にするものである．

グリコーゲンローディング法では1日のエネルギー摂取量の70％以上を糖質から摂取し，脂質とタンパク質は15％前後を目安にした食事を心

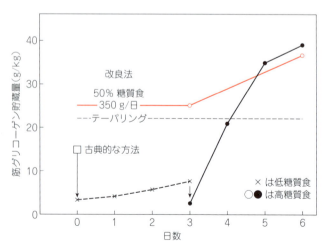

図 7.1 古典的な方法と改良法による筋グリコーゲン貯蔵量の変化

テーパリングとはレース前のコンディショニング法，調整のこと．W. M. Sherman et al., *Int. J. Sports Med.*, **2**, 114 (1981) を参考に作成．

154

がける．肉類や魚類は脂質の多い部位を避け，炒め物や揚げ物などの油の使用量が多い調理法は控えることが望ましい．なお，体内でのグリコーゲン蓄積には水分子が必要となるため，食事の際の飲料水だけでなく，みそ汁やスープなどからも水分を十分に摂取しておくこと必要がある．ただし体重が増加する場合があるので，グリコーゲンローディング法を実施する際は練習試合などで試しておき，体調面を含めて検討しながら実施するとよい．

（2） コンディションに配慮した食事内容

試合前の食事では**安全面が最優先**されなければならない．チームの選手が万一食中毒になると，最高のパフォーマンスは発揮できない．したがって，食事だけでなく水分摂取についても衛生面の確保が重要となる．試合前の食事内容については，次のことを配慮しておきたい．① 食べなれていないものは控える．② 生もの（刺身や貝類，肉類，卵など）は控える．③ 揚げ物は控え，焼く・煮るなどの油脂類を控えた消化吸収がよい調理方法を選択する．④ いも類やごぼうなどの食物繊維が多く，ガスを発生させやすい野菜類や牛乳・乳製品などのとりすぎに気をつける．⑤ 調理済み食品の摂取については，調理後，長時間経過しているものや保存状況がよくないものは食べないようにする．

試合前，緊張状態になると交感神経が優位に働き，消化器官の働きが抑制される傾向になる．消化器官などの働きには個人差があるが，消化吸収能力が低下していることも考えられる．普段から食べなれた油脂類が少ない消化のよいものを食べることで，身体への負担を軽減させておきたい．

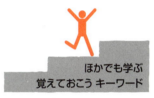

交感神経（自律神経）
➡人体の構造と機能及び疾病の成り立ち

Column

試合前の食事内容は？

試合前には，体だけでなく，心のコンディションも整えておくことが大切である．勝負に勝つことにかけて「とんかつ」や「かつ丼」を食べる験担ぎを聞くこともあるが，試合前の緊張状態では交感神経が優位に働き，消化管の働きが抑制されることも考えられるため，油の多い揚げ物は控え，消化・吸収のよい調理のほうがよい．

一方で食事は，栄養摂取だけではなく，リラックスできる時間にもなる．自分の好きなもの，選んだものを食べて気持ちを整えるという点では，体調面で問題がなければ，少量の揚げ物も心のエネルギー源となるだろう．

選手から食事メニューのリクエストを聞いておき，心身のコンディションが整うような食事提供を心がけることも，選手のモチベーションを高め，最高のコンディションに仕上げる大切なポイントである．

3 試合当日，試合前の食事

3.1 食事の内容

スポーツ選手には，五大栄養素である糖質・脂質・タンパク質・ビタミン・ミネラルの栄養素が欠かせない．そのため，何かの食品や栄養素に偏るのではなく，**主食・主菜・副菜・果物や牛乳，乳製品などを組み合わせた食事**が大切である．そのうえで，とくにグリコーゲンの蓄積を考えると，**糖質**をやや多めに，脂質を控えめにし，消化・吸収がスムーズになるようにしておくことが望ましい．また，エネルギー代謝を円滑に進めるために**ビタミンB群**や，ストレス対策に**ビタミンC**も摂取しておくとよい．

3.2 食事の量

各選手によって食事量は異なるため，あまり食事量をとれない場合は，試合前に補食をとるようにする．また，食べ過ぎは運動開始時間までに消化が進んでいないことが考えられるため，腹八分目を目安に食べるとよい．食事量が多く感じる場合は，無理をせずに食べたい量を食べるようにする．

3.3 食事のタイミング

食事後，食物の消化と栄養素の吸収が進み，栄養素を利用する準備ができるまでに約3～4時間はかかると考えられる．そこで**試合開始3時間前**までには食事を終えておきたい．また，脂質の多い食事は消化に時間がかかるので，**試合前は油脂類の多い食品を控える**ほうがよい．食事のタイミングを考えるうえでは，試合開始時刻，ウォーミングアップ開始時刻，移動時間，宿泊先などの出発時刻を把握し，食事のタイミングを決定するとよい．とくに試合1週間前頃から，試合当日のスケジュールに合わせた練習スケジュールを組み，その生活リズムに慣れておく必要がある．

(1) 午前中の早い時間に試合がある場合

早朝出発の場合は，夜中に食事をとるのではなく，前日の夕食で糖質の多い食事をとり，体内のグリコーゲン量を高めておくとよい．朝食は軽めにとり，試合会場で糖質の多い補食を摂取するとよい．

(2) 昼頃に試合がある場合

朝食は普通にとり，試合時間に合わせて補食をとる．昼食は試合終了後にとるとよい．昼食時刻が遅くなった場合は，夕食時刻を少し遅らせ，各食事で十分に栄養摂取ができるよう食事間の時間をとる．食事時間の間隔が短い場合，夕食の食事量が少なくなることが考えられるため，その場合は夜食をとれるようにしておくとよい．

(3) 午後に試合がある場合

朝食は普通にとり，昼食は試合時間に合わせて少し早めにとる．昼食を

弁当で食べる場合，残さず食べることが難しい選手は，糖質の多い主食はとるようにし，主菜・副菜は少量とるようにしておく．残した弁当は，食中毒の恐れがあるため，食べないほうがよい．

（4） 夕刻に試合がある場合

朝食と昼食は普通にとる．試合時間に合わせて，お腹が空いてくるようであれば，少し補食を入れるとよい．

（5） 夜に試合がある場合

朝食と昼食は普通にとる．夜の試合時間に合わせて，早目に夕食をとるか，夕刻に軽食をとり，試合終了後に夕食をとる．

消化・吸収については個人差があるので，普段の練習時から，練習前に食べる食事のタイミングや食事内容を工夫して，自分に合ったタイミングや食事内容を把握しておくとよい．

4 試合当日の補食

試合当日の補食によるエネルギー補給のポイントを**表7.2**に示す．自身の試合スケジュールに合わせ，補食をとるタイミングや何を食べるかについて，練習試合などでシミュレーションしておき，自分に合った方法をつかんでおくことが望ましい．

4.1 試合前の補食

食事後，試合時間によっては試合前に補食を入れる場合がある．運動前

表7.2　試合当日の補食によるエネルギー補給のポイント

試合開始までの時間	エネルギー補給のポイント	食品例
3～4時間前	食べなれた，糖質を中心とした食事をとる	主食(ご飯，パン，めん類，もち)を中心にして，脂質は控える．果物もとっておく
2～3時間前	消化・吸収の早いものをとる	おにぎり，カステラ，あんぱん，ジャムパン，バナナなど
1～2時間前	食べやすく，消化・吸収の早いものをとる	オレンジジュース，フルーツゼリー，バナナなど
試合中	体内のグリコーゲンの消耗を抑えるために，糖質と電解質を含んだ飲料水や，消化・吸収の早いものをとる	スポーツドリンク，ゼリー飲料
試合後	グリコーゲン量の回復や水分補給のために，糖質と電解質を含んだ飲料水や，消化・吸収の早いものをとる	スポーツドリンク，ゼリー飲料，オレンジジュース，バナナ，カステラ，おにぎりなど

加藤秀夫他編，『スポーツ・運動栄養学 第3版』，講談社(2015)を参考に作成．

なので，補食でとりたい栄養素としてはエネルギー源となる糖質を主とするとよい．消化・吸収に時間のかかる脂質は控えたい．ただし，運動前に多量の砂糖類を摂取すると，インスリンの分泌により低血糖を起こすことも報告されているので，極端に多く摂取することは控えるほうがよい．

4.2 試合中，試合間の補食

試合中は体内のグリコーゲンの消耗を抑えるために，スポーツドリンクやゼリー飲料から糖質を摂取する．試合中どのタイミングで摂取するかは，事前に練習試合などで試し，自分に合った摂取方法を身につけておくとよい．

また，1日に1試合の競技もあれば，1日に複数の試合を行う競技もある．1日に複数の試合を行う競技においては，次の試合までのリカバリーとして，試合間に補食をとる必要がある．消費したグリコーゲン量を運動終了後に回復させるためには，運動直後に糖質を摂取したほうが早い（第5章1節を参照）．そのため試合間の補食としては，グリコーゲン量の回復を目的とした糖質中心のもの（試合前の補食と同様）がよい．夏季は身体をクールダウンさせるために，フルーツを凍らせたものやシャーベット，少し冷たい飲み物やゼリーを，冬季種目においては，体を温めるために温かい食品（肉まん）や飲み物（温かいノンカフェインの砂糖入り紅茶など）を準備することもよい．

4.3 試合後の補食

試合終了後，翌日以降も試合が続く場合は，試合終了時が翌日の試合に向けてのスタートであることを念頭に置かなければならない．翌日の試合時間によってはグリコーゲン量の急速な回復を考える必要があるため，チームがそろって試合会場から宿舎や食事処まで移動するのに時間がかかる場合は，ロッカールームや移動中の車，バスなどで補食をとるとよい．

補食の内容は運動前の補食内容に合わせ，タンパク質源となる牛乳やヨーグルト，ゆで卵や魚肉ソーセージ，ちくわ（いずれも保管状況が整っている場合），プロテインなどをとることで，筋肉の合成や疲労回復も期待できる．また発汗が多い場合は，スポーツドリンクや100％果汁ジュースなどで水分も一緒に補給しておくことが大切である．

5 試合後の食事調整

5.1 コンディション調整

体重が2％以上減少している場合はパフォーマンスの低下が疑われるため，試合前後で体重を測定し，体重が減少しているようであれば，試合時

に水分補給を十分行うように心がける．日頃から練習前後で体重を測定し，運動中の水分補給を練習しておくことがよい．

5.2　食事内容と栄養摂取の検討

運動で消費したエネルギーやビタミン，ミネラルなどを試合後の食事から摂取することは，疲労回復や翌日以降のコンディション調整において重要である．とくに，運動時に消費したグリコーゲン量の回復に努めることは，試合が連日に及ぶ場合には優先すべき事項である．低糖質食ではグリコーゲン量の回復が十分になされないため(図7.2)，糖質を十分に摂取しておくことが大切である．以下に，試合後の食事内容について配慮したいポイントを挙げる．

（1）糖質を十分に摂取する

運動で消費したグリコーゲン量を回復させるためには，糖質を十分に摂取することが大切である．主食であるご飯やパン，めん類は積極的に食べるようにする．また，副菜にいも類のおかずを採用したり，サラダは野菜類だけでなく，ポテトサラダやパスタサラダ，マカロニサラダにすることで糖質の摂取量増加につながる．主食の量を増やすことが難しい場合は，汁物に小うどんやそうめん，スープパスタなどを利用し，汁物からも糖質補給を考えるとよい．

（2）タンパク質を摂取する

タンパク質は，筋肉を合成するために欠かすことができない栄養素である．試合による筋肉疲労を回復させるためには，糖質に加えてタンパク質を一緒に摂取することが望ましい．タンパク質源となる主菜には，肉類や魚類，卵，大豆や大豆製品がある．肉類や魚類，卵は動物性タンパク質で，アミノ酸スコアが100と高い．大豆や大豆製品は植物性タンパク質で，アミノ酸スコアは動物性タンパク質よりも低い．大豆や大豆製品は，ほかの

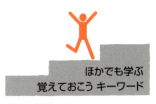

ほかでも学ぶ
覚えておこう キーワード

アミノ酸スコア
➡基礎栄養学

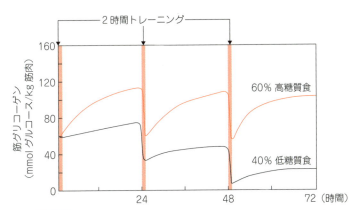

図7.2　高糖質食と低糖質食による筋グリコーゲンの回復

D. L. Costill et al., *Int. J. Sports Med.*, **1**, 2 (1980)を参考に作成．

動物性タンパク質源の食品と組み合わせて摂取するとアミノ酸スコアが高くなるので，組み合わせて食べるように心がけるとよい．また，牛乳やヨーグルトもタンパク質を含む．牛乳を飲むことでタンパク質の摂取が促進され，食欲がない場合も，飲み物からエネルギーやタンパク質，カルシウムを摂取できる利用しやすい食品である．ただし，アレルギーをもっている選手への利用は気をつけなければならない．

（3）ビタミン・ミネラルを摂取する

疲労の回復やコンディション調整にはビタミンやミネラルの補給も欠かせない．エネルギー代謝に関連するビタミンB群やストレス対応に必要なビタミンCは，試合後に十分補充しておきたい．また発汗などで鉄やカルシウムの損失もあるため，エネルギーだけでなくビタミン・ミネラルを摂取しておくことは大切である．試合後の食事では，単品料理よりも主食・主菜・副菜・果物・牛乳・乳製品をそろえた食事のほうが多くのビタミン・ミネラルを摂取できる．

（4）水分を摂取する

運動時の発汗によって脱水している場合が考えられる．スポーツドリンクで水分と電解質を補給することも大切であるが，みそ汁やスープ料理，100％果汁ジュースや牛乳を準備して，食事から水分摂取をすることもよい．ただし，みそ汁やスープ料理では食塩のとりすぎに注意が必要である．

（5）調理方法

運動後は内臓機能も疲労を伴っていることがあるので，調理方法では油脂類を少し控えておくほうが食物の消化・吸収はよいと考えられる．暑い季節では冷たいものが好まれる場合もあるが，体を冷やさないように温かい料理を提供するようにしたい．冬季においては体が冷えやすくなるので，鍋料理や根菜類を用いた煮込み料理などを積極的にとりいれるとよい．

6 試合時の食事で配慮したい，そのほかの項目

6.1 食事による気分転換

食事時間は，試合時の緊張感を和らげる大切な機会である．食事は心身ともにリフレッシュできる時間でもあるので，選手からの食べたい献立メニューのリクエストに応えることで，選手にとって楽しい時間となり，気分転換につながると考えられる．事前に選手から好みのメニューを聞いておくとよい．また，食卓の位置やテーブルクロスを変えたり，食卓に花を置いたりするなど，食卓レイアウトを変えて選手の気分転換を図ることも大切である．

6.2 選手間のコミュニケーション

　食事の機会はコミュニケーションの場にもなる．選手がチームメイトやチームスタッフと一緒に話をしながら食事をとることで，コミュニケーションがより深まることが期待できる．「おいしい」を共有しながら親交を深めることは心理的にもリラックスできることにつながる．長机による食事では端と端の人で話をすることが難しいため，円卓テーブルに着席して食事をしてもらうと，多くの人と会話をすることが可能になる．その際，着席ルールなどがあれば，チームスタッフやキャプテンと相談しておくとよい（ポジションごとに分かれる，ポジションは無関係，若手選手とベテラン選手を混ぜる，学生の場合は学年を混成して着席する，など）．

6.3 スタッフとの連携

　試合時のスケジュールなどは事前にスタッフに確認しておき，食事や補食の内容，タイミングをあらかじめ決めておきたい．宿泊を伴う場合は，現地スタッフにも事前に食事時間や場所などを相談しておき，選手がよいタイミングでリラックスして食事ができるように準備しておく．食事メニューについては事前の打ち合わせで，選手に食べてもらいたい料理のリクエストや，揚げ物などは控えてもらうように依頼しておくとよい．さらに，果物や100％果汁ジュース，牛乳など，補食として自由にとれるように準備してもらうとよいだろう．

6.4 選手への栄養教育

　どのようなものを食べるとよいか，試合時の食事など，選手への食に関する教育も大切である．ビュッフェ形式やカフェテリア形式の食事で自分の好きな料理だけを食べたり，いつも以上に食べ過ぎたりしないよう，主食・主菜・副菜の組合せやその摂取量について事前に教育し，選手自身で食事選択ができる力を身につけられるように促すとよい．

復習問題を解いてみよう
https://www.kagakudojin.co.jp

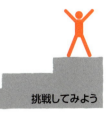

挑戦してみよう

161

● 活躍するスポーツ栄養士からのメッセージ

おいしく伝えたい

　私は，スポーツ選手の身体づくりを食事，栄養面からお手伝いしています．おもに日本代表柔道選手や高校ラグビー，野球，バレーボール選手などです．活動内容は，合宿の宿泊先のメニュー調整，合宿帯同，個別栄養指導，栄養セミナーの実施，献立作成，スポーツ栄養に関する情報収集などです．毎日，「選手が強くなるために，私ができること」を考えて活動しています．

　スポーツ栄養に関しては，以前に比べると国内外の論文や具体的な取組み例の紹介などの情報量が多くなりました．またスポーツ栄養では，「食べる」だけでなく，睡眠や体のケアなど，生活についてもアドバイスが必要になります．常にアンテナを張って情報収集し，選手の身体づくりに役立ちそうなことを伝えています．

　選手へアドバイスするときに，いくつか心がけていることがあります．その一つが「おいしく伝えたい」です．選手は，それぞれの目標に向かって厳しいトレーニングを積み重ねられています．選手にとって食べることはトレーニングの一つですが，リフレッシュ，リラックスできる時間にもなります．おいしい料理を食べると自然と笑顔になり，また頑張ろうという気持ちにもなります．私はこの時間を大切にしたいので，料理を選んでいる選手にぴったりくっついて「これを食べてはだめ」，「この料理を食べなさい」という言い方はしません．少し離れたところから見守るようにして食事内容を確認します．そして選手の体調や様子を見て，必要に応じて「この料理と一緒に食べるとおいしいよ」，「しんどくて食べづらいときは，この料理のほうが口当たりよく食べやすいよ」と話します．「食べることはトレーニング．でもおいしく伝えたい」．これからもこの想いを大切にして活動を続けたいです．

　学生の皆さんも将来なりたい栄養士，管理栄養士の姿があると思います．その姿に近づくために日々，勉強，実習に積極的に取り組んでいただきたいです．

上村香久子
（フリーランス 前日本スポーツ振興センター）

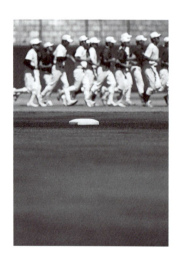

第 8 章

運動と食物摂取

この章で学ぶポイント

★アスリートの体づくりに重要な「何をどれだけ食べればいいか」を知り，バランスよく食べるためのポイントについて学ぼう．

★減量や増量など，目的に応じた栄養補給ができるように献立や食品に対する知識を深め，食事計画や栄養評価ができるようになろう．

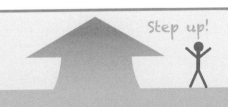

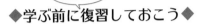

◆学ぶ前に復習しておこう◆

─五大栄養素の種類と働き─
タンパク質，脂質，炭水化物，ビタミン，ミネラルを五大栄養素という．それぞれの働きについては第5章などを参照．

─「日本人の食事摂取基準」─
国民の健康保持・増進および生活習慣病予防を目的に，エネルギーや栄養素等をどれだけ摂取すればよいかについて性別・年齢別に示した基準．

─除脂肪体重（LBM）─
lean body mass．身体を構成する体脂肪を除いた筋肉，骨，内臓や水分などの総重量．

─サプリメント─
食事で不足する栄養素等を補う栄養補助剤の総称．運動機能向上が期待される成分を含有する食品も含む．

第8章 運動と食物摂取

1 運動のための最適な食事は何か

私たちは毎日，朝食・昼食・夕食という三度の食事と間食（おやつ）や飲み物をとって，健康を維持している．健康維持のためには，栄養のバランスがとれた食事をとることが必要である．

運動をしている人の場合も，トレーニングや競技のために必要なエネルギーや栄養を，普段の食事に追加したり強化したりして摂取する必要はあるが，基本的には，栄養バランスのとれた毎日の食事が健康を維持し，疾病を予防することにつながる．

1.1 栄養バランスのとれた食事とは

健康維持と疾病予防のための栄養バランスのとれた食事とは，1回の食事に主食・主菜・副菜をそろえた食事をとること，六つの基礎食品を考慮した栄養バランスのよい食品を組み合わせてとることである．

主食・主菜・副菜をそろえた食事とは，図8.1に示すように，主食はご飯，パン，めんなどの炭水化物が多い料理で，主菜は魚や肉，卵，大豆製品などのタンパク質が多い食品を使った料理である．副菜は野菜やきのこ，いも類などを使った料理である．図8.2に和風と洋風の献立例を示す．

六つの基礎食品とは，栄養バランスをとるために，含まれている栄養素の種類から六つのグループに分けたもので，表8.1に示す．第1群はタンパク質の多い食品を集めたグループで，卵，魚介類，肉類，大豆や大豆製品である．第2群はカルシウムの多い食品群で，牛乳・乳製品，小魚，海藻類である．第3群はカロテンの多い緑黄色野菜類である．第4群は，第3群以外の野菜やきのこ，果物類である．第5群は，ご飯，パン，めん，砂糖など炭水化物の多い食品群である．第6群は油脂類や油の多い食品群

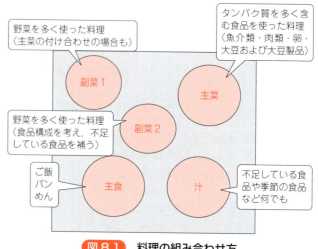

図8.1 料理の組み合わせ方

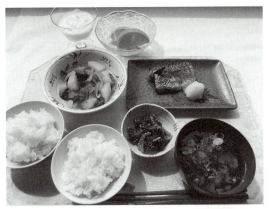
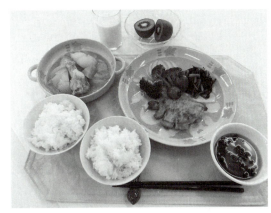

図 8.2 和風と洋風の献立例

カラー写真は口絵を参照.

表 8.1 六つの基礎食品

群	おもな栄養素	おもな食品類	食品例
第1群	タンパク質 脂質 ビタミンB_2	魚介類 肉類 卵・大豆・大豆食品	あじ，さば，いわし，たい，いか，えび，あさり，かまぼこ，ちくわ 牛肉，豚肉，鶏肉，レバー，ハム，ソーセージ，ベーコン 鶏卵，うずらの卵，たまご豆腐，ピータン，大豆，豆腐，納豆，油揚げ，生揚げ，がんもどき，凍り豆腐
第2群	カルシウム タンパク質 ビタミンB_2	牛乳・乳製品 小魚・海藻	牛乳，ヨーグルト，チーズ，クリーム，スキムミルク しらす干し，めざし，わかさぎ，ししゃも，さくらえび，わかめ，ひじき，のり，こんぶ，もずく，寒天，塩こんぶ
第3群	ビタミンA（カロテン） ビタミンC Ca，Fe 食物繊維	緑黄色野菜類	にんじん，ほうれんそう，こまつな，しゅんぎく，ピーマン，ししとう，トマト，かぼちゃ，ブロッコリー，さやいんげん，みつば，さやえんどう，グリーンアスパラガス，オクラ，クレソン，かいわれだいこん，だいこんの葉，サラダ菜，サニーレタス
第4群	ビタミンC 食物繊維 ミネラル	そのほかの野菜 きのこ類 果物類	だいこん，はくさい，レタス，キャベツ，たまねぎ，もやし，なす，きゅうり，かぶ しいたけ，しめじ，えのき，まいたけ みかん，りんご，もも，なし，ぶどう，いちご，キウイフルーツ
第5群	炭水化物 ビタミンB_1	穀類 砂糖・菓子類 いも類	ご飯，パン，うどん，ラーメン，スパゲッティ，そば，パン粉，もち，おにぎり，赤飯，ビーフン はちみつ，あられ，せんべい，カステラ，まんじゅう，キャンデー類 じゃがいも，さつまいも，さといも，長いも，こんにゃく
第6群	脂質 ビタミンA ビタミンD	油脂類 脂質の多い食品	サラダ油，ごま油，オリーブ油，なたね油，大豆油，ひまわり油 バター，マーガリン，マヨネーズ，ごま，ピーナッツ

(ごま・ナッツ類，マヨネーズ，ドレッシングなど)である.

1回または1日のなかで，これら6群の食品を組み合わせてとると，栄養バランスがとれる.

1.2 運動と食事の基本

食事は年齢・性別・身長・体重・競技種目・トレーニングの時期や目標によって異なるが，共通しているのは次の6項目である.

① 朝食・昼食・夕食を規則的にとること．
② 欠食をしないこと．
③ 間食・補食をとりいれること．
④ 主食・主菜・副菜・汁・デザートなど整った献立にすること．
⑤ ビタミン・ミネラルが不足しないようにすること．
⑥ タンパク質・脂質・炭水化物のエネルギーバランスをとること．

1.3 競技種目別目標エネルギー摂取量

競技種目別目標エネルギー摂取量を図8.3に示す．男性は3000〜4500 kcal，女性は2500〜3500 kcalの範囲内と考えられている．

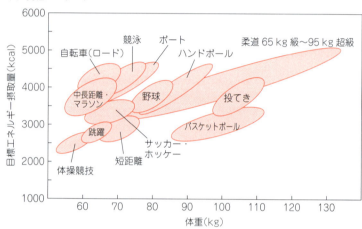

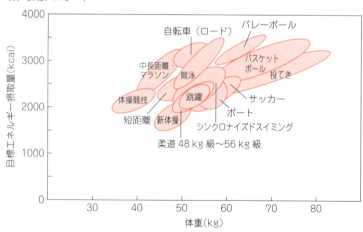

図8.3 男性および女性アスリートの競技種目別目標エネルギー摂取量

注）日本人アスリートの基準体型と日本人（または欧米人）で報告された最新の摂取エネルギー基準値（kcal/kg）から1日あたりの目標量を算出した．あくまでも目標値であり，身長や活動強度，活動時間，熟練度，トレーニング目標などにより大きく変動するため，選手は体重や身体組成を継続的に管理し，各自に見合った目標量を設定する必要がある．
小林修平他編，『アスリートのための栄養・食事ガイド（3版）』，第一出版(2014)より．

1.4 エネルギー別栄養素目標量

表8.2は,「日本人の食事摂取基準2025年版」をもとに,エネルギー摂取量を競技種目別に4000,3600,2000 kcalとした場合の栄養素の目標量例である.タンパク質,脂質,炭水化物はエネルギー比率から算出し,ほかの栄養素は推奨量以上とした.ビタミンやミネラルについては,発汗や体調など適切なアセスメントを実施し,摂取量を調整することが必要である.

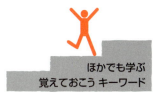

ほかでも学ぶ
覚えておこう キーワード

「日本人の食事摂取基準」
➡応用栄養学

1.5 エネルギー摂取別食品構成

表8.3は,表8.2のエネルギー摂取量別に,食品群別使用量を表した食品構成例である.

食品構成
➡給食経営管理論,応用栄養学

表8.2 競技種目・エネルギー別の栄養素の目標量例

栄養素	持久系 マラソン選手（男性） 4000 kcal	瞬発系・球技系 野球選手（男性） 3600 kcal	その他 新体操選手（女性） 2000 kcal
タンパク質（g） （エネルギー比率）	150 （15％）	135 （15％）	90 （18％）
脂質（g） （エネルギー比率）	120 （27％）	110 （27％）	60 （27％）
炭水化物（g） （エネルギー比率）	580 （58％）	520 （58％）	275 （55％）
カルシウム（mg） （推奨量以上）	800以上 耐容上限量2500	800以上 耐容上限量2500	650以上 耐容上限量2500
鉄（mg） （推奨量以上）	7.0以上	7.0以上	10.0以上
ビタミンA（µgRAE*） （推奨量以上）	850以上 耐容上限量2700	850以上 耐容上限量2700	650以上 耐容上限量2700
ビタミンB_1（mg） （0.42 mg以上/1000 kcal）	1.7以上	1.5以上	0.8以上
ビタミンB_2（mg） （0.60 mg以上/1000 kcal）	2.4以上	2.2以上	1.2以上
ビタミンC（mg） （推奨量以上）	100以上	100以上	100以上

＊RAE：レチノール活性当量.

表8.3 エネルギー別食品構成例（g）

エネルギー （kcal）	穀類	いも類	砂糖類	豆類	緑黄色 野菜類	その他の 野菜類 （きのこきむ）	果実類	海藻類	魚介類	肉類	卵類	乳類	油脂類
4000	580	100	30	120	150	260	200	4	80	150	80	600	40
3600	480	100	25	100	150	260	200	4	70	120	70	600	35
2000	280	80	15	70	150	250	200	4	60	70	50	400	15

第8章　運動と食物摂取

1.6　献立の基本的な考え方

献立の基本的な考え方を次に示す.

① 1週間の献立で使用する食品の食品群別平均が食品構成目標量に合うような献立とする.

② 栄養素密度の高い食品, すなわち同じエネルギー量でも含まれている栄養素の多い食品を考慮して献立を作成する. たとえば肉の場合, 鉄分が多く含まれている赤身肉やレバー, ビタミンB_1が多い豚肉などを優先してとる. また, ビタミン・ミネラル含有量が高いほうれんそうやこまつな, ブロッコリーなどの緑黄色野菜を毎回使う工夫をする, などである.

③ 栄養価の高い旬の食材を上手にとりいれる. とくに野菜や果物は, 旬の食材を優先してとりいれることが大切である.

④ 体調に応じて食品選択や調理方法を工夫する.

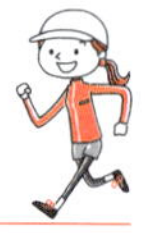

2 │ 運動と食事管理

2.1　ウエイトコントロール

スポーツ種目やポジションによって, アスリートの理想とする体型や体格はさまざまである. そこで, アスリートが練習や試合で最適なパフォーマンスを発揮できるように, 減量や増量などの**ウエイトコントロール**が行われている. ウエイトコントロールには, 摂取と消費の**エネルギー量の収支バランス**が重要である. 一般に, 摂取エネルギー量が消費エネルギー量を上回る状況が続けば, 体脂肪が増えて体重は増加する. 一方, 摂取エネルギー量が消費エネルギー量を下回る状況が続けば, 体脂肪が減り体重は減る(図8.4). しかしアスリートのウエイトコントロールは, 体脂肪の増減だけでなく, 別の要素も考えておく必要がある. たとえばラグビーやアメリカンフットボールなどのパワー系種目では, 相手とのコンタクトに耐えうる強靭な肉体をつくるため, 骨や筋肉量を意図的に増量させる必要がある. また, 柔道やレスリングといった競技に階級や体重制限(計量)がある種目などは, 試合に向けて短期間で減量を成功させなければならないときもある. そのほか, 新体操などのスリムな体型が求められる競技や, 体

摂取エネルギー量	=	消費エネルギー量	→	体重維持
摂取エネルギー量	<	消費エネルギー量	→	減　量
摂取エネルギー量	>	消費エネルギー量	→	増　量

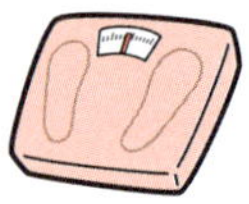

図8.4 エネルギー量の収支バランス

重が記録に影響しやすい陸上長距離種目など，常に細やかな体重管理を必要とする種目もある．したがって，それぞれの競技特性を踏まえた計画的な食事管理が重要である．

2.2 アスリートの減量ポイント

アスリートにとって減量とは，**LBM（除脂肪体重）**の低下を防ぎ，体脂肪を効率よく減らすことである．これは一般の健康維持・増進のための減量と基本的に変わらない．ただし，一般人に比べてトレーニングによる消耗が大きいため，次の点を考慮して取り組む．

① 急激な減量には注意が必要であり，摂取エネルギー量から運動での消費エネルギー量を差し引いたマイナスのエネルギー量が LBM 30 kcal/kg を下回らないようにする．

② 減量計画には十分な期間を設定して取り組む．減量計画では週 0.5～1.0 kg の範囲が望ましく，アスリートの体調を見ながら摂取エネルギー量の調整を行う．具体的には，週 1.0 kg の体脂肪減量のために，毎日約 1000 kcal のエネルギーのマイナスをつくる必要がある（体脂肪 1.0 kg あたり − 7000 kcal とする）．

③ LBM の低下を防ぐため，十分なタンパク質の確保が必要である（1.5～2.0 g/kg）．

④ 指導者はもちろん，アスリート自身が正しい減量の知識を身につけて実践することが大切である．

2.3 減量中の献立の工夫

減量中の献立作成では，バランスのよい献立になるように主食・主菜・副菜のそろった食事を基本とする．主菜では高タンパク質・低脂肪となるように調理法や食品の選択を工夫するとよい．また野菜は比較的低エネルギーであり，ビタミン・ミネラルが豊富に含まれるため，積極的に献立にとりいれるようにする．具体的な献立作成のポイントを次に示す．

① 肉類や魚介類を選ぶときは，脂肪分の少ない部位を選ぶ．実際，豚肉では同じ 100 g で脂肪分を比較すると，ヒレ肉 3.7 g に対してばら肉は 35.4 g あり，大きな差がある（表 8.4）．したがって脂質の少ない食材をとりいれると，低脂肪の献立をつくることができる．

② 調理法を工夫する．揚げ物や炒め物に替えて，蒸したり茹でたりすると，無理なくエネルギーをカットできる（図 8.5）．

③ 副菜では，アスリートに必要なビタミン・ミネラルが不足しないように，緑黄色野菜を多くする．また，海藻，きのこ類などは低エネルギーで食物繊維を多く含むため，積極的に献立にとりいれるとよい．

④ 菓子類や清涼飲料水などには多くの脂肪や砂糖が含まれている（表

Column

女性アスリートの三主徴

利用可能エネルギーの不足，視床下部性無月経，骨粗鬆症という三つの疾患を（図8A），女性アスリートに多い健康問題として，アメリカスポーツ医学会では**女性アスリートの三主徴**（Female Athlete Triad）と定義している（図8B）．女性アスリートに多い無月経は，運動による消費エネルギーに対して，摂取する食事エネルギーが不足している状態が原因で起こる．このような状態が長期間続くと，女性ホルモンのエストロゲンが減少し，骨密度が低下する．「生理がないと楽だ」，「体重が減るとよい記録が出る」などは間違った考え方である．アスリート本人のみならず，指導者や保護者などが女性の体に対する正しい知識をもち，定期的な体調チェックを行うことが大切である．

女性アスリートを応援するウェブサイトを紹介する．

・若年女性のスポーツ障害に関する研究
　（http://femaleathletes.jp）
・一般社団法人女性アスリート健康支援委員会
　（http://f-athletes.jp）

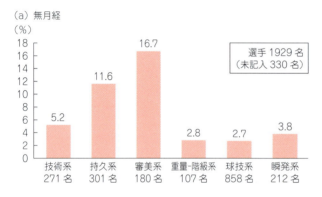

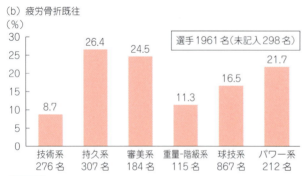

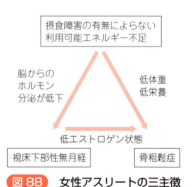

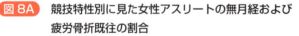

図8A 競技特性別に見た女性アスリートの無月経および疲労骨折既往の割合

図8B 女性アスリートの三主徴

「平成27年度 若年女性のスポーツ障害の解析」，日本産科婦人科学会雑誌，68巻4号付録，(a) p.9図3，(b) p.11図6より．

表8.4 肉の部位別エネルギーとタンパク質, 脂質含有量(100 g)

種類	部位	エネルギー(kcal)	タンパク質(g)	脂質(g)
牛肉	リブロース	380	14.1	37.1
	ばら	381	12.8	39.4
	サーロイン	313	16.5	27.9
	かたロース	295	16.2	26.4
	かた	231	17.1	19.8
	もも	196	19.5	13.3
	ヒレ	177	20.8	11.2
豚肉	ばら	366	14.4	35.4
	ロース	248	19.3	19.2
	かたロース	237	17.1	19.2
	もも	171	20.5	10.2
	ヒレ	118	22.2	3.7
鶏肉	手羽	189	17.8	14.3
	もも	190	16.6	14.2
	むね	133	21.3	5.9
	ささみ	98	23.0	0.8

「日本食品標準成分表2020年版(八訂)」,文部科学省より算出.

生　　茹でる　　焼く　　蒸す　　煮る　　炒める　　揚げる

エネルギー　低い ──────────────────────→ 高い

例：豚ロース肉

生100 g　　　しゃぶしゃぶ　　　　　　　　　　しょうが焼　　とんかつ
248 kcal　　230 kcal　　　　　　　　　　　　255 kcal　　464 kcal

   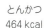

揚げ物のエネルギーを下げるコツ
① フライより唐揚げや素揚げ
② 衣は薄くつける
③ 肉や魚は低脂肪の部位にする

図8.5 調理法によるエネルギー変化

「日本食品標準成分表2020年版(八訂)」,文部科学省および『調理のためのベーシックデータ第6版』,女子栄養大学出版部(2022)より算出.

8.5, 表8.6). 減量中は, できるだけ控えるように心がける.

2.4 アスリートの増量ポイント

筋肉は, 走る, 跳ぶなどの力(パワー)を発揮し, エネルギー源となるグリコーゲンを蓄える. したがって多くのアスリートは, 筋肉を含む除脂肪量増加による増量を望んでいる. アスリートの増量ポイントを次に示す.

表8.5　菓子類のエネルギーと脂質含有量

菓子類	重量（g，1回量）	エネルギー（kcal）	脂質含有量（g）
ドーナツ	70	257	8.2
シュークリーム	50	101	5.7
バターケーキ	70	295	17.7
アップルパイ	70	206	12.2
揚げパン	80	295	15.0
クリームパン	70	200	5.2
メロンパン	80	279	8.4
ポテトチップス	40	216	14.1
かりんとう	50	210	5.8

「日本食品標準成分表2020年版（八訂）」，文部科学省より算出．

表8.6　嗜好飲料のエネルギーと砂糖含有量

嗜好飲料	重量（mL，1回量）	エネルギー（kcal）	砂糖含有量（g）
スポーツドリンク	500	105	25.5
サイダー（炭酸飲料）	500	205	51.0
コーラ	500	230	57.0
乳飲料（コーヒー）	200	76	16.4

「日本食品標準成分表2020年版（八訂）」，文部科学省より算出．

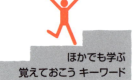

ほかでも学ぶ 覚えておこう キーワード

推定エネルギー必要量
➡応用栄養学

① 増量に必要なエネルギー量は，推定エネルギー必要量または体重変動がないときの摂取エネルギー量に，500〜1000 kcalをプラスした量と考えられている．たとえば，推定エネルギー必要量または体重変動がないときの摂取エネルギー量が2500 kcalの場合，増量時に必要なエネルギー量は3000〜3500 kcalとなる．

② 体重だけでなく体脂肪率を測定し，除脂肪体重や体脂肪量などを算出する．

③ 増量時は摂取エネルギー量を増やす．三大栄養素のうち，炭水化物（糖質）の補給量を多くする．体重1 kgあたり6〜12 gを目安に，②の体組成変動を確認しながら調整する．

④ タンパク質は，体重1 kgあたり1.2〜2.0 gを目安にする．

⑤ タンパク質は3食均等に分けて摂取する．均等に分けてとった場合と夕食に偏ってとった場合を比較した研究では，均等にとったほうが筋肉の合成量が多いと報告されている．日本人は一般的に，朝食が主食のみで主菜がない，または少ない場合が多い．朝食に主菜を必ずとるようにする．

⑥ 増量時は摂取エネルギー量が増えるため，3食では食べきれないことが多い．食事の合間（間食），トレーニング前後に補食を複数回とりいれて，必要量を補給する．表8.7に補食に利用しやすい食品を示す．

表 8.7 補食に利用しやすい食品

	食品名	エネルギー(kcal)	タンパク質(g)	脂質(g)	炭水化物(g)
炭水化物を補給しやすい食品	ご飯(コンビニおにぎりサイズ)	156	2.5	0.3	37.1
	食パン(6枚切1枚)	149	5.3	2.5	27.8
	中華まんじゅう(肉まん1個)	242	10.0	5.1	43.5
	カステラ(1個)	157	3.6	2.5	30.9
	コーンフレーク(1人前)	152	3.1	0.7	33.4
	バナナ(1本)	93	1.1	0.2	22.5
	オレンジジュース(100%果汁)	90	1.6	0.2	22.0
タンパク質を補給しやすい食品	ゆで卵(1個)	80	7.5	6.2	0.2
	さばのみそ煮缶詰(1個)	420	32.6	27.8	13.2
	焼きちくわ(小3本)	107	11.0	1.8	12.2
	魚肉ソーセージ(1本)	142	10.4	6.5	11.3
	ヨーグルト(カップ1個分, 無糖)	56	3.6	3.0	4.6
	牛乳(コップ1杯分)	122	6.6	7.6	9.6
	豆乳(コップ1杯分)	126	6.4	7.2	9.6

「日本食品標準成分表 2020 年版(八訂)」, 文部科学省より算出.

2.5 増量中の献立の工夫

アスリートの増量では, 炭水化物・タンパク質が豊富な食品を追加する. また, 身体の調子を整えるビタミン・ミネラル・食物繊維が豊富な食品もつけ加える. 増量中の献立の工夫を次に示す.

① 炭水化物を多く含む, ご飯などの主食量を増やす. ご飯が食べにくいときは,「ご飯＋めん類」や「パン＋バナナ」など, 炭水化物の多い食品を組み合わせると食べやすくなる.

② 主菜を1食につき2品以上つける. 肉料理ばかりにならないように, 魚介類, 卵, 大豆製品などを組み合わせる(図 8.6).

③ カルシウムの多い食品を1日1回以上とる. ヨーグルトや牛乳などの常備しやすい乳製品を活用する. 乳製品が苦手な場合は, ほうれんそうなどの青菜類, 納豆, じゃこなどの小魚類をとる.

④ ご飯やパンを雑穀米や雑穀パンにすると, ビタミン・ミネラル・食物繊維の摂取量を増やすことができる.

⑤ 補食では「おにぎり＋ゆで卵」や「サンドイッチ＋牛乳」など, 炭水化物とタンパク質を一緒にとるようにする.

3 コンディションを整える食事

試合や激しいトレーニングによる疲労の蓄積は, 食欲の低下や集中力の低下を引き起こし, 体調不良や怪我の原因にもなりかねない. アスリートのコンディションを良好に保つためには, 食欲増進や疲労回復を目的とした食事管理が必要である.

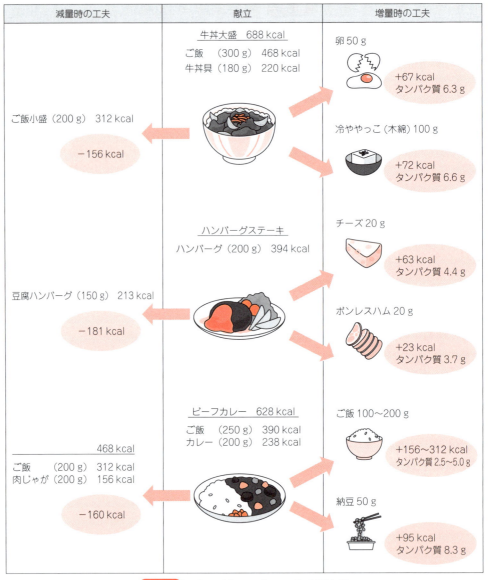

図 8.6 ウエイトコントロールの献立例
「日本食品標準成分表 2020 年版（八訂）」を参考に作成.

3.1 食欲増進のための献立の工夫

　食欲増進のためには，胃腸の負担を取り除き，胃腸の働きを助けるための献立の工夫が必要である．食欲増進のための献立の工夫を次に示す．
① 梅干しやレモン汁，酢などの酸味を利用する．
② 唐辛子やこしょうなどの香辛料を利用する．
③ 野菜スープやみそ汁などの汁物や水分の多い料理にする．
④ しょうがやにんにく，香味野菜（セロリ，おおば，みつばなど）を利用する．
⑤ 1 回の食事を 2 回に分け，少量ずつ食べられるようにする．

⑥ 1回の献立のなかで，味の濃淡や調味料に変化をつけ，味つけにメリハリをつける．
⑦ 胃腸が弱っているときは，軟らかく消化のよい食事にする．
⑧ 赤，黄，緑など献立の彩りをよくし，見た目から食欲が出るようにする．

3.2 疲労回復のための献立の工夫

疲労回復のためには，糖質や脂質の代謝に重要なビタミンである**ビタミンB群**の十分な摂取が必要である．ビタミンB群は，エネルギー必要量の増大に伴って増加する．とくにビタミンB_1が不足した状態での運動は，**最大酸素摂取量**を低下させることが報告されている．ビタミンB群は，穀類では玄米や胚芽精米などに多く含まれる．そのほか豚肉や豆類，緑黄色野菜などに多く含まれている．ビタミンB_1，B_2の多い食品と，具体的な献立およびそのポイントを**表8.8**に示す．

3.3 貧血の予防と鉄の多い献立の工夫

貧血の原因である鉄不足の要因として，欠食や偏食などの食生活の乱れが挙げられる．とくに女子選手や減量中などは，鉄の摂取量が不足しないように注意が必要である．**表8.9**に鉄の多い食品と献立例およびそのポイントを示す．

> **国家試験ワンポイントアドバイス**
> アスリートと貧血の関係を理解し，献立や食品について知っておこう．

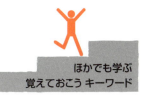

ほかでも学ぶ
覚えておこう キーワード

貧血
➡応用栄養学，臨床栄養学

Column

運動と食欲

高強度の運動や長時間の運動は，一時的な食欲低下を引き起こすことがある．これをN. A. Kingら[*]は**運動誘発性食欲不振**（exercise-induced anorexia）といい，運動後の摂取エネルギーについて消費エネルギーに見合う分がとられないとしている．普通，運動すると消費エネルギーが増加するので，消費した分，摂取エネルギーが増加して代償すると思われるが，そのような代償的増加は認められていないとする論文が多数である．結果として負のエネルギーバランスになるなど，運動が食欲を増進させることはないようである．この現象は筋量を増やしたいスポーツ選手には不利であるが，運動が摂食量を抑制する因子になりうることを示しており，肥満改善には有用だろう．

運動誘発性食欲不振を引き起こす要因の一つとして，胃から分泌されるグレリン量の低下がある．**グレリン**は成長ホルモンを促進するホルモンとして発見されたが，満腹時には減少し，空腹時に増加して食欲を増進することが知られている．運動中・運動直後に食欲が低下し，脳関門を通過できるアシル化グレリン濃度が低下するなど，グレリンは運動誘発性食欲低下に関与しているらしい．

[*] N. A. King et al., *Eur. J. Clin. Nutr.*, **48**(10), 715(1994).

第8章 運動と食物摂取

表8.8 ビタミンB_1，B_2の多い食品と献立例

食品群	食品名	1回量(g)	ビタミンB_1(mg)	ビタミンB_2(mg)
穀類	玄米	100	0.41	0.04
	胚芽精米	100	0.23	0.03
豆類	ゆで大豆	60	0.10	0.05
	えだまめ	60	0.14	0.08
	納豆	40	0.03	0.22
	生揚げ	70	0.05	0.02
	きなこ	10	0.01	0.02
肉類	豚レバー	60	0.20	2.16
	鶏レバー	60	0.23	1.08
	豚ヒレ	80	1.06	0.20
	豚ロース	80	0.55	0.12
魚介類	ぶり	80	0.18	0.29
	かつお	80	0.10	0.14
	まいわし	80	0.02	0.31
	あじ	80	0.10	0.10
	たらこ	50	0.36	0.22
種実類	ごま	5	0.02	0.01
	ピーナッツ	10	0.02	0.01
	くるみ	10	0.03	0.02

大豆ご飯	豚肉の大葉たらこ巻き	豆苗とチーズの納豆和え	牛乳みそ汁
ビタミンB_1 0.64 mg	ビタミンB_1 0.56 mg	ビタミンB_1 0.23 mg	ビタミンB_1 0.18 mg
ビタミンB_2 0.20 mg	ビタミンB_2 0.19 mg	ビタミンB_2 0.58 mg	ビタミンB_2 0.40 mg

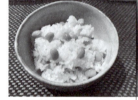 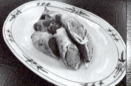 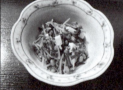 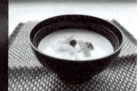

主食である米に大豆や雑穀類を加えると，ビタミンB群を手軽に補給できる．大豆をえだまめやグリンピースに替えてもよい	ビタミンB群が豊富な豚肉とたらこを組み合わせた．豚肉をもも肉にすると，脂質を控えることができる．アスパラガスやにんじんなどの野菜を一緒に巻いてもよい	一年中，スーパーなどで手に入りやすい豆苗，チーズ，納豆を組み合わせた．梅肉やカレー粉，ナッツ類を加えると，味や食感を楽しむことができる．野菜は火を通すとカサが減り，量をたくさんとることができる	牛乳とみその組合せは味の相性がよい．具だくさんにすると，野菜やきのこなどを多くとることができる

「日本食品標準成分表2020年版（八訂）」，文部科学省より算出．献立例のカラー写真は口絵を参照．

① 鉄は吸収率が低いため，毎食適量を摂取する．欠食をせず，3食プラス補食（間食）の食生活を基本に，鉄の摂取を心がける．
② 鉄は，タンパク質やビタミンCと同時に摂取すると吸収率が高まる（**表8.10**）．
③ コーヒーやお茶に含まれるタンニンやフィチン酸といった食物繊維のとり過ぎは，鉄の吸収を阻害するために食事中の摂取量には十分に注意する．

3　コンディションを整える食事

表8.9　鉄の多い食品と献立例

食品群	食品名	1回量(g)	鉄(mg)
豆類	ゆで大豆	60	1.3
	えだまめ	60	1.5
	納豆	40	1.3
	凍り豆腐	15	1.1
	生揚げ	70	1.8
	きなこ	10	0.8
肉類	豚レバー	60	7.8
	鶏レバー	60	5.4
	豚ヒレ	80	0.7
	牛もも赤身	80	2.0
魚介類	ぶり	80	1.0
	かつお	80	1.5
	しらす干し	30	0.2
	あさり水煮缶	30	8.9
	かき(貝)	80	1.7
	さくらえび干し	5	0.2
野菜	ほうれんそう	80	1.6
	こまつな	80	2.2
	しゅんぎく	60	1.0
	みずな	60	1.3
	豆苗	50	0.4
	ブロッコリー	50	0.5
	赤ピーマン	50	0.2

あさりご飯 鉄分　11.3mg	牛肉ソース炒め 鉄分　1.9mg	ぶりのガーリックソテー 鉄分　1.4mg	こまつなの塩こんぶ和え 鉄分　3.2mg
鉄が豊富な貝のつくだ煮をご飯と一緒に炊くと，簡単に炊き込みご飯をつくることができる．貝のつくだ煮を魚のかば焼きやみそ煮の缶詰に替えても同じようにつくることができる	牛，豚，鶏肉のなかで一番鉄が多いのは牛肉である．肉は薄切りのほうが，味が絡みやすい．マスタードや黒こしょう，ケチャップをお好みで加えてもよい	ぶりやさば，さんまなどの青背魚は，鉄が多い食品である．バターとにんにくを使い洋風にした	こまつなやほうれんそうなどの青菜類は鉄を豊富に含んでいる．塩こんぶを使うと，簡単に味つけすることができる

「日本食品標準成分表2020年版(八訂)」，文部科学省より算出．献立例のカラー写真は口絵を参照．

④ 鉄は緑黄色野菜，豆類，海藻，魚介類，肉類，卵などに多く含まれているため，毎日積極的に献立にとりいれる．

第8章　運動と食物摂取

表8.10	ビタミンCの多い食品	
食品名	1回量(g)	ビタミンC(mg)
なのはな	100	130
赤ピーマン	50	88
ブロッコリー	50	60
ほうれんそう	80	28
こまつな	80	31
豆苗	50	22
かき(果実)	200	140
オレンジ	200	120
いちご	100	62
キウイフルーツ	100	69

「日本食品標準成分表2020年版(八訂)」，文部科学省より算出．

3.4　外食の活用法

　ファストフード，レストラン，居酒屋などの外食では，メニューによっては脂質や食塩が多く含まれるものがある．また野菜類などの量が少なく，ビタミンやミネラルが不足しやすい．選び方の工夫を次に示し，おすすめのメニューを表8.11に示す．

① バランスのよい食事のための基本である主食・主菜・副菜がそろうようにメニューを選ぶ．

② 和食であれば，野菜や海藻の小鉢や煮物がついた定食スタイルにする．丼物には副菜を1，2品プラスすることが望ましい．

③ めん類やパスタなどは，できるだけ具の多いものを選ぶ．たとえば魚介類のトマトソースや具だくさんのちゃんぽんめんなどは，タンパク質やビタミン，ミネラルが比較的多く含まれている．

④ 外食で不足しやすいミネラルは，果物や牛乳，ヨーグルトなどの間食で補給することが必要である．

| 表8.11 | 外食おすすめメニュー |

	特徴	おすすめメニュー
居酒屋，和食店	和食は比較的脂質が少ないため，旬の魚や野菜，海藻料理など幅広く選ぶとよい．定食物は，野菜の小鉢がつくものがおすすめ	焼き魚，刺身，ヒレカツ，焼き鳥，しょうが焼き，シーフードサラダ，もずく酢，わかめ酢の物，おひたし，野菜サラダ，肉じゃが，だし巻き卵，えだまめ，揚げ出し豆腐，冷ややっこなど
洋食店，中華料理店など	洋食や中華は単品ものが多く，ビタミンやミネラルが不足しないよう野菜料理をプラスしたり，具の多いものを選ぶとよい．主菜は，ソテーなどシンプルで素材のわかる料理がおすすめ	トマトソースパスタ，魚介類パスタ，ゆで野菜サラダ，グリーンサラダ，チキンステーキ，ポークソテー，魚のムニエル，ミネストローネ，クラムチャウダー，ホワイトシチューなど 中華丼，八宝菜，チンジャオロース，五目野菜麺，きゅうり酢の物，くらげの和え物など

3.5 コンビニエンスストアの活用法

コンビニエンスストアには多くの商品があり，選び方を工夫すれば，必要な栄養素を補うことができる(表8.12)．コンビニエンスストアの活用法と注意点を次に示す．

① 栄養成分表示を見るようにする．栄養成分表示には，エネルギーや脂質，タンパク質，食塩相当量などが記されており，参考にするとよい(図8.7)．
② コンビニエンスストアの弁当類は主食と主菜に偏った商品が多いため，脂質や食塩が多く，野菜が少ない傾向にある．必ず，副菜になる野菜料理を組み合わせる．
③ ポテトサラダのようなマヨネーズで和えたものやマカロニサラダなどは，脂質と炭水化物が多く含まれるため，エネルギーが上がる．ブロッコリーやパプリカ，ほうれんそうなど，緑黄色野菜の多いサラダを選ぶ．
④ ほうれんそうのごま和えや，きんぴらごぼうなどの和食の総菜は，不足しやすい鉄やミネラルを補給できる．
⑤ 冷凍食品やレトルト食品も近年充実しているので，賢く利用したい．

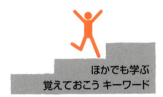

栄養成分表示
➡食品加工学

3.6 常備しておくと便利なプラスα食品

常備しておくと便利な食品を表8.13に挙げる．忙しい朝食時や食欲の

表8.12 コンビニエンスストアのおすすめ食品

	おすすめ食品
主食	梅干しおにぎり，えだまめおにぎり，たらこおにぎりなど ロールパン，食パンなど
主菜	納豆，焼き魚，さばのみそ煮，焼き鳥，おでん，冷ややっこなど チキンカツ，ゆで卵，あさりパスタ，魚介のパスタ，オムレツなど
副菜	豚汁，野菜スープ，カット野菜サラダ，ほうれんそうごま和え，おひたし，切り干しだいこん，ひじき煮物，かぼちゃ煮物，冷凍えだまめ，冷凍野菜(ほうれんそう，ブロッコリーなど)など

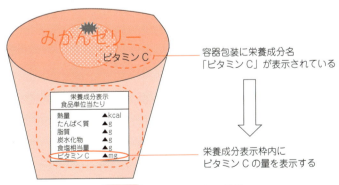

図8.7 栄養成分表示(例)

「食品表示法に基づく栄養成分表示のためのガイドライン 第2版」，消費者庁より．

第8章 運動と食物摂取

表8.13 常備しておくと便利なプラスα食品

	プラスα食品
主食	切りもち，パックご飯，冷凍ピザなど
主菜	卵，牛乳，ハム，チーズ，ヨーグルト，豆乳など 冷凍シーフードミックス，魚缶詰，かまぼこ，ちりめんじゃこ，干えび，きなこ，ゆばなど
副菜ほか	野菜ジュース，ミックスベジタブル，冷凍ほうれんそう，冷凍かぼちゃ，冷凍アスパラガス，冷凍いんげん，焼きのり，青のり，アーモンド，ドライフルーツ，ミックスナッツなど

ないとき，怪我や体調を崩しているときなどに上手にとりいれたい．また，切りもちやパックご飯，焼きのりなどの保存食や缶詰は，遠征時にも持ち運びしやすく手軽に利用できる．

4 食事調査

食事調査の方法にはいくつかの種類があるが，それぞれにメリット・デメリットがあり，必要に応じて使い分けることが必要である（表8.14）．近年では，スマートフォンを利用したアプリなどもあり（図8.8），手軽に利用できるものも多く見られるようになった．

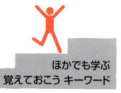

ほかでも学ぶ 覚えておこう キーワード

食事調査
➡栄養教育論，公衆栄養学

表8.14 食事調査法の種類と特徴

	調査法	実施上の注意	長所	短所
現在の食事に関する調査法	食事記録法 ・数日間に摂取した食物や飲み物を，その都度記録する ・量をはかる秤量法と概量を記録しておく目安量法がある	・摂取した食物とその量，食品名，調理方法，目安量を的確に記載できるように，回答者の事前訓練が必要である	・厳密に行われれば，記録期間中の食物摂取量を正確に把握できる ・秤量記録法は，ほかの食事調査法の精度を評価する場合のゴールドスタンダードとなる	・回答者の負担が大きい ・回答者にモチベーションと読み書きが必要なので，子どもや高齢者には難しい ・調査日数が少ないと，日常的摂取量に対して妥当性が低下しやすい ・調査をすることが事前にわかっていると，食事を変化させてしまうことがあり，通常の食生活が反映されない場合がある ・入手した情報をコード化するには手間と人的費用がかさむ
	写真撮影法（映像記録法） ・器に盛りつけた食物や飲み物を摂取前，摂取後，写真画像として保存する	・食物や器のサイズや，摂取前か摂取後かがわかるように撮影することや，撮影角度，撮影距離など，回答者の事前訓練が必要である	・臨床の現場における効果的な栄養指導の手段として活用されている ・回答者の負担が軽く，食知識にかかわらず，食事の写真撮影と食品を記載した記録のみで可能である	・写真画像から食品の重量化を行う段階では，調査者の食品重量の推定能力が必要である

陰膳法（材料買い上げ法） ・回答者が摂取した食事と同じものをもう1食分（陰膳）つくってもらい，それを買い上げて，化学分析を行い，摂取量を推定する	・回答者からありのままの食事を提供してもらえるような配慮が必要である（プライバシーの保護や材料費の支払いをきちんとするなど）	・回答者の記憶に依存せず，食品成分表が有する誤差を解消できるので，精度が高い ・ほかの食事調査法の精度を評価する場合のゴールドスタンダードとなる	・回答者の負担が大きい ・調査者の手間と費用，時間が多くかかる
24時間思い出し法 ・24時間以内に摂取した食事のメニュー，食材，重量を聞きとる	・誤差を最小限に留め，信頼性を高めるためには，調査者の訓練が必須である ・思い出しの手助けには，実物大のフードモデルや料理カードを利用する	・調査者が面接により回答を記録するので，回答者は読み書きを必要としない ・回答者の負担が少ない ・直前のことを思い出すので，回答者は一般に食事の大半を思い出すことができる ・食物を摂取してから行われるので，調査による食行動の変化がない	・食事は個人内変動（日差）が大きいため，1回のみのデータで個人の日常の食事を把握するのには適さない ・調査者の面接技術に依存する
食物摂取頻度調査法 ・一定数の食品を列挙した食品リスト用いて，特定期間（1週間，1ヵ月間，1年間など）の各食品の摂取頻度と摂取量を尋ねる半定量式と，1回の摂取量（ポーションサイズ）を固定して摂取頻度だけ尋ねる固定式がある	・食品リストは回答者や目的に応じて，適切なものを採用する ・摂取量については，1回の摂取量（ポーションサイズ）を示して質問する ・妥当性が検討されている調査票を使用する	・回答者の負担が少ない ・習慣的な摂取状況を把握できるので，日常的な情報が得られる ・思い出しによって過去の食事情報を入手し，最近の食事変化（疾病による変化など）をチェックできる ・データ収集と処理の費用や時間が少ないため，大規模な調査（疫学調査）に利用される	・回答者の記憶に依存するので，不確実なこともある ・単一の食品もしくは混ぜ物として摂取される食品について，正確な回答を得ることが難しい ・ある集団の食事摂取の量的パラメータを推測するのに適当かどうかは意見が分かれるため，推計される栄養素等摂取量は概算に過ぎないことを認識する必要がある
食事歴法 ・回答者が通常摂取している食品の目安や頻度だけでなく，食事様式の情報も得る	・通常，過去にほかの目的で詳細な食事記録が収集されている人を対象とし，再び調査して食事歴を評価する ・必要に応じて，フードモデルや料理カードを利用する	・食習慣を評価できる ・がんの疫学調査などで採用されている	・回答者の記憶に依存するので，不確実なこともある ・調査者の十分な訓練が必要である

（左欄縦書き：食物摂取頻度調査法・食事歴法の行に「過去の食事を振り返る調査法」）

安達内美子，「第4章 栄養教育のためのアセスメント」，『改訂マスター栄養教育論』（逸見幾代他編著），建帛社（2015）より．

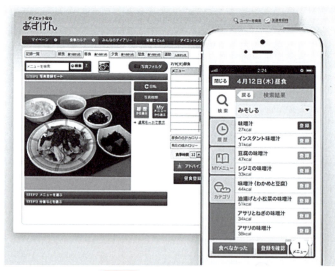

図 8.8 栄養計算アプリ例

あすけん（https://www.asken.jp）より引用．

5 食事とサプリメント

アスリートにおける栄養素等の必要量は多くなるが，決して通常の食事からとれない量ではない．したがって，すべての栄養素等は食事からの摂取を基本とし，**サプリメント**は食事の代替とするべきではない．ただし，次の条件に当てはまる場合はサプリメントの摂取も選択できる．

> ① 減量時などの食事制限のために，十分な栄養素を摂取できない場合．
> ② 食事時刻のリズムが乱れた場合の補食として．
> ③ 遠征先などで手に入る食材が限られ，食事バランスが偏る場合．
> ④ 食欲不振時や体調不良時に食事量が減少した場合．
> ⑤ 練習前後，試合前後の補食として．
> ⑥ アレルギーなどで摂取できる食品が制限される場合．

サプリメントには，簡単に摂取できる，保存性が高い，携帯しやすい，摂取できる栄養素等の量を把握しやすい，といった利点がある．逆に欠点としては，栄養素の過剰摂取による健康障害の危険性，サプリメントへの依存性，サプリメントにスポーツの中で禁止されている物質が混入していた場合の**ドーピング検査陽性**，などが挙げられる．したがって選手がサプリメントを利用する際には，その生理学的有効性，コスト，健康とパフォーマンスへのリスク，そしてドーピング検査陽性の危険性を十分に考慮した

国家試験ワンポイントアドバイス

サプリメントなどの栄養補助食品はあくまでも「通常の食事で不足する栄養素を補う目的で使用される」ものであることを理解しておこう．

5 食事とサプリメント

うえで使用することが重要である．さらに**国際オリンピック委員会**は，「とくに若い世代のアスリートは自分でよく考えて栄養豊富な食事を選択することが重要であり，サプリメントの利用は勧められない」と述べている*．

*IOC Consensus Statement on Sports Nutrition 2010.

5.1 サプリメントの概念

サプリメント（supplement）とは本来，「食事で不足する栄養素を補う目的で使用される栄養補助剤」という意味であった．しかし現在では，運動能力の向上に関与することが期待される成分を含む食品も，スポーツ現場で多く用いられるサプリメントの一種である．成分の種類や固体・液体などの形状についてとくに決まった定義はないが，サプリメントは，栄養素として機能や必要量が明確になっているもの（**ダイエタリーサプリメント**，dietary supplements）と運動能力の向上に関与することが期待される成分を含むもの（**エルゴジェニックエイド**，ergogenic aids）に分けられる（表8.15）．ダイエタリーサプリメントに関しては，栄養素が食事で不足しているようであれば，まずは食事改善に努め，それでも補えないようであれば，不足分をサプリメントで摂取する．エルゴジェニックエイドのサプリメントについては，安全性とその作用が科学的根拠に基づいているかを確認し，アスリートにとって有益であるかをきちんと判断したうえで使用する．

5.2 サプリメント使用の実態

日本の一流スポーツ選手の約90％は何らかのサプリメントを使用している（図8.9）．前述のように，国際オリンピック委員会は若い世代のアス

表8.15 **国立スポーツ科学センターにおけるサプリメントの分類**

分類	物質名	例（商品名）
ダイエタリーサプリメント スポーツフード	タンパク質	プロテインなど
	糖質	エネルギーゼリー，スポーツバー，スポーツジェルなど
	ビタミン	マルチビタミン，ビタミンCなど
	ミネラル	マルチミネラル，カルシウム，鉄など
	糖質，ミネラル	スポーツドリンクなど
	その他	
エルゴジェニックエイド	アミノ酸	BCAA，カルニチンなど
	クレアチン	クレアチンパウダーなど
	カフェイン	
	ユビキノン	コエンザイムQ10など
	重炭酸ナトリウム	
	ハーブ	ウコン，エゾウコギなど
	その他	

国立スポーツ科学センターウェブサイトより（2019/4/12）．

183

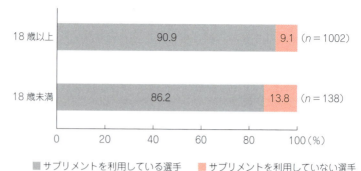

図 8.9 スポーツ選手におけるサプリメント使用の有無

松本なぎさ他，*Sports Science in Elite Athlete Support*, **1**, 15 (2016) より（一部改変）．

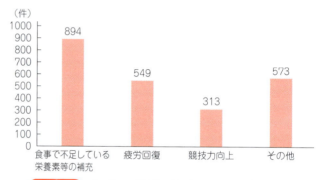

図 8.10 スポーツ選手のサプリメントの利用目的

松本なぎさ他，*Sports Science in Elite Athlete Support*, **1**, 15 (2016) を参考に作成．

リートにおけるサプリメントの使用を勧めていないにもかかわらず，ジュニアのトップアスリートにおける 80% 以上がサプリメントを使用していたとの報告がある（図 8.9）．またサプリメントの利用目的としては，食事で不足する栄養素を補うためという理由が最も多くなっている（図 8.10）．

5.3 さまざまな種類のサプリメント
（1） タンパク質のサプリメント

　タンパク質（プロテイン）・アミノ酸のサプリメントはスポーツ現場で非常に多く使われている．とくに筋肉量の増加を目指すアスリートは，タンパク質を一般人よりも多く摂取する必要があるが，基本的に食事量の増加に伴って充足できる．タンパク質は，とればとるほど筋肉合成が増えるわけではない．むしろタンパク質の慢性的な過剰摂取は，その代謝のために肝臓と腎臓に負担をかける．したがって，タンパク質も食事からの摂取を基本とし，過剰摂取に注意する．アスリートは，筋肉合成を効率よくするためにベストなタイミングでタンパク質を摂取したい場合や，良質なタンパク質が多く含まれる肉などの食品は同時に脂質も多く含まれることが多

いために脂質エネルギー比を増やしたくない場合には，プロテインサプリメントを使用することが多い．

(2) 糖質のサプリメント

運動時にはエネルギー消費量が増大するため，スタミナの維持および疲労回復のために適切なタイミングで適量のエネルギーを摂取する必要がある．運動時のエネルギー源としての中心物質は糖質である．したがって糖質補給のサプリメントは，アスリートで最も有用性が高いと考えられる．糖質のサプリメントには，マルトデキストリンを主成分とするエネルギーゼリー，グルコースタブレット，糖分を含むスポーツドリンクなどがある．実際に，アスリートにおいて最も多く使用されているサプリメントはエネルギーゼリー・ジェルである（図8.11）．

(3) ビタミンのサプリメント

ビタミンB群はエネルギー代謝に関わるため，エネルギー消費量の多いアスリートでは消耗が多くなる．さらに疲労回復においても重要な栄養素である．ビタミンB群は水溶性ビタミンであり，必要以上にとっても排泄されるため，そのほとんどが過剰障害のリスクが比較的低いことから，多くのサプリメントが存在する．ただし，ビタミンB群は相互作用して生体内で機能しており，単一のビタミンB群を過剰に摂取するとほかのビタミンの不足を招くなどの危険性があるため，過剰障害のリスクの低いものであっても適正な摂取に努める．

(4) ミネラル（鉄，カルシウム）のサプリメント

ミネラルのなかでもとくに鉄とカルシウムは，食事から十分な量をとりにくい．

鉄は不足すると**鉄欠乏性貧血**になる．とくに女子長距離選手などには貧血が多く見られる．鉄は一度に多量に摂取すると中毒症を引き起こすほか，

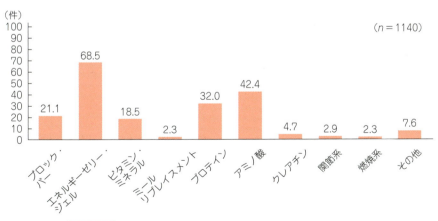

図8.11 スポーツ選手が使用しているサプリメントの種類

松本なぎさ他，*Sports Science in Elite Athlete Support*, **1**, 15 (2016) より（一部改変）．

鉄のサプリメントの慢性的な摂取は胃腸障害の原因になることがあるため，サプリメントから摂取する場合は十分な注意を払う必要がある．

カルシウムのサプリメントは低骨密度の予防のために有用である．とくに低エストロゲン性の月経異常をきたしている女性アスリートは，低骨密度のリスクが高いため，カルシウムの摂取量を多くする必要がある．カルシウムは乳製品や小魚類を摂取することで十分に摂取できる栄養素であるが，乳糖不耐症やアレルギーなどによってそれらの食品を摂取できない場合，さらにほかの食品からも十分に確保できない場合は，サプリメントから摂取するという選択がとられる．

（5） スポーツドリンク

スポーツドリンクは，広義では「エネルギー（糖質）とミネラルのサプリメント」といえる．運動中に消費するエネルギーと汗で失うミネラルを，水分とともに補給できる．低エネルギー甘味料で味つけされているスポーツドリンクの場合は，十分なエネルギー（糖質）をとれないために注意する．また，ヒトの体内に吸収されないノンカロリー甘味料が使用されているスポーツドリンクの場合，大量に摂取すると下痢の原因になるため，体質に合わない場合は使用をやめる．最近では，各種ビタミンや分岐鎖アミノ酸（BCAA）などが同時に添加されているものもあるため，目的に合わせて選択する．

（6） 栄養素ではない成分のサプリメント（エルゴジェニックエイド）

エルゴジェニックエイドとして用いられる栄養素以外の成分は，その働きや必要量，安全性などが明らかになっていないものが多い．十分な科学的根拠が得られないまま商品化されているものもあるため，情報を正しく判断する力を身につける必要がある．そして，その成分の安全性と有効性，コストパフォーマンスなどを総合的に判断して使用する．よく知られているエルゴジェニックエイドのサプリメントには，クレアチン，カフェインなどがある（表8.15）．

プラセボ（偽薬）効果
成分が効いているわけではないのに，有効なサプリメントを摂取しているという思い込みによって，効果が得られる場合がある．

WADAとJADA
WADAとは世界アンチ・ドーピング機関（World Anti-Doping Agency）の略で，アンチ・ドーピング活動を世界的規模で推進するための国際機関．JADAとは日本アンチ・ドーピング機構（Japan Anti-Doping Agency）の略で，国内におけるアンチ・ドーピング活動のマネジメントを行う機関であり，WADAの認定機関．

5.4　サプリメントとドーピング

サプリメントを使用する際に注意すべきことの一つに**ドーピング**が挙げられる．サプリメントが禁止物質で汚染されている事例も多数発生しており，それは人工的につくられた合成サプリメントに限らず，たとえ天然成分であっても高濃度に濃縮したり，製造過程で生じたりするなどの影響で禁止物質が検出される可能性が考えられる．サプリメントは医薬品とは異なり食品に分類されるため，含まれるすべての成分を表示する義務はない．したがって，表示されていない成分の中に禁止物質が含まれる可能性がある．減量を目的としたサプリメントには禁止物質が含まれる可能性が高いため，使用しないほうが望ましい．

5 食事とサプリメント

> サプリメントを入手する際に注意すること
> ・禁止物質が含まれていないかを確認する．
> ・信頼できるメーカーのものを選ぶ．
> ・信頼できるルートで購入する（人からもらう，インターネットなどのフリーマーケットでの購入は避ける）．
> ・できれば禁止物質が含まれていないことが証明されているもの（インフォームドチョイス認証取得商品など）が望ましい．

インフォームドチョイス
Informed-Choice．英国 LGC 社が運営する，国際的なサプリメントのアンチ・ドーピング認証プログラム．

アスリートにおいても栄養素等の摂取は食事からとるのが基本であり，食事の代替ではない．多くのアスリートでは食事量の増加により栄養素等の摂取量も増加するため，充足できると考えられる．しかし，どうしても補えないようであれば，不足分を補うためにダイエタリーサプリメントを使用する．そのためには，どの栄養素がどのくらい足りていないかを把握する食事の管理能力が重要である．食事の自己管理能力が未熟なアスリートでは，サプリメントに頼るよりも，その能力を身につけることが先決となる．サプリメントは手軽に栄養素等を補給できる反面，通常の食事ではほとんど起こりえない栄養素の過剰障害のリスクを生じるため，使用にあたっては十分に注意する．また近年では，海外製のサプリメントだけでなく，日本国内においてもサプリメントに禁止物質が含まれていた事例が発生していることから，使用の際はドーピングに十分に注意する必要がある．

復習問題を解いてみよう
https://www.kagakudojin.co.jp

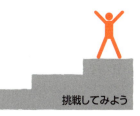

挑戦してみよう

参考文献，参考情報

第 1 章

"Physical Activity and Health: A Report of the Surgeon General," CDC (1996).

"Global Recommendations on Physical Activity for Health," WHO (2010).

下村吉治，『スポーツと健康の栄養学 第 4 版』，ナップ (2018).

第 2 章

坂井健雄他総編集，『カラー図解 人体の正常構造と機能 改訂第 3 版』，日本医事新報社 (2017).

V. カッチ他，『カラー運動生理学大辞典』，西村書店 (2017).

医療情報科学研究所編，『病気がみえる Vol. 11 運動器・整形外科 第 1 版』，メディックメディア (2017).

岡田隆夫編集，『カラーイラストで学ぶ 集中講義 生理学 改訂 2 版』，メジカルビュー社 (2014).

第 3 章

佐藤秀美，『栄養「こつ」の科学：カラダと健康の疑問に答える』，柴田書店 (2010).

医療情報科学研究所編，『栄養士・管理栄養士のためのなぜ？どうして？6 基礎栄養学/応用栄養学』，メディックメディア (2016).

田地陽一編，『栄養科学イラストレイテッド 基礎栄養学 第 3 版』，羊土社 (2016).

第 4 章

J. O. Holloszy et al., 'The regulation of carbohydrate and fat metabolism during and after exercise,' *Front Biosci.*, **15**(3), 1011 (1998).

樋口満編著，『新版コンディショニングのスポーツ栄養学』，市村出版 (2007).

田口素子他編著，『体育・スポーツ指導者と学生のためのスポーツ栄養学』，市村出版 (2014).

寺田新，『スポーツ栄養学：科学の基礎から「なぜ？」にこたえる』，東京大学出版会 (2017).

国立健康・栄養研究所，「改訂版 身体活動のメッツ (METs) 表」，2011 年 4 月 11 日改訂 (http://www.nibiohn. go.jp/eiken/programs/2011mets.pdf).

第 5 章

トレーニング科学研究会編，『競技力向上のスポーツ栄養学』，朝倉書店 (2001).

S. Wootton，『スポーツ指導者のためのスポーツ栄養学』，南江堂 (1992).

W. D. McArdle et al., "Exercise Physiology, 7th," LWW (2010).

J. A. Romijn et al., 'Regulation of endogenous fat and carbohydrate metabolism in relation to exercise intensity and duration,' *Am. J. Physiol.*, **265**, E380 (1993).

R. J. Spina et al., 'Mitochondrial enzymes increase in muscle in response to 7-10 days of cycle exercise,' *J. Appl. Physiol.*, **80**, 2250 (1996).

S. M. Phillips et al., 'Effects of training duration on substrate turnover and oxidation during exercise,' *J. Appl. Physiol.*, **81**, 2182 (1996).

B. F. Hurley et al., 'Muscle triglyceride utilization during exercise: effect of training,' *J. Appl. Physiol.*, **60**, 562 (1986).

大隅隆，「脂肪の代謝とその調節」，兵庫県立大学理学部 HP (http://www.sci.u-hyogo.ac.jp/life/molbio/KOKAI.

pdf).

下村吉治，『スポーツと健康の栄養学 第4版』，ナップ(2018).

鎌田芳彰，「アミノ酸によるトア(TOR)制御システム——その傾向と対策」，『遺伝子制御の新たな主役 栄養シグナル』（矢作直也編），実験医学増刊 Vol. 34 No. 15, 羊土社(2016).

P. T. Reidy et al., 'Role of ingested amino acids and protein in the promotion of resistance exercise-induced muscle protein anabolism,' *J. Nutr.*, **146**(2), 155(2016).

田口素子他編著，『体育・スポーツ指導者と学生のためのスポーツ栄養学』，市村出版(2014).

北島幸枝編，『応用栄養学：ライフステージ別の栄養ケア・マネジメントを正しく理解するために』，化学同人(2017).

早稲田大学スポーツ栄養研究所編，『アスリートの栄養アセスメント』，第一出版(2017).

岡村浩嗣編著，『市民からアスリートまでのスポーツ栄養学』，八千代出版(2011).

加藤秀夫他編，『スポーツ・運動栄養学 第3版』，講談社(2015).

岸恭一他編，『運動生理学：人体の構造と機能 第2版』，講談社サイエンティフィク(2011).

山下亀次郎他著，『医師，管理栄養士のための栄養代謝テキスト』，文光堂(1997).

第6章

ACSM(American College of Sports Medicine)，『運動処方の指針 原書第8版』，南江堂(2011).

朝山正己他編著，『イラスト運動生理学 第5版』，東京教学社(2018).

第7章

樋口満編著，『新版コンディショニングのスポーツ栄養学』，市村出版(2007).

『公認アスレティックトレーナー専門科目テキスト9 スポーツと栄養』，日本スポーツ協会.

小林修平他編著，『アスリートのための栄養・食事ガイド(3 版)』，第一出版(2014).

加藤秀夫他編，『スポーツ・運動栄養学 第3版』，講談社(2015).

大槻伸吾他編著，『フローチャートで学ぶ運動生理学実習』，建帛社(2012).

第8章

「日本食品標準成分表2020年版(八訂)」，文部科学省.

松本仲子監修，『調理のためのベーシックデータ 第5版』，女子栄養大学出版部(2018).

逸見幾代他編著，『改訂マスター栄養教育論』，建帛社(2015).

森基子他編著，『応用栄養学：ライフステージからみた人間栄養学 第10版』，医歯薬出版株式会社(2018).

M. E. Houston, 'Gaining weight: the scientific basis of increasing skeletal muscle mass,' *Can. J. Appl. Physiol.*, **24**, 305(1999).

J. W. Rankin, 'Weight loss and gain in atheletes,' *Curr. Sports Med. Rep.*, **4**, 208(2002).

L. M. Burke et al., 'Carbohydrates for training and competition,' *J. Sports Sci.*, **29**, S17(2011).

"Nutrition for Athletes," International Olympic Committee(2016).

R. Jäger et al., 'International Society of Sports Nutrition position stand: protein and exercise,' *J. Int. Soc. Sports Nutr.*, 14:20, 2017.

M. M. Mamerow et al., 'Dietary protein distribution positively influences 24-h muscle protein synthesis in healthy adults,' *J. Nutr.*, **144**(6), 876(2014).

C. M. Kerksick et al., 'International Society of Sports Nutrition position stand: nutrient timing,' *J. Int. Soc. Sports Nutr.*, 14:33, 2017.

L. Burke, "Practical Sports Nutrition," Human Kinetics(2007).

小林修平他編著，『アスリートのための栄養・食事ガイド(3 版)』，第一出版(2014).

財団法人日本体育協会他監修，『小・中学生のスポーツ栄養ガイド：スポーツ食育プログラム』，女子栄養大学出版部(2010).

日本オリンピック委員会編集，『第18回オリンピック冬季競技大会(1998/長野)・第27回オリンピック競技大会(2000/シドニー)日本代表選手体力測定報告書』，日本オリンピック委員会(2001).

小清水孝子他，「『スポーツ選手の栄養調査・サポート基準値策定及び評価に関するプロジェクト』報告」，栄養学雑誌，**64**(3)，205(2006).

西川貴子他編著，『Plan-Do-Check-Act にそった給食運営・経営管理実習のてびき 第5版』，医歯薬出版株式会社(2016).

索　引

欧文

AHN	15
AMP	100
AMP活性化プロテインキナーゼ	110
ATGL	99
ATP	47, 69, 95
ATP-CP系	81, 82
atrogin-1	106
BCAA	90, 109
BCAA代謝	114
BCAT	90, 114
BCKDH	91, 114
BCKDHキナーゼ	110
BMI	29, 31
CASTOR	109
CD36/FAT	98
COPD	9
CP	73
DLW法	65
$FABP_{pm}$	98
FFA	69, 84
GH	25
GIP	13
GLUT	70
GLUT4	86
GLUT4輸送体	86
HSL	99
IGF	25
IGF-I	102, 103, 104
LBM	29, 76, 169
LT	100
METs	63, 77
mTOR	103, 108, 112, 115
mTORC1	103
MuRF1	106
NCDs	3
NF-κB	106
PGC-1α	114
RMR	63
RQ	82, 83
Sestrin2	109
TCA回路	48, 70, 86
VO_2max	83, 91
β-カロテン	122
β酸化	50, 70, 98

あ

アクアポリン	134
アシルCoA	98
アスリート	93
アセチルCoA	48, 50, 70
汗のナトリウム濃度	149
アデノシン三リン酸	47
アトウォーターのエネルギー換算係数	35
アドレナリン	87
アミノ基転移	90
アミノ基転移反応	51
アミノ酸	53, 102, 108
アミノ酸価	55
アミノ酸スコア	159, 160
アミノ酸の補足効果	56
アミノ酸プール	51, 55
アミノトランスフェラーゼ	110
アミラーゼ	46
アラニン	90
アルギニン	109
アルツハイマー型認知症	12
アルドステロン	137
安静時	82
安静時代謝	62
胃液	43
異化（分解）	87
一回拍出量	141
インスリン	52, 86, 94, 103, 104
インスリン感受性	13
インスリン抵抗性	6
インスリン様成長因子	25
インピーダンス法	31
ウエイトコントロール	168
運動	2, 111, 113, 140
運動強度	83, 93
運動時	82
運動時間	84
運動持久時間	83, 91
運動性貧血	129
運動パフォーマンス	29, 87, 91, 143
運動療法	5
衛生面	155
栄養	34
栄養教育	161
栄養バランス	164
エストロゲン	170
エネルギー基質	85
エネルギー代謝	160
エネルギー代謝率	63
エネルギー補給	87
エネルギー量の収支バランス	168
エルゴジェニックエイド	183, 186
炎症	107
炎症性サイトカイン	103, 106
オキサロ酢酸	49

オステオカルシン	123
オートファジー系	105
温熱性発汗	135

か

解糖系	48, 70, 81, 82, 86
核心温度	140
活性酸素	121
活動筋	88
果糖	37
ガラクトース	37
カルシウム	124, 173
がん	9
換気閾値	24
間接法	63
肝臓	88
肝臓グリコーゲン	88, 89
冠動脈性心疾患	8
基礎代謝	59
基礎代謝基準値	61
基礎代謝量	61
機能性成分	35
吸収	43
キロミクロン	47, 50
筋委縮	102
筋グリコーゲン	83, 88, 89, 91
筋グリコーゲンの回復	95
筋グリコーゲン量	91, 92
筋血流量	23
筋原線維	20
筋細胞	20
筋収縮	87
筋小胞体	20
筋線維	20
筋タンパク質合成	111
筋内中性脂肪	97
筋肉中	88
筋肥大	102
グリコーゲン	38, 69, 81, 86, 88, 95, 158
グリコーゲンの回復	94
グリコーゲンの貯蔵	92
グリコーゲンローディング	92, 154
グルコース	37, 47, 53, 81
グルコース・アラニン回路	90
グルコース輸送体	70
クレアチンリン酸	73, 81
経口補液	136, 147
血圧	13
血漿	133, 134
血清尿素窒素	93
血中遊離脂肪酸	84

索 引

血糖値	13, 52, 85, 88, 89
血糖の恒常性	89
「健康づくりのための身体活動基準2013」	16
「健康のための身体活動に関する国際勧告」	16
減量	168, 169, 175
高温環境	32
交感神経	87
高血圧	4
鉱質コルチコイド	26
膠質浸透圧	135
高体温	150
高タンパク質食	31
高糖質	88
高糖質食	92, 154
行動・心理症状	12
抗利尿ホルモン	136
高齢者	5, 6, 8, 12, 15, 16, 116
呼吸商	82
呼吸リハビリテーション	9
国内遠征	152
五大栄養素	156
骨格筋	19
骨芽細胞	21
骨細胞	21
骨粗鬆症	21, 170
骨密度	170
コミュニケーション	161
コリ回路	70, 89, 90
コレステロール	39
混合性（等張性）脱水症	138
コンディション調整	153, 159

さ

最大酸素摂取量	83, 175
最大心拍数	141
細胞外液	133
組織間液	133
細胞内液	133
サプリメント	182
サルコペニア	21
酸化系	81, 82
酸化ストレス	121
酸素消費	84
酸素負債	24
三大栄養素	34
試合	153
試合後	94
試合中	94
試合当日	153

試合前	94
試合前の食事	155
持久性運動パフォーマンス	92
持久的トレーニング	99
持久力	91
脂質	38, 178, 179
脂質異常症	7
自転車負荷	84
自発的脱水	146
脂肪	82, 85
脂肪酸	40, 50, 82, 85, 96
脂肪滴	98
主菜	164, 169, 172, 178, 179
主食	164, 169, 172, 178, 179
循環血液量	149
消化	43
「障害高齢者の日常生活自立度（寝たきり度）」	14
蒸散性熱放散	139
静脈還流量	142
食塩	178, 179
食後	89
食事環境	153
食事のタイミング	156
食事の内容	156
食事量	156
食中毒	155
食道温	144
食品構成	167
食物繊維	36
食欲増進	173, 174
食欲不振	32
除脂肪組織	29
除脂肪体重	59, 169, 172
除脂肪量	29, 76
食間期	89
ショ糖	37
暑熱環境	140, 147
暑熱順化	148
暑熱障害	149
身体活動	2
身体活動レベル	65
身体組成	29
身体不活動	2
浸透圧調節系	136
心拍出量	23, 141
心拍数	141
深部体温	140
膵液	44
膵臓ホルモン	27
水中体重法	31
推定エネルギー必要量	65, 172

水分	160
水分出納	133
水分・電解質の摂取	145
睡眠改善	15
スクロース	37
スポーツ外傷	28
スポーツ障害	28
スポーツドリンク	136, 146, 186
生活活動	2
精神性発汗	135
成体海馬神経新生	15
成長ホルモン	25, 87
赤筋	20
摂食中枢	32
摂食量の調節	32
前負荷	142
総末梢血管抵抗	141
増量	168, 171, 172, 173
速筋	20

た

滞胃時間	44
第一制限アミノ酸	56
ダイエタリーサプリメント	183
体温調節機能	149
体格指数	29
体脂肪	29, 85, 169
体脂肪率	29, 172
代謝水	135
体重減少	143
体重減量	31
体組成	31
体タンパク質分解	93
脱水	137
短期減量	31
短距離走	143
胆汁	45
胆汁酸	47
炭水化物	116, 172, 173
タンパク質	42, 115, 159, 172, 173
タンパク質の栄養価	55
チアミンピロリン酸	119
遅筋	20
中核症状	12
中性脂肪	39, 69
長期運動	115
長距離走	143
直接熱量測定法	63
貯蔵グリコーゲン量	154
低栄養	116
低血圧	150

193

低分子量 GTP 結合タンパク質	104
テストステロン	105
鉄	124, 175, 176, 177, 179
鉄欠乏性貧血	127, 185
電解質	160
電子伝達系	49
デンプン	37, 46
同化(合成)ホルモン	87
糖質	36, 85, 158, 159
糖質コルチコイド	26
糖質摂取のタイミング	94
糖新生	52, 70, 86, 89
等張(アイソトニック)溶液	146
糖尿病	6
動脈圧	141
ドーピング	186
ドーピング検査陽性	182
トランスポーター	108
トランスロケーション	86
トリグリセリド	39
トロポニン	20

な

ナイアシン	117
内因性調節機構	23
内臓脂肪	8
ナトリウム-グルコース共輸送機構	147
ナトリウム欠乏性(低張性)脱水症	138
ニコチンアミドアデニンジヌクレオチド	120
ニコチンアミドアデニンジヌクレオチドリン酸	120
二重 X 線吸収法	31
二重標識水法	65
「日本人の食事摂取基準」	167
乳酸閾値	24
乳糖	37
尿素回路	52
認知機能	13
認知症	10
熱失神	150
熱射病	150
熱中症	149
熱放散	139
燃焼基質	83
燃焼比率	82, 83, 84
脳梗塞	9
ノルアドレナリン	87

は

麦芽糖	37
破骨細胞	21
発汗	140
白筋	20
ハリス-ベネディクトの式	61
非感染性疾患	3
非蒸散性熱放散	139
ヒスタミン神経	32
ビタミン	56, 178
ビタミン A	117
ビタミン B_1	38, 117
ビタミン B_2	42, 117
ビタミン B_6	42, 120
ビタミン B 群	117, 156, 160, 175, 185
ビタミン C	120, 122, 156, 176
ビタミン D	117, 123
ビタミン E	117, 122
ビタミン K	117, 123
ビタミンの機能	58
非タンパク質呼吸商	72
必須アミノ酸	55, 112
必須脂肪酸	41
皮膚血流量	142
肥満	7
肥満の判定	29
微量栄養素	34
ピルビン酸	48, 82
疲労回復	87, 173, 175
疲労骨折	28
疲労困憊時点	84
貧血	175
フィードバック調節	139
フェリチン	127
不可避尿	135
不感蒸泄	135
副菜	164, 169, 178, 179
副腎アンドロゲン	26
副腎髄質ホルモン	26
副腎皮質ホルモン	26, 87
ブドウ糖	37
不飽和脂肪酸	40
フラビンアデニンジヌクレオチド	119
フラビンモノヌクレオチド	119
フランク-スターリングの法則	23
フルクトース	37
プロテイン	184
分岐鎖アミノ酸	90, 106, 107
分岐鎖 α-ケト酸デヒドロゲナーゼ	110
ペプシン	47

は

ヘモグロビン	126, 127
包括的心臓リハビリテーション	8
飽和脂肪酸	40
補酵素	56
補食	157, 158, 161, 172, 173
骨のリモデリング	21
ホルモン	57, 60

ま

膜消化酵素	45
膜輸送体	134
マルトース	37
慢性閉塞性肺疾患	9
満腹中枢	32
ミオスタチン	107
水欠乏性(高張性)脱水症	138
ミトコンドリア	85, 114
ミネラル	57, 124, 178, 179
ミネラルの機能	60
無機リン酸	95
無月経	170
無効発汗	136
六つの基礎食品	164
メタボリックシンドローム	7
メッツ	63, 77
免疫能	9
免疫力	14
メンタルヘルス	16

や

有酸素運動	4
遊離脂肪酸	69
ユビキチン-プロテアソーム系	105
溶血性貧血	122
容量調節系	136

ら

ラクトース	37
リパーゼ	46
リポタンパク質	40
レジスタンス運動	6, 111, 112, 113
レジスタンストレーニング	21
レチノール	123
レニン-アンギオテンシン-アルドステロン系	137
ロイシン	107, 109, 112, 115
ロコモーショントレーニング	10
ロコモティブシンドローム	9

●執筆者略歴●

今村　友美(いまむら　ともみ)
武庫川女子大学生活環境学部食物栄養学科講師
専門　応用栄養学，スポーツ栄養学
博士（食物栄養学）

上村　香久子(うえむら　かくこ)
フリーランス，前日本スポーツ振興センター
専門　スポーツ栄養学
修士（学術）

置村　康彦(おきむら　やすひこ)
神戸女子大学家政学部管理栄養士養成課程教授
専門　内分泌代謝学，病態栄養学
医学博士

海崎　彩(かいざき　あや)
日本スポーツ振興センター，国立スポーツ科学
センター
専門　スポーツ栄養学
博士（栄養学）

栗原　伸公(くりはら　のぶたか)
神戸女子大学家政学部管理栄養士養成課程教授
専門　衛生学，予防医学
博士（医学）

田中　紀子(たなか　のりこ)
神戸女子大学名誉教授
専門　栄養学，生理学
医学博士

中谷　昭(なかたに　あきら)
奈良教育大学名誉教授
専門　運動生理学，運動生化学
医学博士

西(西岡)　奈保〔にし(にしおか)　なお〕
神戸女子短期大学食物栄養学科講師
専門　栄養学
修士（食物栄養学）

西川　貴子(にしかわ　たかこ)
神戸女子短期大学名誉教授
専門　給食管理，食育
家政学士

東田　一彦(ひがしだ　かずひこ)
滋賀県立大学人間文化学部生活栄養学科准教授
専門　運動生理学
博士（スポーツ科学）

平田　庸子(ひらた　ようこ)
神戸女子短期大学食物栄養学科准教授
専門　応用栄養学，栄養教育・指導論
修士（生活科学）

平野　直美(ひらの　なおみ)
神戸女子短期大学食物栄養学科教授
専門　解剖生理学，食育（健康教育）
博士（医学）

三木　健寿(みき　けんじゅ)
奈良女子大学名誉教授
専門　運動生理学
医学博士

保井　智香子(やすい　ちかこ)
立命館大学食マネジメント学部准教授
健康教育，栄養教育，健康スポーツ科学
博士（保健学）

吉野　昌恵(よしの　まさえ)
山梨学院大学健康栄養学部准教授
専門　スポーツ栄養学
修士（食物栄養学）

(五十音順)

ステップアップ栄養・健康科学シリーズ15

スポーツ栄養学　栄養サポートの理論と実践力をバランスよく身につけるために

| 第1版　第1刷　2019年 5 月 31 日 | 編　　　者　田中　紀子 |
| 第7刷　2025年 2 月 10 日 | 平野　直美 |

検印廃止

JCOPY 〈出版者著作権管理機構委託出版物〉

本書の無断複写は著作権法上での例外を除き禁じられています．複写される場合は，そのつど事前に，出版者著作権管理機構（電話 03-5244-5088，FAX 03-5244-5089，e-mail: info@jcopy.or.jp）の許諾を得てください．

本書のコピー，スキャン，デジタル化などの無断複製は著作権法上での例外を除き禁じられています．本書を代行業者などの第三者に依頼してスキャンやデジタル化することは，たとえ個人や家庭内の利用でも著作権法違反です．

発　行　者　曽根　良介
発　行　所　㈱化学同人

〒600-8074　京都市下京区仏光寺通柳馬場西入ル
編 集 部　TEL 075-352-3711　FAX 075-352-0371
企画販売部　TEL 075-352-3373　FAX 075-351-8301
振　替　01010-7-5702
e-mail　webmaster@kagakudojin.co.jp
URL　https://www.kagakudojin.co.jp
印刷・製本　㈱太洋社

Printed in Japan　©N. Tanaka, N. Hirano　2019　無断転載・複製を禁ず　ISBN978-4-7598-1905-2
乱丁・落丁本は送料小社負担にてお取りかえいたします．